Technical Guidance for Mycobacterial Examinations

抗酸菌検査ガイド
2020

日本結核・非結核性抗酸菌症学会［編集］

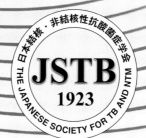

南江堂

■ 編　集
日本結核・非結核性抗酸菌症学会

■ 抗酸菌検査法検討委員会 （五十音順） ※：委員長
　網島　　優　　国立病院機構北海道医療センター呼吸器内科
　伊藤　　穣　　名古屋市立大学医学部呼吸器・免疫アレルギー分野
　岩本　朋忠　　神戸市環境保健研究所
　佐野　千晶　　島根大学医学部地域医療支援学講座
　髙木　明子　　結核予防会結核研究所抗酸菌部細菌科
　樋口　武史　　彦根市立病院臨床検査科
　本間　光信　　市立秋田総合病院呼吸器内科
　御手洗　聡 ※　結核予防会結核研究所抗酸菌部
　柳原　克紀　　長崎大学病院検査部

■ 執筆者 （執筆順）
　御手洗　聡　　結核予防会結核研究所抗酸菌部
　網島　　優　　国立病院機構北海道医療センター呼吸器内科
　大塚　喜人　　亀田総合病院臨床検査部
　飯沼　由嗣　　金沢医科大学臨床感染症学
　山本　　剛　　神戸市立医療センター中央病院臨床検査技術部
　樋口　武史　　彦根市立病院臨床検査科
　伏脇　猛司　　大阪府結核予防会大阪病院診断検査部
　青野　昭男　　結核予防会結核研究所抗酸菌部細菌科
　大楠　清文　　東京医科大学微生物学分野
　赤松　紀彦　　長崎大学病院検査部
　柳原　克紀　　長崎大学病院検査部
　岩本　朋忠　　神戸市環境保健研究所
　小橋　吉博　　川崎医科大学呼吸器内科学

発刊にあたって

　この度，4年ぶりに「抗酸菌検査ガイド 2016」をアップデートして，日本結核・非結核性抗酸菌症学会（2020年より学会名改称）の抗酸菌検査法検討委員会より「抗酸菌検査ガイド 2020」を発刊致しました．感受性試験と遺伝子検査の章を中心に，最新情報に更新しています．

　わが国の新登録結核患者数は年々減少しており，2018年には年間 15,590 人となりました．今後は結核低蔓延国に入るものと予想されます．それでもまだ少なくない数ですが，今後，結核患者が減少しますと，感染症対策としては，1例1例の感染源・経路の調査が重要となります．そのために役立つのが菌の遺伝子型別解析です．したがって，検査技師のみならず臨床医，公衆衛生関係者も遺伝子型別解析の概要について知っておく必要があると思います．また，近年，全ゲノム解析による結核菌の耐性遺伝子検索も行われるようになり，本書でもページを割いておりますが，今後，結核菌検査においても全ゲノム解析が普及する時代が来ると考えられます．

　一方，非結核性抗酸菌症は，近年，一般の日常臨床においてもしばしば遭遇する疾患となりました．抗酸菌の同定法に質量分析法が導入されて菌種同定の精度が上がりました．また，遺伝子解析による抗酸菌同定の進歩を背景に，2018年に抗酸菌の分類に大きな変更がありました．やや複雑なところもありますが，本書では，菌種の一覧表を掲載しましたので，ご確認いただきたいと思います．

　本書は診療に関するガイドラインではなく，「抗酸菌検査ガイド 2016」と同様に，抗酸菌検査に関する原理，技術，臨床での使い方，危機管理などを一冊にまとめ，手元に置いて使用いただくことを目的としています．医療機関の呼吸器内科，感染症科，および細菌検査室，そして保健所，臨床検査センター，衛生研究所などにおきましても，大いに活用していただければ幸いです．

2020年1月

一般社団法人 日本結核・非結核性抗酸菌症学会 理事長

藤田　明

序　文

　抗酸菌検査には抗酸菌症診療上必須の情報を提供する役割があり，近年の科学的エビデンス重視の方針から，その重要性は弥増すばかりである．日本結核病学会では，1950年の「結核菌検査指針」の刊行以降，新しい基準や方法に対応した検査指針のアップデートを続けている．2000年には「新 結核菌検査指針」が刊行され，2007年には「結核菌検査指針2007」に改訂されて，迅速検査体制の構築を念頭にした液体培養の推奨や，精度保証体制の強化のための記述の追加・改訂が行われた．さらに2016年には，非結核性抗酸菌症の検査にも一部対応した「抗酸菌検査ガイド2016」を上梓している．

　抗酸菌検査の技術は日進月歩であり，特に核酸増幅法検査の領域での進歩が著しい．この領域では，これまで結核菌あるいは *Mycobacterium avium-intracellulare* complex の定性的検出が主であったが，最近の検査試薬には定量性を有するものもあり，さらに網羅解析に対応する試薬も開発されつつある．特に精度的飛躍が著しいのは菌種同定検査の分野であり，マトリックス支援レーザー脱離イオン化飛行時間型質量分析装置（MALDI-TOF MS）の精度向上でこれまで簡便に同定できなかった稀少菌種も同定可能となっている．感受性試験の分野でも，非結核性抗酸菌の領域で米国CLSI M24が第3版となり，感受性試験法の内容や解釈が改変されている．

　以上のような状況を考慮し，上梓から4年を経過して一部内容的に旧くなった部分をアップデートすることを目的として，改訂を実施した．方法的あるいは臨床解釈上旧来通りの点については特に変更を加えていないが，2016年版で記載に不備のあった部分などは修正している．今回の改訂により臨床現場での利便性が増すことを期待している．

　本書の改訂にあたっては多くの多忙な先生方にご協力いただいた．再度深甚なる感謝を申し上げる．今回の改訂は予定より2年ほど遅れたが，従来の間隔よりは迅速であったと考える．世界的には新しい検査法が数多く承認され，臨床応用されている．日本の抗酸菌検査体制も，ゲノム情報の利用などを含めて，さらに迅速な対応を必要としている．

2020年1月

一般社団法人 日本結核・非結核性抗酸菌症学会　抗酸菌検査法検討委員会 委員長

御手洗　聡

「抗酸菌検査ガイド 2016」刊行にあたって

　このたび，日本結核病学会抗酸菌検査法検討委員会から「抗酸菌検査ガイド 2016」を，今までとは項目立ても内容も一新して発刊することになりました．2007 年の「結核菌検査指針 2007」以来，待ちに待った発刊ということになります．

　わが国では 2020 年に低蔓延化の目標を掲げており，2014 年の新登録結核患者数ははじめて 2 万人を下回り，結核罹患率も年々減少しています．しかし，結核患者の高齢化はさらに進み，若年層の新登録患者においては外国出生者の割合も大きくなっております．

　また，肺非結核性抗酸菌症の 7 年ぶりの全国疫学調査（2014 年）では，罹患率は人口 10 万対 14.7 と近年急激に増加しており，一般の呼吸器科医師は日常診療のなかで肺非結核性抗酸菌症例に遭遇する機会も増えていると思われます．

　一方，菌検査における塗抹検査，培養検査，同定検査，薬剤感受性試験などの分野でも技術進歩がなされ，特に同定検査では結核菌と非結核性抗酸菌の鑑別の迅速性が求められ，遺伝子検査の開発は目覚しいものがあります．異なった患者から分離された菌株間の関連性を調べるためには遺伝子型別解析が必要で，VNTR 解析法が開発，利用されるようにもなりました．精度保証，バイオセーフティ等々知っておくべきことがらも増えております．

　本書は，結核菌についてのみならず非結核性抗酸菌についても取り上げ，導入の項目として「抗酸菌検査概要」，「用語の定義・略称」を置き，「抗酸菌検査関連法規」の項目も新鮮です．さらに，各項目では最近の進歩部分だけでなく，基本的なことも丁寧に説明されております．構成の工夫により本書を理解しやすくなり，検査技術だけでなく臨床にも十分役に立てるようになっております．

　最後に，本書を企画，執筆された先生方に深謝いたします．本書が呼吸器専門医，検査技師だけでなく一般臨床医等にも活用していただければ幸いです．

2016 年 3 月

一般社団法人日本結核病学会 理事長

鈴木　公典

「抗酸菌検査ガイド2016」序文

　細菌学的検査は結核診療上必須の情報を提供する．その指導書としての「結核菌検査指針」の初版刊行は1950年であり，その後改訂が繰り返されている．2000年には「新 結核菌検査指針」が刊行され，液体培養への対応と精度の改善のため NALC-NaOH 前処理による集菌法が導入され，それまで標準薬剤感受性試験法であった絶対濃度法が比率法に変更された．2007年には「結核菌検査指針2007」に改訂され，迅速検査体制の構築を念頭にした液体培養の推奨や，精度保証体制の強化のための記述の追加・改訂が行われた．「結核菌検査指針」は検査技術とその裏にある学理，そして臨床との関係を解説する「結核菌検査の基準書」としての役割を長く果たしてきたと考える．

　結核の統計2015によると，日本の新規結核患者は2015年に19,615名が登録されており，罹患率としては15.4（10万人対）で，相変わらず中蔓延状態である．1962年の罹患率が403.2であったことを考えれば劇的改善であるが，漸減傾向が続いているものの，最近の減少率は年に2〜3%であり，いわゆる低蔓延状態（罹患率10以下）を2020年までに迎えるのは至難の状況である．また罹患状況は地域によって大きく異なり，最も高い大阪府の24.5と最低の長野県の8.1との間には大きな差があり，一般的に大都市ほど罹患率が高い傾向である．過去においては「国民病」として一般に蔓延していた結核も，患者の主体は高齢者あるいは超高齢者にシフトし，同時に若年層では外国人の結核が増加し，輸入感染症的な側面も示されている．国際的な短期標準化学療法の拡大は同時に海外での耐性菌の増加も引き起こしており，外国人結核の問題は無視できない状況となっている．

　結核が減少する一方，非結核性抗酸菌症は増加しているといわれており，その罹患率はすでに結核に匹敵（推定14.7/10万人）するものと考えられている．非結核性抗酸菌は認められているだけでも170種以上存在し，また基本的に環境菌であるため培養分離と病原性が同義でなく，診療に必要な情報も必ずしも揃っていない．限定的な検査情報で臨床対応しなければならないのが現実である．

　近年では塗抹，培養，菌種同定あるいは薬剤感受性の検査領域で様々な進歩が認められる．特に遺伝子を利用した検査法は抗酸菌検査の迅速化や高感度化に寄与するところが大きい．ゲノム情報が比較的簡単に解析可能となった現代では，増加する遺伝子情報を効果的に診療に利用することがさらに重要となっている．さらに現在は過去のいずれの時期にも増してバイオリスク（バイオセーフティおよびバイオセキュリティ）管理が重要となっており，特に生物学的危険度の高い結核菌の取り扱いについては慎重さが求められている．国際的な基準・標準への対応も重要である．

　今回このような背景のもと，従来の「結核菌検査指針」を改訂することとした．目的は旧来の検査技術に関する変更あるいは改良点の更新，新しい検査技術と臨床上の有用性に関する情報の追加，新たな法的環境への対応などである．また，様々な体外診断薬が次々と臨床に導入されつつある過渡期的背景を考慮し，個別の方法の解説よりも基本技術の意味とその臨床的解釈の方向性を示すことに主眼を置き，非結核性抗酸菌も含めた抗酸菌感染症の視点から検査技術と臨床との関係性を解説するものとして従来の「結核菌検査指針」の名を敢えて変更し，書名を「抗酸菌検査ガイド2016」とした．今まで無意識に「結核菌」中心となっていた内容・思考を「抗酸菌」として刷新したつもりである．

　本書の作成にあたっては多くの多忙な先生方にご協力，ご執筆いただいた．ここに深甚なる感謝を申し上げたい．特に2015年5月に他界された斎藤肇先生には生化学同定に関する記述を前版からそのまま使用させていただいた．これは抗酸菌検査の基礎であり，抗酸菌を理解するうえで今後に残していくべきものと考える．別して感謝の意を表したい．今後はますます増加すると思われる技術や情報に対応し，従来よりも短い間隔で定期的に改訂されること，より多くの臨床家や検査技師，研究者の参加によりきめの細かい対応が可能となること，さらにほかの組織・学会との連携によるより広範な（CLSIにも匹敵する）ガイドラインが作成されることを切に希望する．

2016年3月

一般社団法人日本結核病学会 抗酸菌検査法検討委員会 委員長

御手洗　聡

利益相反に関して

　一般社団法人日本結核・非結核性抗酸菌症学会では医学研究事業の公正性，透明性を確保するため，本学会の刊行物出版に際して利益相反状態を把握し開示する方針をとっています．「抗酸菌検査ガイド2020」を発刊するにあたり，栄研化学株式会社，株式会社SRL，株式会社タウンズ，株式会社ミロクメディカルラボラトリー，日本ベクトン・ディッキンソン株式会社，ベックマン・コールター株式会社（企業名は2019年12月現在の名称，50音順）から講演等に伴う謝金を受領している者が執筆者に含まれています．ただし，一定の経済的関係が存在するものの，本書作成に際して深刻な影響はないものと判断されました．

目　次

抗酸菌症の診断において抗酸菌に関する検査が必要であることは，Koch の三原則（あるいは四原則）を引き合いに出すまでもなく明白であり，少なくとも確定診断の必要条件として起炎菌としての抗酸菌が分離同定されなければならない．2018 年の結核罹患率が 12.3（10 万人対）で漸減傾向である一方[1]，非結核性抗酸菌症は漸増しており，推定罹患率は 14.7（10 万人対）程度[2]，推定有病率は 33〜65（10 万人対）と報告されている[3]．無論これは「平均」的な話であり，施設や環境によって結核菌と非結核性抗酸菌の分離頻度は大きく異なるが，疫学的には結核と非結核性抗酸菌症の発生が同等であることになり，有病期間や診断基準を考慮すると臨床検査の現場では結核菌よりも非結核性抗酸菌を取り扱う頻度のほうがはるかに高いと思われる．

結核菌と非結核性抗酸菌はバイオリスクの点で大きな違いがある（詳細は「4 章．抗酸菌検査のバイオセーフティ」参照）．しかし，現状としては結核菌が無視できない頻度で臨床検査に提出される可能性があり，抗酸菌検査としては結核菌を前提として菌種同定までのリスク管理を行わなければならない．

さらに一般論として，抗酸菌検査（特に結核菌検査）は感染制御の観点から迅速な検査が求められる．米国 CDC（Center for Disease Control and Prevention）では抗酸菌検査に関して以下のような「検査所要時間（turn around time：TAT）」に関する勧奨を行っている[4]．

①採取した検体は迅速に検査室へ送られること
②迅速検査に関して最新の検査法を用いること（蛍光塗抹，液体培養，迅速同定法など）
③塗抹検査の結果は 1 日以内に報告すること
④結核菌群の培養同定結果を 21 日以内に報告すること
⑤薬剤感受性試験の結果を 30 日以内に報告すること
⑥検査結果が得られてから 1 日以内に依頼者に報告すること

また，最近では核酸増幅法検査についても検体受領から 48 時間以内に報告することが勧められている[5]．

1 検査材料

結核菌および非結核性抗酸菌は基本的に全身に感染巣をつくりうる．したがって，感染があると思われる局所から得られる検体はすべて抗酸菌検査の対象となる．日本では呼吸器感染症が多いことから，検査材料の多くは喀痰であると思われるが，喀痰の質は排痰指導などの臨床的努力によって改善しうるし，品質が高い（膿性部分を多く含む）喀痰は検査の高感度化に貢献する．したがって，排痰に対する指導は積極的に行われるべきであるし，医師は検査室にどのような性状の喀痰が提出されているかチェックする必要がある．切開や穿刺など侵襲的な方法で通常無菌と思われる局所から検体を採取する際は，無菌操作を行い環境菌の汚染が起こらないよう十分に注意する．

2 検査回数

結核診断時の喀痰の抗酸菌検査では 1 日 1 回，連続して 3 日間塗抹および培養検査を行うことが推奨されている．Al Zahrani らによると誘導痰の塗抹検査に蛍光法，培養検査に BACTEC 460TB と Löwenstein-Jensen（L-J）培地を用いた場合，陽性結果の累積百分率は 1 回目の塗抹検査/培養検査が 64％/70％，2 回目：81％/91％，3 回目：91％/99％，4 回目：98％/100％となり，3 回目までにほぼ感度の上限に達する[6]．

結核菌検査を考えた場合，初回の塗抹検査で 2+ 以上であれば 3 回の検査は必要ないが，雑菌汚染で培養不能となる可能性を考え，2 検体は採取する．2 検体のみの場合，可能な限り 1 検体は早朝検体とする．非結核性抗酸菌が 1 回陽性となった場合，診断基準上は少なくともあと 1 回の陽性を必要とする．また，3 回の塗抹検査が陰性の場合，塗抹および培養検査を行った日とは別の日に気管支鏡検査を行い，採取した検体で検査を依頼できる．核酸増幅法検査は診断時に 1 回行うことができる．

3 塗抹検査

塗抹検査は現在でも最も迅速な抗酸菌検査のひとつである．その一方で検体中の菌数がある程度多くなければ検出できないため，感度は十分ではない．塗抹検査が陽性になるためには，検体 1 mL あたり最低 5,000〜10,000 CFU の菌濃度が必要であるとされている．感度が低いが故に，塗抹陽性であることは結核菌の他者への感染性を意味している．このため，塗抹検査は排菌量の把握，治療経過の評価，退院時期の判断などの患者管理に不可欠な検査である．基本的に，塗抹検査で菌種を同定することはできない．結核と非結核性抗酸菌症では，非結核性抗酸菌症での塗抹陽性率が低いという報告があるが，一方でほとんど変わらないとする報告もある[7]．

塗抹検査には光学顕微鏡により 1,000 倍で鏡検するチール・ネールゼン（Ziehl-Neelsen：Z-N）法やキニヨン（Kinyoun）法のほか，蛍光顕微鏡で 200 倍で鏡検する蛍光法（オーラミン O 染色，アクリジンオレンジ染色など）がある．一般的には相対的に検出感度の高い集菌・蛍光法を推奨している．この方法では糸くずなど抗酸菌以外のものが蛍光を発して紛らわしい所見を呈することがあるので，菌数の少ない検体（1 視野に 1 個以下）では，強拡大で形態を確認す

るか，再度 Z-N 法で抗酸性を確認することが勧められる．

集菌法はやや複雑で時間を要するため，緊急性の高い場合には検体の直接塗抹法も可能である．直接塗抹による検査を行った場合にも再度，集菌法を行う．

4 培養検査

培養による分離同定は抗酸菌症の診断には基本的に必須である．培養検査は塗抹検査に比べて高感度であり，培養までの日数や培地上のコロニーを計数することによる定量性を持っている．一方，迅速発育菌を除いて，ほかの抗酸菌は基本的に遅発育菌であるため，培養には多くの日数を必要とする．あるいはある種の非結核性抗酸菌はらい菌同様に人工培地で培養できない．これらの検査上の特性を理解しておく必要がある．

非結核性抗酸菌の分離同定を目的として抗酸菌培養検査を実施する場合，使用する検体にも注意が必要である．前述したように非結核性抗酸菌の多くは環境中に常在するため，特に水や食物を介して汚染される可能性のある胃液や便は診断上検体としての価値が低いと考えられている．

迅速性と高感度化を考慮し，日本結核病学会治療・社会保険・抗酸菌検査法検討合同委員会は，診断時の 3 回の培養検査に液体培地と固形培地を 1 本ずつ用いることを勧めている[8]．しかし，検査室の受容力（キャパシティ）やコストの点を考慮し，①2 日を液体培地と固形培地，1 日を固形培地のみ，あるいは②2 日を液体培地のみ，1 日を固形培地のみといったオプションも選択可能である．固形培地を用いることは，結核菌と非結核性抗酸菌の混合感染の分離同定や菌数の定量に有用である．

治療中の経過観察には基本的に固形培地を使用する．しかしながら，固形培地では培養陰性の確認に 8 週間かかることから，液体培地（陰性判定 6 週）を使用する傾向もある．また，一部の薬剤耐性結核菌は固形培地（小川培地）に発育しにくいことがあるので，塗抹陽性が継続する場合には液体培養も加える．

5 同定検査

結核菌はヒト−ヒト感染する病原体であるから，感染制御の観点から迅速に同定される必要がある．薄層免疫クロマトグラフィ法は液体培養陽性となった検体（培養液）から直接実施可能であり，精度も高く迅速である．一方，非結核性抗酸菌はほかへの感染の心配は基本的にないものの，近年では稀少菌種の分離も多いことから，必ずしも迅速に同定できない場合がある．特に液体培養のみ陽性となった場合，核酸増幅法を使用して迅速に同定可能な菌種は結核菌や *M. avium* complex に限定されており，その他の非結核性抗酸菌の同定には時間がかかる．市販キットでは同定できない稀少菌種の分離も増加しており，そのような場合は 16S rRNA や *rpoB*，*hsp65* などのいわゆるハウスキーピング遺伝子のシークエンスを行い，データベース上の配列相同性から菌種を同定することも可能である．その場合，検査可能

な施設に依頼するのが一般的であるが，体外診断法として認められていないので結果の利用には医師の責任による慎重な臨床判断が必要である．

6 薬剤感受性試験

結核菌が分離されれば，治療中や治療後の陳旧性病変からの結核菌検出は別として，基本的には活動性結核を意味している．したがって，診療上重要な薬剤感受性情報は可能な限り迅速に提供される必要があり，そのためには液体培地を用いた培養とそれに続く液体培地による感受性試験が推奨される．

結核菌薬剤感受性試験の標準法である比率法はその原理から結核菌の感受性試験として標準化された方法であり，*M. kansasii* における RFP の感受性試験を除いて，ほかの非結核性抗酸菌には適用できない．比率法によって結果を得たとしても，臨床的にはまったく意味がないので，非結核性抗酸菌の感受性試験として比率法を用いてはならない．非結核性抗酸菌の感受性試験としては，*M. avium* complex に対するクラリスロマイシンなど，一部の菌種について CLSI M24 3rd に準じた方法が利用可能である．

7 遺伝子検査

核酸増幅法は塗抹検査よりも高感度であり，培養検査よりも迅速であることから臨床的有用性が高い．一般的に，抗酸菌の検出・同定あるいは薬剤感受性試験として利用可能である．

診断時の利用法として，特に喀痰塗抹陽性の場合，結核菌か非結核性抗酸菌かの鑑別が数時間〜2 日程度で可能なため有用性が高い．前述のとおり診断時に 1 回利用可能であるため，精度の確保のため 2〜3 日分の検体を混ぜて使用することも勧められる．

核酸増幅法検査は抗酸菌の生死にかかわらず遺伝子さえ存在すれば陽性となるため，治療経過のフォローアップには原則的に使用しない．

迅速薬剤感受性試験として核酸増幅法を利用する際は，①その施設での予想される結核患者数，陰圧隔離個室の収容キャパシティ，②地域における薬剤耐性率や外国人などの要因から推測される薬剤耐性のリスク，③迅速薬剤感受性試験法の手技にかかわる安定度と再現性，④従来の薬剤感受性試験法や核酸増幅法との比較での検査にかかるコストなどを考慮する[9]．

8 抗酸菌検査のフローチャート

抗酸菌検査の流れは，基本的に図 1 に示すようなものとなる．理由となる因子としては検査に要する時間，手間，検出力，検査材料，方法の持つ意味，費用対効果などがあげられる．

塗抹検査は 130 年も使用されている検査方法であるが，検体を受け取ってから結果が得られるまでの時間が最も短

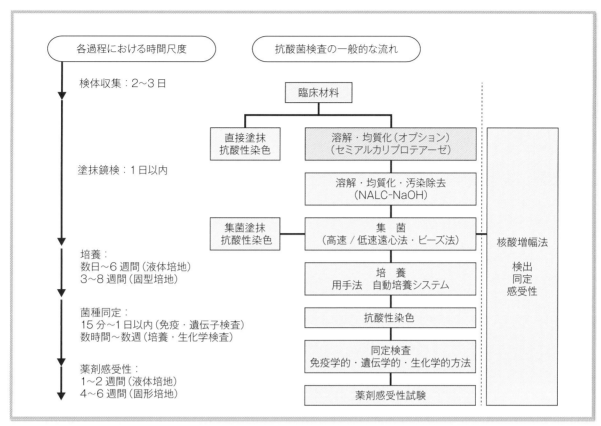

図1　抗酸菌検査の流れ

く，手間やコストもあまりかからないことから，現在でも最初に実施する検査としての地位を保っている．培養検査は数日から数週間の時間を要するが，検出力（感度）が一番高いので通常は塗抹検査に引き続いて（同時併行してオーダーするのが通常）実施される．同定検査は，菌の性質をもとに「これは○○という菌種だ！」という宣言をする検査であり，以前は薬品に対する菌の化学的反応や発育の状態を観察することが主だったため，大量の培養菌を必要とした．そのため培養検査の結果を受けて実施するのが通常である．薬剤感受性試験は，薬の効果を判断するための検査であり，菌種によって方法が異なるので，どうしても同定検査のあとになる．遺伝子検査（主に核酸増幅法）は検出・同定・薬剤感受性試験の目的に利用可能であり，検出という意味では塗抹・培養検査を代替することもできるので，ほかの検査と併行して実施するのが適当と考えられる．

⑨ 今後必要とされる抗酸菌検査法

抗酸菌検査への液体培養の導入が進んだことによって，検体の受領から培養結果の報告までに要する時間が短縮されていると思われる．一方，いわゆる一次抗結核薬を除いて二次抗結核薬の感受性試験は現在でも固形培地に依存した状態のため，迅速な感受性試験結果が得られない．液体培地（あるいは遺伝子検査）による主要な二次薬の感受性試験の導入が検討されるべきであろう．

また，近年微生物検査施設を閉鎖した病院が増えていることから，衛生検査所（検査センター）への検体の集約が加速している．特に初期の感染制御上重要な塗抹検査と核酸増幅法検査において，検査所要時間（turn around time：TAT）を短縮するシステムが必要である．あるいは，バイオハザードフリーなポイント・オブ・ケアテストが利用可能となることが望ましい．

文献
1) 結核予防会（編）．結核の統計 2019，結核予防会，東京，2019
2) 南宮 湖，ほか．本邦における肺非結核性抗酸菌症の疫学的実態に関する全国調査．第89回日本感染症学会学術講演会，京都，2015
3) Morimoto K, et al. A steady increase in nontuberculous mycobacteriosis mortality and estimated prevalence in Japan. Ann Am Thorac Soc 2014; 11: 1-8
4) Shnnick TM, et al. National plan for reliable tuberculosis laboratory services using a systems approach. MMWR 2005; 54 (RR06): 1-12
5) CDC. Report of an Expert Consultation on the Uses of Nucleic Acid Amplification Tests for the Diagnosis of Tuberculosis. http://www.cdc.gov/tb/publications/guidelines/amplification_tests/amplification_tests.pdf
6) Al Zahrani K, et al. Yield of smear, culture and amplification tests from repeated sputum induction for the diagnosis of pulmonary tuberculosis. Int J Tuberc Lung Dis 2001; 5: 855-860
7) Baker DC, Hsu EJ. Effect of a sputum digestant on the viabiltiy of Mycobacterium fortuitum. Appl Environ Microbiol 1976; 31: 773-777
8) 日本結核病学会治療・社会保険・抗酸菌検査法検討合同委員会．新しい結核菌検査法の臨床での利用について．結核 2000; 75: 681-684
9) 日本結核病学会治療委員会・社会保険委員会・抗酸菌検査法検討委員会．薬剤耐性結核の医療に関する提言．結核 2011; 86: 523-528

2 用語の定義・略称

作成にあたっては後記の資料から引用，抜粋を行ったが，最近の知見，改訂などにより適宜改変し編集した．

16S rRNA

原核生物のリボソームの30Sサブユニットを構成するRNAであり，多くの塩基配列の保存性は高いが比較的変異しやすい部位も存在するため近縁種でも判別が比較的容易なこと，細胞内に大量に存在するため分析がしやすいことなどから，菌種同定，系統解析に以前から用いられており，抗酸菌分野では従来の方法では困難な非結核性抗酸菌の同定に応用されている．

DNA プローブ（DNA probe）[1]

標的となるDNAに相補的な塩基配列を有し，酵素，抗原，化学発光物質あるいはアイソトープなどでラベルしたDNAの断片をいう．長さは20〜数千塩基，RNAを用いることもできる．標的DNAと高い特異性で結合するので，検体中に標的となるDNAもしくはRNA（細菌，ウイルス，真菌，原虫，あるいは毒素遺伝子など）が存在するか否かをハイブリダイゼーションののち，発色，発光などにより検出することを目的として使用する．標的DNA（RNA）を各種核酸増幅法により増幅することにより，感度をあげることも可能である．抗酸菌同定法としてのアキュプローブ法や結核菌の迅速検出法としての各種核酸増幅機器に用いられている．

LAMP（loop-mediated isothermal amplification）

栄研化学が開発した遺伝子増幅法．等温で連続的に増幅反応が進行するためPCR法に比べて簡便で迅速に結果が得られる．臨床検体での結核菌群検出の検討でPCRに劣らない検査特性が得られるとされており，自施設内で行う検査として本検査法を導入する医療機関も増加している．また，PCR法の導入が困難な発展途上国での普及も検討されている．

MGIT（Mycobacterium growth indicator tube）（ミジット）

ベクトン・ディッキンソン社が開発した液体培地と酸素センサーを組み合わせて迅速に抗酸菌を培養し発育を検知する方法．Middlebrook 7H9培地を基本に抗酸菌の増殖を促進する物質を加えることで結核菌ではおおむね2〜4週，*M. avium* complexでは1〜2週と小川培地のほぼ1/2の期間で培養が可能となった．また，培地内の溶存酸素が抗酸菌の発育により減少すると蛍光を発する酸素センサーを培養チューブの底に装着することで培養陽性検体を容易に認識することができ，自動化も可能となった（現行はBACTEC MGIT 960/320システム）．また，このシステムを利用して薬剤感受性試験も迅速な実施が可能となり，併せてPZAの感受性も簡便に検討ができるようになった．

N95 マスク（N95 mask/respirator）

結核などの空気（飛沫核）感染対策に有効な微粒子対応マスク（レスピレーター：装着者の保護を目的としたマスク）．米国労働安全衛生研究所（NIOSH）の定めた基準で，はじめのアルファベットは耐油性の有無を示し，N（not resistant to oil），R（resistant to oil），P（oil proof）を表す．続く数字は約 0.3 μm の粒子径の微粒子（塩化ナトリウムなどを使用）の捕捉効率を示しており，95は95%以上捕捉することを表す．さらに99（99%以上），100（99.97%以上）の等級がある．日本にも厚生労働省が定めた規格があり，N95は日本のDS2規格に相当する．破損や汚損がなければ繰り返しの使用は可能であり，結核病棟では各勤務帯で1個使用の施設が多い．

RFLP（restriction fragment length polymorphism）[1]

制限酵素断片長多型のことで英名の頭文字を取りRFLPという．結核菌ではゲノム中にランダムに存在する挿入配列IS*6110*をプローブにした菌の亜分類が可能であり，バーコード状に検出されたバンドの同一性の有無により感染源追跡に利用されている．また，*M.avium* では同様にIS*1245*をプローブにした分析が感染源追跡に利用されている．両者ともに制限酵素として*PvuII*が用いられ，世界共通標準分析法に従って行われている．

rpoB 遺伝子（*rpoB* gene）

細菌の RNA ポリメラーゼ β サブユニットをコードする遺伝子．結核菌においてはこの遺伝子内の変異がRFP耐性と強く相関することが知られており，キット化されてRFP耐性結核菌の早期検出に利用されている．また，最近ではこの遺伝子のシークエンスを用いた抗酸菌の同定法の検討が進んでいる．

R型集落（rough/R-type colony）[1]

発育した集落が盛り上りあるいは薄く広がり，凹凸しわ状あるいは顆粒状で辺縁不整，肌理粗，光沢がなく固く乾燥した感じである場合，これをR型集落という．結核菌は普通R型でS型は例外的である．R型集落の結核菌は菌体相互が固く接着していて，そのままでは水に分散せず，機械的に磨砕しなければ均等浮遊液とはならない．

S 型集落（smooth/S-type colony）[1]

　培地上に発育した細菌の集落は，その外見上 R 型と S 型あるいはその中間型に分けることができる．S 型集落とは，正円半球形，辺縁整，肌理滑，湿潤柔軟な集落を意味する．結核菌は普通 R 型を示し，S 型は例外的に培地にツイーンを加えたり，INH 高度耐性となった場合などにみられる．*M. avium* complex はほとんど S 型集落であり，結核菌以外の抗酸菌には S 型を示すものも多い．

VNTR（variable numbers of tandem repeats）[1]

　結核菌のゲノム上に存在するミニサテライト領域中の繰り返し DNA 配列のコピー数を調べて，タイピングする手法である．結核菌ゲノム上には，mycobacterial interspersed repetitive unit（MIRU）-VNTR と呼ばれる多数のミニサテライトが存在することが報告され，分析にはそのうち，多様性の高い領域が選ばれて行われる．国内標準の 12 領域〔JATA（12）セット〕から最多の 24 領域（24Beijing セット）まで様々であり，多数の領域を解析すればより精度高い解析が可能となるが，労力やコストも増大する．VNTR 法は PCR 法を応用した方法であるため，RFLP 法の 1/10 以下の DNA で解析を行うことができ，死滅した菌からも検査が可能であり，結果が迅速に得られるという利点がある．さらに，データが数値化されるためデータベース化が容易であり，過去の株との比較や，他機関とのデータ照合などが行いやすいという利点もある．このため，現在わが国における結核菌分子疫学調査の標準法となっている．

暗発色菌（scotochromogen/scotochromogenic mycobacteria）[1]

　培養された抗酸菌の集落が暗所培養でも発育初期から明らかに黄色ないし橙色を示す菌をいう．通常，光に当てると黄色はより濃くなるが，この変化は光発色とはいわない．*M. scrofulaceum*，*M. gordonae*，*M. szulgai* などが主なものである．*M. szulgai* は 37℃ では暗発色性を示すが，27℃ では光発色性を示す．これに反し非光発色菌では，発色は淡く，発育初期には着色が明らかでない．

小川培地（Ogawa's medium）[1]

　1949 年小川らにより考案され，現在日本で最もよく使われている卵培地．その特徴は従来の培地基汁に含まれるリン酸塩中の Na_2HPO_4 を除き KH_2PO_4 のみとしたことである．基汁 100 mL に対し 1g，2g，3g の KH_2PO_4 を含むものをそれぞれ 1％，2％，3％小川培地と呼ぶ．喀痰の抗酸菌分離培養には 2％小川培地が広く用いられる．喀痰などの臨床材料を NALC-NaOH で前処理し，緩衝液で希釈，遠心し，小川培地に接種する．この方法により結核菌の分離培養法は著しく簡便化され，しかも成績は従来のレーベンシュタイン・イェンセン（Löwenstein-Jensen）培地や岡・片倉培地を用いた場合に比べ勝るとも劣らないことが認められた．

ガフキー（Gaffky）[1]

　ガフキーは結核菌の発見者ローベルト・コッホ（Robert Koch）の共同研究者の名前である．喀痰の塗抹染色標本中の結核菌の多少を表す分類表をガフキーの表と呼んでいる．菌数の少ないほうから多い方へ 1 号から 10 号に分けているが，現在日本を含めあまり用いられていない．

感受性薬剤（susceptible drug）[1]

　患者から分離された起炎菌（結核菌を含む）に対し，いずれの抗菌薬が有効であるか否かを推測するためには薬剤感受性試験が行われる．その結果，当該起炎菌に対して有効であると判定された薬剤を感（受）性薬剤という．

感性菌（susceptible bacilli）[1]

　化学療法薬や抗生物質のような抗菌薬剤が有効な細菌．感受性菌ともいう．反対語は耐性菌．感性菌か否かは薬剤感受性試験で検査する．ある薬剤に感受性であるという表現をすることもある．

キャピリア TB（Capilia TB / TB-Neo）

　結核菌群が特異的に産生し培地内に認められる蛋白質である MPB64 をイムノクロマトグラフィで検出することで培養された抗酸菌が結核菌群であるかどうかを迅速に同定する検査キットの名称で株式会社タウンズが開発した．MPB64 は結核菌群や BCG の一部の亜株（Tokyo 株では産生が認められるが Glaxo 株や Pasteur 株は産生しない）が特異的に産生し分泌するが非結核性抗酸菌では産生を認めない．非産生 *M. tuberculosis* 株がわずかに存在するのでその際は他法での確認が必要となる．2012 年に発売されたキャピリア TB-Neo では従来品でみられた *M. marinum* との交差反応などが改善されている．

菌量（bacillary dose）[1]

　菌の重量．一定の細菌で一定の培養条件では菌量と菌数は比例するが，培養条件が異なると同一菌数でも菌量は違ってくる．菌塊を乾燥させたときの乾燥菌重量，培地から採取したままの湿菌重量，あるいは窒素量，DNA 量，蛋白質量，培養液を遠心して得られた菌の重量など種々の表し方がある．菌液にして光電光度計を用いて濁度を測定する方法がよく用いられる．結核菌のように R 型を示す菌も，いろいろ工夫して均等な濁度を得るようにして測定することが多い．

蛍光法（fluorescence microscopy）[1]

　抗酸菌塗抹検査の一法．1938 年ハーゲマン（Hageman）が，結核菌を蛍光色素で染め強い紫外線を照射して観察すると結核菌の検出率が向上することを発表した．その後，光源やフィルターに改良が加えられ，1950 年ころさらに簡便で効率のよい装置が考案され世界的に普及した．原理は高圧水銀灯を光源とし，3,600 付近の波長の紫外線を青フィルターで選び，オーラミンのような蛍光色素で染めた標本を観察する．染色は抗酸性染色の手技と同様でフクシンをオーラミンに変えて行う．蛍光顕微鏡で 200 倍拡大で観察

すると抗酸性の菌体が輝いて見えるので低倍率の観察が可能となり見やすく，チール・ネールゼン法に比べ検出率が向上できる．200倍拡大で1視野に1個以上の場合はチール・ネールゼン法で確認する．

継代培養（subculture）[1]

分離培養によって得られた集落を，新しい培地に植え継いだり，植え継いだ培地からさらに新しい培地に植え継いでいくこと．抗酸菌の実験や研究，あるいは菌株の保存に必要な手技であるが，継代培養を繰り返すとその菌株の性状（特に毒力）が変化することが多い．

交差耐性（cross resistance）[1]

細菌などが，ある薬剤Aに耐性を獲得すると，まだ一度も接触したことがないほかの薬剤Bにも耐性を示すことがある．このようなときAとBとは交差耐性があるという．両者相互に完全に交差耐性を示すとき「完全交差耐性」という．相互に耐性ではあるが，一方の薬剤の耐性がほかの薬剤の耐性より低いような場合，「部分交差耐性」という．ときにAに耐性になるとBにも耐性になるが，逆にBに耐性になってもAに耐性を示さないことがある．このような場合，「一方交差耐性」という．

抗酸菌（acid-fast bacilli）[1]

抗酸性を持つ一群の分裂菌の総称で，マイコバクテリアとほぼ同義語に用いられている．チール・ネールゼン法で赤く染まる細菌はすべて抗酸菌である．病原性抗酸菌は結核菌，非結核性抗酸菌（かつて非定型抗酸菌と呼ばれていた），癩菌の3つに分類される．かつては抗酸菌感染症のほとんどは結核であったが，近年非結核性抗酸菌が急増している．

抗酸性（acid-fastness）[1]

一般に分裂菌はアニリン系の色素水溶液で容易に染まるが，染められた菌に酸，アルカリ，アルコールなどをかけるとほとんど瞬時に脱色される．分裂菌のうちで結核菌を含む一群の細菌は，これらの色素水溶液では染色されにくく，媒染剤を加え加熱するなどの強力な方法で染められる．このような細菌はいったん染まると，上記の脱色操作によっても容易には脱色されないという特質を持っている．この性質を抗酸性という．抗酸性の細菌は抗アルカリ性，抗アルコール性でもある．このような性質を持つ細菌を抗酸（性）菌という．抗酸性の機序についてはいまだに解明されたとはいいがたく，特定の菌体成分や細胞壁の物理化学的な性状など多くの意見があるが，この性質が菌体の脂質と関係のあることは広く認められている．抗酸性は必ずしも安定した性質ではなく，抗酸菌でも飢餓培地やある薬剤を加えた培地で培養すると抗酸性を低下させたり，消失させることができる．

コードファクター（cord factor）／コード形成（cord formation）[1]

結核菌は分裂増殖するとき，1個1個の菌体がばらばらにならず相互に癒着して束状になる．さらに増殖すると曲りくねった紐状（コード状）になる．この状態は顕微鏡で観察されるが，固形培地，液体培地のいずれに発育する場合でもみられる．結核菌以外の非結核性抗酸菌には認められないことが多いが，培養条件によって形態は変化するため絶対的なものではない．コード形成の原因は結核菌の細胞壁の糖脂質であるトレハロース-6,6-ジミコレートとされており，これをコードファクターと呼ぶ．以前はヒト型結核菌の毒力との関連が推定されたが，のちに他の抗酸菌やノカルジア，コリネバクテリアにも同様の物質が存在していることが明らかになり，ヒト型結核菌の毒性との直接的関連は疑問視されている．

最小発育阻止濃度（minimal inhibitory concentration：MIC）[1]

ある薬剤のある微生物に対する発育阻止効果を試験管内でテストする場合に，その微生物の発育に適した培地に調べようとする薬剤の段階的濃度を含有させ（たとえば倍数希釈系列），それぞれの培地にその菌浮遊液を接種する．培養後，その菌発育を観察し発育の阻止された最も低い薬剤濃度（μg/mL）を最小発育阻止濃度という．

集落（colony）[1]

菌を固形培地上に培養して，目にみえる程度の大きさに増殖した塊をいう．1個の結核菌が直径1mm程度の大きさになるには4週間程度かかる．R型とS型とがある．結核菌はR型が多くトリ型菌（M. avium）はS型である．R型からS型に変わったり，逆にS型がR型に変わることがあり，これを集落解離という．

迅速発育菌（速育菌）（rapid grower）

非結核性抗酸菌のうち7日以内にコロニー形成が認められるもので Runyon の IV 群菌に分類される．多くの菌種が認められているが臨床的に問題となるものは M. abscessus, M. fortuitum, M. chelonae の3菌種とされていた．近年遺伝子解析の知見より M. abscessus がさらに分類され，治療反応性の差異などの検討が行われている．

耐性獲得（acquired drug resistance）[1]

化学療法を行う前はその薬剤に感受性を示した菌が，化学療法を行うことによりその薬剤に対する感受性が低下すること．その結果，薬剤の効果がなくなる．結核菌についてみると抗結核薬により感受性菌が抑えられ，もともとごく少数あった耐性菌が増殖し耐性獲得の現象を示すとの説が有力であるが，詳細は不明である．大腸菌などの腸内細菌では遺伝形質の伝達で耐性獲得が起こる．

耐性菌（drug resistant bacteria/bacilli）

化学的，物理的影響や感染に対し低感受性の菌を指すが，医学的には通常，抗菌薬，消毒薬に対し耐性を持つ菌のことをいう．薬剤分解酵素の産生や抗菌薬標的部位の構造変化，薬剤排出の増加などにより耐性化を引き起こす．結核

菌では各治療薬に対し一定の割合で自然耐性があり，不十分な治療で選択された耐性菌が増殖するとされている．耐性菌の出現は治療効果に重要な影響を与えるため抗菌薬の適正使用や服薬アドヒアランスの維持に留意して出現を防止する必要がある．

多剤耐性結核（multidrug-resistant tuberculosis：MDRTB）[1]

少なくとも INH および RFP の両薬剤に耐性を示す結核菌を多剤耐性結核菌と定義する．結核菌の薬剤耐性は遺伝子の突然変異により発現し，その頻度は RFP で 10^8 個に 1 個，INH，SM で 10^6 個に 1 個程度とされている．大量排菌患者を単剤で治療したり，患者が不規則内服をした場合などに突然変異により生じた自然耐性菌が増殖し，薬剤耐性結核が生じる結果となる．初回治療例では遭遇することはまれであるが，再治療例では 20 人に約 1 人の率で遭遇する可能性がある．多剤耐性結核は治療が困難で菌陰性化が得られにくく，持続排菌することが多い．平成 23 年の「薬剤耐性結核の医療に関する提言」（日本結核病学会治療委員会，社会保険委員会，抗酸菌検査法検討委員会）では核酸増幅法を利用した迅速薬剤感受性検査の普及や治療薬剤の確保などを必要な方策として提言した．

遅発育菌（遅育菌）（slow grower）[1]

抗酸菌は培地上の増殖速度より，遅育菌，速育菌，特殊栄養要求菌（癩菌など）に大別される．臨床的に重要な菌種は，*M. fortuitum*, *M. chelonae* などの速育菌を除き，ほとんどの菌種が遅育菌に属する．培地上の増殖速度が遅く，孤立集落を結ぶように希釈された菌液を接種した場合，肉眼的に認められる集落発生まで 1 週間以上を要する．結核菌をはじめ多くの非結核性抗酸菌は遅育菌である．結核菌は非結核性抗酸菌に属する菌種よりは，一般に増殖速度が遅い．

超多剤耐性結核（extensively drug-resistant tuberculosis：XDRTB）

多剤耐性結核菌の定義である INH および RFP 耐性に加え二次抗結核薬の注射薬（KM, AMK, CPM）のうち 1 剤以上とフルオロキノロン薬のいずれかに耐性を持つ菌による結核．2006 年に CDC および WHO により提唱され，MDRTB と比べより難治性であること，増加傾向であることなどにより国際的に注目されている．

同定検査（identification test）[1]

分離された抗酸菌が，どのような種類の抗酸菌であるかを決めるための検査．普通臨床的には結核菌かそれ以外の抗酸菌かを区別し，結核菌以外の抗酸菌であればさらに菌種名を決定する．菌種名を知るためには集落の発育速度や集落の形態色調のほか，多数の生物化学的反応から総合的に判断する．近年は DNA プローブや目標遺伝子のシークエンスなどの遺伝子検査により判定される．

塗抹検査（smear examination）

検体をスライドグラスに塗布し，抗酸菌染色（チール・ネールゼン法や蛍光染色法など）を行って抗酸菌の有無や菌数を検査する方法．検体を直接スライドガラスに塗る直接塗抹法と，前処置をして均一化し遠沈処理後に鏡検する集菌塗抹法があり，後者が現在の標準法となっている．

ナイアシン試験（niacin test）[1]

ナイアシンすなわちニコチン酸の産生が抗酸菌のうちで結核菌に格段に多いことに着目して，今野が 1956 年に発表した結核菌と非結核性抗酸菌との鑑別試験法である．試薬に毒性の強い青酸化合物を用いるが，適切に実施すれば 95% 以上の信頼性がある．この方法の出現は化学的方法における同定試験法開発の端緒となった．本法は定性試験法であり，ほかの菌種でも陽性になるものがある．遺伝子検査の普及により今日ほとんど用いられなくなった．

培養（culture/cultivation）[1]

菌または菌を含む喀痰などの検体を培地に植えて菌を増殖させること．結核菌を含む抗酸菌の検査は塗抹法と培養法とがある．培養には培地と恒温器が必要である．日本で固形培地としてよく使われている小川培地に検体を培養して培地を 37℃ の恒温器に静置すると，結核菌の場合には一般に 3〜4 週で集落をみる．結核菌以外の抗酸菌の接種では恒温器の温度を 37℃ 以外（たとえば 25℃，42℃）に設定することがある．培地上に発育した菌をほかの培地に植え継ぐことを継代培養という．検体の一定量を培養することを定量培養といい，検体中に含まれる菌数を比較することができる．結核菌の発育をよくするために一定量の CO_2 を加えながら培養することもある．抗酸菌，特に結核菌は分裂時間が長く培養に長時間かかり，多くの栄養源を必要とするのでこれに耐える培地が要求される．しかし，なかには分裂時間が短く，短時日の培養で増殖するものもある．

培養検査（culture examination）[1]

臨床材料を培地に接種し，適当な環境下においてそのなかにある微生物を増殖させ，これを検出する検査法である．結核菌（抗酸菌）検査では無菌的に採取できる材料（髄液や胸腹水など）を除き，一般にアルカリなどで混在する他の微生物を殺菌処理したあとに，小川培地などの抗酸菌用固形培地に接種し，37℃ 前後に保って発育した集落を観察する．塗抹染色法に比べれば検出率が高く，生菌を得ることによって同定検査や薬剤感受性試験が可能となり，重要な検査法であるが，抗酸菌の発育が遅いので，結果を得るのに長期間を要する（結核菌では 4 週間以上）．培養期間を短縮する目的で，近年は MGIT などの液体培地が用いられることが多いが，コロニーの観察はできないため少なくとも初回診断時は固形培地と併用することが推奨されている．

光発色菌（photochromogen/photochromogenic mycobacteria）[1]

暗所培養での集落は白色ないし象牙色を示すが，発育期

の菌に通気し光を1時間照射後再び暗所に戻して培養を続けると24時間以内に集落が着色（レモン黄色など）を示す性状を持つ菌種をいう．かつてラニヨン（Runyon）は光発色菌をⅠ群菌と呼称した．*M. kansasii*，*M. marinum* の2菌種が代表的なものである．*M. simiae* も光発色性を示すが，長時間の光曝露が必要である．*M. szulgai* は28℃では光発色性を示すが，37℃培養では，暗所培養で橙色を示す特異な性状を示し，Ⅱ群菌（暗発色菌）に分類される．

非結核性（非定型）抗酸菌（non-tuberculous (atypical) mycobacteria）[1]

現在分類されている抗酸菌属の約150菌種のうち，結核菌群（*M. tuberculosis*，*M. bovis*，*M. africanum*，*M. microti* など）（注：2018年に結核菌 *M. tuberculosis* にまとめられた：本書51ページ参照），と特殊な栄養を要求する菌（*M. leprae*，*M. lepraemurium*）を除外した抗酸菌種を一括して，非結核性抗酸菌と呼んでいる．従来は非定型抗酸菌と呼ばれていたが，国際的に「nontuberculous mycobacteria」の用語が一般的となり，現在は「非定型」という表現は用いられない．

非光発色菌（nonphotochromogen/nonphotochromogenic mycobacteria）[1]

集落は白色，象牙色，まれに淡黄色であるが，光発色性を示さない菌種をいう．集落に着色が認められないという意味ではなく，光発色性がない菌という意味である．暗発色菌はより明らかな黄色，橙色を示すので鑑別はできる．*M. avium*，*M. intracellulare*，*M. malmoense* などが含まれる．*M. xenopi* は非光発色菌に入れられているが，暗所培養で明らかな着色を示す場合も多い．*M. avium* complex でも長期間放置すると，明らかな黄色を示すことがある．

分子疫学（molecular epidemiology）[1]

分子生物学の手法を利用する疫学であり，研究材料の対象は多くの場合核酸分子である．結核の集団発生や散発的発生に際し，その相互関係を明らかにさせるための手法として従来は薬剤耐性のパターンなどを用いてきたが，今日では遺伝子解析を用いることが多くなっている．結核菌は血清型などの生物学的多様性に乏しく，菌株の類別には遺伝子解析が有効である．1990年代には，挿入配列 IS6110 をプローブとする RFLP（restriction flagment length polymorphism）解析が一般的であったが，2000年代に入り，迅速性や結果のデジタル表示において優れた VNTR（variable numbers of tandem repeats）解析が普及している．

分離培養（isolation culture）[1]

雑多な微生物の混在する材料から目的とする微生物のみを選択的に培養すること．いったん分離した集落を保存や実験のために植え継ぐ継代培養に対する用語．抗酸菌の場合はアルカリや酸に対する抵抗力の差を利用して，これら混在菌を完全に殺滅したうえで材料を接種する．このような前処理は対象とする抗酸菌もある程度傷害するので，こ

れを少なくするため各国で粘液溶解薬や抗菌薬の併用などが試みられている．日本結核病学会では NALC-NaOH 法を推奨している．

マイクロタイター法（microtiter method）[1]

免疫血清反応に用いるマイクロタイタープレートに似た多数の小孔を持つプラスチック容器の小孔に，各種の薬剤含有卵培地を 0.25 mL ずつ分注し固めたものを用いる薬剤感受性試験の簡便法である．少ない培地量に濃厚な菌浮遊液を接種する点に理論的難点はあるが，コンパクトで成績が早くわかるとして市販されている．

マトリックス支援レーザー脱離イオン化飛行時間型質量分析法（matrix assisted laser desorption / ionization time-of-flight mass spectrometry：MALDI-TOF MS）

試料をイオン化し電場をかけた際の移動（飛行）時間が質量によって異なる（軽いものほど早く届く）ことを利用して構成している物質をパターン化する（マススペクトル法）ことで同定する分析法（質量分析法）．イオン化の際にレーザーで励起すると発熱するため熱に弱い物質への応用が困難であったが，試料に補助薬（マトリックス）を混合することで緩やかなイオン化が実現できた．この原理を応用し，細菌の構成蛋白質のパターンを検討することで細菌の同定を行う臨床応用が進んでおり，抗酸菌に関しても保険収載された．

ミコール酸（mycolic acid）[1]

結核菌をはじめとするマイコバクテリウムおよび類縁のノカルジア，コリネバクテリウムなどの細菌に特有な高分子脂肪酸．化学構造上の特徴は，カルボキシル基の隣の α 位にかなり長いアシル基側鎖を持ち，次の β 位にヒドロキシル基を持つことである．主鎖の長さ，二重結合の数，側鎖の有無，チクロプロパン環の有無などは菌種により異なる．ミコール酸は，ペプチドグリカン，アラビノガラクタンと結合し mycolyl-arabinogalactan peptidoglycan（mAGP）複合体を形成し細菌細胞壁の主要な構成要素となり，抗酸性にも関与している．ミコール酸は，mAGP 複合体以外にも，コードファクターとして知られる trehalose dimycolate（TDM）などの構成成分でもある．INH は，脂肪酸生合成時の鎖長伸長反応に必須の酵素である InhA に結合し活性を低下させることにより，ミコール酸の合成を阻害する．

ミドルブルック培地（Middlebrook media）[1]

ミドルブルックらにより開発された抗酸菌培養のための培地であり，7H9 液体培地と 7H10 および 7H11 寒天培地がある．7H9 液体培地は MGIT，Septi-Chek，BacT/Alert などの基礎培地として使われている．7H11 寒天培地は 7H10 寒天培地に 0.1％膵分解物を加え，INH 耐性結核菌の発育を促進するとされている．

薬剤感受性（drug susceptibility）[1]

ある細菌（結核菌を含む）が一定濃度のある薬剤（たとえ

ばある抗結核薬）によって発育を阻止されればその菌はその薬剤に対して感受性があるという．

ラインプローブアッセイ（line probe assay）[2]

遺伝子が配列特異的に結合することを利用して，標的遺伝子の類似性（相同性）を検出する方法である．通常は標識されたプライマーを用いて，目的とする遺伝子を増幅・変性後，ニトロセルロース膜などのストリップ上に固相化された複数のプローブ（一本鎖の短い遺伝子断片）との分子交雑を行う（リバースハイブリダイゼーション）．遺伝子の結合・解離は配列に応じた温度（Tm 値）で起こるので，相同性の高い遺伝子は Tm 値が高く，相同性の低い遺伝子は Tm 値が低くなる．これを利用すると，特定の温度条件で特定の配列のみを検出することができる．プローブと結合した遺伝子は一般に発色試薬によって可視化され，ストリップ上のバンドとして認識される．遺伝子配列の差異（変異）検出などに利用され，現在国内では抗酸菌群の同定ならびにリファンピシンなどの薬剤耐性の迅速診断キットとして実用化されている．

卵培地 （egg medium/coagulated egg medium）[1]

1902 年ドルゼ（Dorset）によって結核菌の培養に凝固鶏卵をベースとした培地が安定した成績を与えうることが見い出されて以来，多数の卵培地が発表されている．多くは卵液に塩類やグリセリン，色素などを加えて加熱・凝固したものである．海外ではレーベンシュタイン・イェンセン培地，日本では小川培地が結核菌の分離培養用固形培地として使用されている．

リアルタイム PCR（real-time PCR）

検体内の注目核酸配列の量を測定する定量 PCR 法のひとつで，PCR 反応と併行して（real-time）定量，測定することが可能．測定したい配列特異的な蛍光標識プローブを用いる TaqMan プローブ法が現時点では広く用いられている．

レーベンシュタイン・イェンセン培地（Löwenstein-Jensen's medium）[1]

卵培地の一種で，レーベンシュタイン（Löwenstein）が 1930〜1934 年に数回にわたり処方を変えて発表し，この培地を用いて流血中結核菌を高頻度に分離しうると主張した．この培地はいくつかの塩類やアミノ酸とグリセリン，色素を鶏卵液に加え，85℃に加温して斜面に固めたものである．この培地は岡・片倉培地や小川培地の原型ともいうべきもので，その後イェンセン（Jensen）によってデンプンなどを加えた変法が発表され，WHO の共同研究に取り上げられたこともあって，世界的に広く用いられている．この培地で喀痰からの分離培養を行う場合は，アルカリで処理した材料を遠心し，沈渣を酸で中和してから接種する．結核菌の検出は小川法とほぼ同等か，小川法のほうがやや勝る．

＜略称＞

AMK	amikacin
AZM	azithromycin
BCG	Bacille de Calmette et Guérin
CAM	clarithromycin
CDC	Centers for Disease Control and Prevention
CPFX	ciprofloxacin
CPM	capreomycin
CS	cycloserine
DLM	delamanid
EB	ethambutol
ELISA	enzyme-linked immunosorbent assay
EVM	enviomycin
FDA	fluorescein diacetate
GM	gentamicin
GFLX	gatifloxacin
INH	isonicotinic acid hydrazide/isoniazid
JATA	Japan Anti-Tuberculosis Association
KM	kanamycin
LAMP	loop-mediated isothermal amplification
LPA	line probe assay
LVFX	levofloxacin
MAC	*Mycobacterium avium* complex
MALDI-TOF MS	matrix assisted laser desorption / ionization time-of-flight mass spectrometry
MDRTB	multidrug-resistant tuberculosis
MFLX	moxifloxacin
MGIT	Mycobacterium growth indicator tube
MIC	minimal inhibitory concentration
MPB64	Mycobacterial protein fraction from BCG of Rm 0.64 in electrophoresis
NTM	non-tuberculosis mycobacteria
PAS	para-amino-salicylic acid
PCR	polymerase chain reaction
PZA	pyrazinamide
QFT	QuantiFERON-TB
RFB	rifabutin
RFLP	restriction fragment length polymorphism
RFP	rifampicin
SM	streptomycin
TH	ethionamide
VNTR	variable numbers of tandem repeats
WHO	World Health Organization
XDRTB	extensively drug-resistant tuberculosis

文献
1) 日本結核病学会用語委員会（編）．WEB 版 結核用語辞典 https://www.kekkaku.gr.jp/glossary/index.php（2019 年 10 月アクセス）
2) 結核予防会結核研究所ホームページ 新・結核用語事典 http://www.jata.or.jp/term.php（2019 年 10 月アクセス）

3 抗酸菌検査関連法規

1 関連法規の概要

現時点で抗酸菌の臨床検査法を直接的に規定するような法律は存在しない．しかし，抗酸菌のうち，結核菌の検査を進めるにあたって関係する政令や省令，通知がある．「感染症の予防及び感染症の患者に対する医療に関する法律」（以下，感染症法）は 1998 年に制定され，それまでの「伝染病予防法」，「性病予防法及び後天性免疫不全症候群の予防に関する法律」を廃止または統合して 1999 年に施行された．その後，2003 年の改正では，a. 緊急時における感染症対策の強化，ことに国の役割の強化，b. 動物由来感染症に対する対策の強化と整理，c. 感染症法対象疾患および感染症類型の見直しが主に行われた．

2006 年に結核予防法が感染症法に統合されて，2007 年 4 月より施行された．結核は二類感染症に定義され，病原体の種類では，「四種病原体等」（ただし多剤耐性結核菌は「三種病原体等」）に定義された．なお，従来の結核予防法で施行されていた乳児への BCG 接種は，予防接種法に統合された．

2 感染症法における結核

日本の結核対策は，感染症法第 9 章，結核，第 53 条の 2 ～15 に記載されており，定期の健康診断，受診義務，記録，通報または報告，厚生労働省令への委任，結核患者の届出の通知，病院管理者の届出，結核登録票，精密検査，家庭訪問指導，医師の指示など（感染症法[1] より抜粋）とされている．しかしながら，その詳細のほとんどは政令，省令または予防接種法，学校保健法，労働安全衛生法，医療法，地域保健法によって規定されている．

3 主たる関係機関の役割

1. 保健所

保健所は感染症法またはこれに付随する政令，厚生労働省令などに規定された業務を行うことで，日本の結核対策の重要な役割を担っている．また，地域保健法において結核に関する企画，調整，指導およびこれらに必要な事業を行うと規定されている．

2. 医療機関

結核患者に対する適正医療を担当させる医療機関として指定された，病院 8,203，診療所 68,773，薬局 59,626，計 136,602（平成 31 年 4 月 1 日現在）は，結核指定医療機関として感染症法第 37 条に基づく医療については都道府県知事またはその委任を受けた保健所長の指示に従わなければな

らない．医療の方針は「結核医療の基準」[2] によるとされている．以下にその検査にかかわる一部を抜粋した．

「結核医療の基準」第 1：結核医療の一般的基準—1：検査：結核医療を行うにあたり，適正な診断と治療のために行う検査は，次にあげるとおりとする．

①治療開始時には，結核菌検査（結核菌培養検査を含む．以下同じ）を行い，対象とする病変が結核菌によるものであることを確認するとともに，単純 X 線検査および必要に応じて CT 検査を行う．また，結核菌培養検査が陽性の場合には，必ず薬剤感受性試験を行う．

②潜在性結核感染症（latent tuberculosis infection：LTBI）の診断にあたっては，ツベルクリン反応検査またはリンパ球の菌特異抗原刺激による放出インターフェロン γ 試験を実施するとともに，臨床症状の確認や X 線検査などによって，活動性結核ではないことを確認する．

③治療中は，結核菌検査および X 線検査を行い，病状の改善の有無を確認するとともに，副作用の早期発見のために必要な検査を行う．ただし，潜在性結核感染症の治療中は，X 線検査を行い，発病の有無を確認するとともに，副作用の早期発見のために必要な検査を行う．

3. その他

その他，都道府県，地方衛生研究所，市町村，学校，事業所，介護・福祉施設，刑事施設などが関係する．

4 患者発生の届出

結核患者の登録は日本の結核対策の基本的な枠組みであり，患者支援やサーベイランスの情報源である．

感染症法の「二類感染症」に該当する結核患者を診断した医師は，感染症法第 12 条第 1 項に基づき，直ちに「結核発生届」[3]（図 1）を管轄の保健所長を経由して，都道府県知事に届け出なければならない．

①届出対象：患者発生の届出は，a）結核菌検出の有無を問わず活動性結核患者，b）活動性結核を否定できないまま例外的に治療を行う患者，c）治療を必要とする潜在性結核感染症である．c）は初感染結核患者に加えて免疫抑制状態にある場合などを含め，広く結核発病のリスクの大きい既感染者に対して，より積極的に発病予防の治療を行う場合を含める．

②再発の届出：すでに届け出た結核患者で所定の治療が終了すると「回復者」となるが，再び治療を必要とする病状になった場合には回復者としての登録を削除し，改めて患者が発生したものとみなして届出の対象となる．

③死後の届出：患者の死後の剖検や検案で活動性結核が

別記様式2-2

結 核 発 生 届

都道府県知事（保健所設置市長・特別区長）　殿

感染症の予防及び感染症の患者に対する医療に関する法律第12条第1項（同条第6項において準用する場合を含む。）の規定により、以下のとおり届け出る。

報告年月日　平成　　年　　月　　日

医師の氏名　　　　　　　　　　　　　　　　　　　　　　　　　印
（署名又は記名押印のこと）

従事する病院・診療所の名称
上記病院・診療所の所在地（※）
電話番号（※）　　（　　　）　　　−

（※病院・診療所に従事していない医師にあっては、その住所・電話番号を記載）

1　診断（検案）した者（死体）の類型
・患者（確定例）　・無症状病原体保有者　・疑似症患者　・感染症死亡者の死体　・感染症死亡疑い者の死体

2　当該者氏名	3性別	4　生年月日	5診断時の年齢（0歳は月齢）	6　当該者職業
	男・女	年　月　日	歳（　　か月）	

7　当該者住所
電話（　　　）　　　−
8　当該者所在地
電話（　　　）　　　−

9　保護者氏名	10　保護者住所　　（9、10は患者が未成年の場合のみ記入）
	電話（　　　）　　　−

病　型	18　感染原因・感染経路・感染地域
1）肺結核　　2）その他の結核（　　　）	①感染原因・感染経路（　確定・推定　）
11症状　・せき　・たん　・発熱　・胸痛 ・呼吸困難 ・その他（ ・なし	1　飛沫核・飛沫感染（感染源の種類・状況： 　　　　　　　　　　　　　　　　　　　　　　　　　）
12診断方法　・塗抹検査による病原体の検出 　検体：喀痰・その他（　　　　　） ・分離・同定による病原体の検出 　検体：喀痰・その他（　　　　　） ・核酸増幅法による病原体遺伝子の検出 　検体：喀痰・その他（　　　　　） ・病理検査における特異的所見の確認 　検体：（　　　　　） 　所見：（　　　　　） ・ツベルクリン反応検査 　（発赤・硬結・水疱・壊死） ・リンパ球の菌特異蛋白刺激による放出インターフェロンγ試験 ・画像検査における所見の確認 　（　　　　　） ・その他の方法（　　　　　） 　検体（　　　　　） 　結果（　　　　　） ・臨床決定 　（　　　　　）	2　その他（　　　　　） ②　感染地域（　確定・推定　） 1　日本国内（　　都道府県　　市区町村） 2　国外（　　　国） 　詳細地域 19　その他感染症のまん延の防止及び当該者の医療のために医師が必要と認める事項

13初診年月日	平成　年　月　日
14診断（検案※）年月日	平成　年　月　日
15感染したと推定される年月日	平成　年　月　日
16発病年月日（＊）	平成　年　月　日
17死亡年月日	平成　年　月　日

この届出は診断後直ちに行ってください

（1、3、11、12、18欄は該当する番号等を○で囲み、4、5、13から17欄は年齢、年月日を記入すること。
※欄は、死亡者を検案した場合のみ記入すること。（＊）欄は、患者（確定例）を診断した場合のみ記入すること。
11、12欄は、該当するものすべてを記載すること。）

図1　結核発生届

あったものと判明した場合についても届出の対象となる.

④結核患者入退院届出：感染症法第53条の11に基づき、病院管理者は，結核患者が入院したとき、または入院している結核患者が退院したときは7日以内に管轄の保健所長あてに「結核患者入退院届出票」[3]（図2）によって届け出なければならない.

５ 特定病原体の所持

感染症法において、*Mycobacterium tuberculosis*（結核菌）は「四種病原体等」に指定されているが、結核菌のうち薬剤感受性試験によって、イソニコチン酸ヒドラジド、リファンピシン、その他の結核の治療に使用される薬剤として政令で定めるものに対し耐性を有するものに限り「三種病原体等」とされている。その他の結核の治療に使用され

入退院結核患者届出票

保健所長　殿

結核患者が $\left\{ \begin{array}{c} 入院 \\ 退院 \end{array} \right\}$ したので、感染症の予防及び感染症の患者に対する医療に関する法律

第53条の11の規定により、下記のとおり届け出ます。

記

年　　月　　日届出

1．患者の氏名等

患者	氏名		世帯主との続柄	
	生年月日	年　　月　　日	職業	患者
	世帯主氏名			世帯主

2．入院患者の届出事項

入院時病名		入院年月日	年　　月　　日
入院時住所			
医療費区分	社保（本人・家族）　　国保（一般・退職本人・退職家族）生保（受給中・申請中）　後期高齢　自費　その他（　　　　　　）		

3．退院患者の届出事項

退院年月日		年　　月　　日			
退院後住所					
退院事由	略治　　軽快　　自己退院　　転症（疾患名：　　　　　　）死亡（結核・結核以外）　　転院（転院先：　　　　　　）				
退院時病状	活動性分類	活動性感染性	活動性非感染性		不活動性
	学会分類	Ⅰ　　Ⅱ	Ⅲ　　Ⅳ	Ⅴ	
	指導区分	要医療	要観察	観察不要	
	菌検査（塗沫）	－	＋（G　　号／　　年　　月　　日）		不検
	菌検査（培養）	－	＋（K　　個／　　年　　月　　日）		不検
	手術	無	有（　　年　　月実施）		

※結核患者が入院または退院したときは、7日以内に最寄りの保健所にお届けください

[備考]　　病院所在地：
　　　　　　病院　名：
　　　　　　管理者氏名：

図2　入退院結核患者届出票

る薬剤として厚生労働省健康局長施行通知（2015年1月21日；5月21日施行）によると，オフロキサシン，ガチフロキサシン，シプロフロキサシン，スパフロキサシン，モキシフロキサシンまたはレボフロキサシン，およびアミカシン，カナマイシンまたはカプレオマイシンのうち，キノロン系，アミノ配糖体系の各々1剤ずつ耐性が確認できれば「三種病原体等」として取り扱うこととなっている．したがって，これまでの三種病原体等にあたる結核菌の定義は変更され，いわゆる超多剤耐性結核菌に相当する結核菌を「三種病原体等」として取り扱うことになった．この所持に関しては次の認識が必要である．

1．所持

医療機関，衛生検査所などの検査室においては，超多剤耐性結核菌（三種病原体等）が検出された場合は，直ちに「所持」として届出の対象と解釈する必要はない．ただし，「所持」とならないのは遅滞なく保健所などへ譲渡が行われるまで，または滅菌廃棄が行われるまでの期間であり，分子疫学的解析などを目的として保管する場合は「所持」となる．いずれにおいても，密封容器に入れ，鍵付きの保管庫に適切に保管しておく必要がある．

2．「三種病原体等」の所持の届出

感染症法第56条の16に基づき，超多剤耐性相当結核菌

別記様式第十二

三種病原体等所持届出書

厚生労働大臣　殿

届出年月日　　　　　　年　　月　　日
届出者
　　氏　　名
　　　　　　　　　　　　　　　　　　　　（印）（署名又は記名押印）
　（法人にあっては、名称及び代表者の氏名）
　　住　　所

　感染症の予防及び感染症の患者に対する医療に関する法律（平成10年法律第114号）第56条の16第1項本文の規定に基づき、関係書類を添えて届出します。
　なお、同法、感染症の予防及び感染症の患者に対する医療に関する法律施行令（平成10年政令第420号）及び感染症の予防及び感染症の患者に対する医療に関する法律施行規則（平成10年厚生省令第99号）を遵守し、記載事項に虚偽がないことを誓約します。

三種病原体等の種類（毒素にあっては、種類及び数量）		
所持開始の年月日		
事業所の名称		
事業所の所在地		
事務上の連絡先	名称	
	所在地	
	担当者の氏名及び所属部署名	
	電話番号及びFAX番号	
	メールアドレス	
事務処理欄		

備考　1　この用紙は、日本工業規格A列4番とすること。
　　　2　この届出書には、感染症の予防及び感染症の患者に対する医療に関する法律施行規則第31条の17第3項各号に掲げる書類を、それらの書類の一覧表と共に添えること。
　　　3　事務処理欄は、記入しないこと。

図3　三種病原体等所持届出書

（三種病原体等）を所持する者は，政令で定めるところにより，当該三種病原体等の所持の開始の日から7日以内に，当該三種病原体等の種類その他厚生労働省令で定める事項を厚生労働大臣に「三種病原体等所持届出書」[3]（図3）を届出なければならない．ただし，病院・診療所などの医療機関，病原体などの検査を行っている機関が，業務（業務とは，通常の臨床検査業務であり疫学調査を目的としたものやその他の研究などを目的とした場合はこれにあたらない）に伴い三種病原体等を一時的に所持することとなった場合においては，厚生労働省令の定めるところにより，滅菌譲渡をするまでの間（滅菌までは10日以内）三種病原体等の一時所持することが認められている．また，三種病原体等を所持する者から運搬を委託された者が，その委託にかかわる三種病原体等を当該運搬のために所持する場合も認められる．

3．記帳の義務

　感染症法第56条の23に基づき，特定一種病原体等所持

別記様式第1（第1条関係）

※整理番号	
※受理年月日	
※証明書番号	
※証明書交付年月日	

届出対象病原体等運搬届出書

　　　　　　　　　　　　　　　年　　月　　日

公安委員会　殿

住所
氏名（法人にあっては、その名称及び代表者の氏名）　　　　㊞
届出者の区分（注1）
担当者　　　　　　　　　　　電話番号

運　搬　日　時（注2）	年　月　日　時　分から 年　月　日　時　分まで
出　発　地（注3）	
到　達　地（注3）	

運搬経路	経由地点	距　離（km） 区間／キロ程	路線名	所要時間（分）	運行時間	運搬手段	備　考（注4）

運搬する届出対象病原体等の名称、数量並びに一種病原体等、二種病原体等及び三種病原体等の別	
運送人　氏名（法人にあっては、その名称）	
住所	
運行責任者氏名（注5）	
同行者氏名（注6）	

届出対象病原体等積載車両及び運転者	自動車登録番号	最大積載重量	積載する届出対象病原体等及びその積載数量	運転者氏名

積載方法（注7）	
運搬要領（注8）	
警察機関への連絡要領	

注1　特定一種病原体等所持者、一種滅菌譲渡義務者、二種病原体等許可所持者若しくは二種滅菌譲渡義務者若しくはこれらの者から運搬を委託された者又は三種病原体等所持者の別を記載すること。
2　全運搬経路の運搬日時を記載すること。
3　全運搬経路の出発地及び到達地を記載し、事業所である場合は、その名称を併記すること。
4　駐車、積卸し及び一時保管の予定場所及び予定時刻を記載すること。
5　運行に同行し、運搬の実施について責任を有する者の記載をすること。
6　運行に同行し、届出対象病原体等の取扱いに関し知識及び経験を有する者の記載をすること。
7　輸送する届出対象病原体等の積載方法の概要を記載し、積載時の車両の外観図を添付すること。
8　駐車、積卸し又は一時保管をする際に講ずる見張人の配置等盗取、所在不明その他の事故の防止の措置について記載し、車列の編成及び車間距離を記載した図面を添付すること。

備考1　※印欄は、記入しないこと。
2　届出者は、氏名を記載し及び押印することに代えて、署名することができる。
3　用紙の大きさは、日本工業規格A4とすること。

図4　届出対象病原体等運搬届出書

者、二種病原体等許可所持者、三種病原体等を所持する者は厚生労働省令で定めるところにより、帳簿を備え、当該病原体などの保管、使用および滅菌などに関する事項その他当該病原体などによる感染症の発生および蔓延の防止に関し必要な事項を記入しなければならない。また、保存しなければならない。

6 三種病原体等（超多剤耐性結核菌）の運搬

　超多剤耐性結核菌を保健所などに譲渡する場合、すなわち運搬を伴うため感染症法第56条の27に基づき、各都道府県の公安委員会へ「届出対象病原体等運搬届出書」[3]（図4）による届出を行わなければならない。医療機関、衛生検査所などの検査室においては、譲渡を受ける保健所などが届出を行うと考えられるため、譲渡先へ確認しどちらか一方が届出を行う必要がある。

7 運搬にかかわる容器などに関する基準

　特定病原体などを収納した容器および包装は、次に定めるものでなければならない。

①第一次容器（病原体などを入れるための「強固な防漏性」容器）または第二次容器（一次容器を入れるための「防漏性」かつ「非常に気密性の高い国連（UN）規格容器」）は、適切な方法で密閉され、耐水性で、かつ、95KPa以上の内部ゲージ圧力差および−40℃から＋55℃までの温度変化に漏えいなく耐えるものに限ること。

②液状の物質を入れる場合に使用する吸収材または緩衝材は、当該液状物質を全量吸収することができる量とすること。2個以上の第一次容器が1個の第二次容器に収納される場合には、第一次容器間の接触がないように、個々に包装し、または分離して包装すること。

③外装容器（第三次容器）は、二次容器を入れて「輸送時の衝撃から保護する壊れにくい国連（UN）規格容器」で適切な強度を有する頑丈な直方体のもので、少なくともその一面は各辺10センチメートル以上とすること。

④特定病原体などとほかの物（当該特定病原体などの運搬をするために必要なものを除く）を同一の外装容器に収納してはならないこと。

⑤環境温度またはそれ以上の温度下での運搬にあっては、第一次容器は、ガラス、金属またはプラスチック製であること。

⑥冷蔵または冷凍による運搬にあっては、外装容器内に

氷またはドライアイスを入れる場合には，氷が溶け出し，またはドライアイスが気化し出したあと，その原位置に第二次容器を保持するための内部支持物を設け，かつ，氷を入れる場合にあっては漏水防止性の外装容器を，ドライアイスを使用する場合にあっては気化するガスの放散のための適当な手段を講じた外装容器を用いること．

⑦液体窒素中での運搬にあっては，第一次容器がプラスチック製であり，かつ，第一次容器および第二次容器が液体窒素の温度に耐えるものであること．

⑧凍結乾燥物質の場合にあっては，第一次容器は，火炎で封印されたガラスアンプルまたはゴム栓を施した金属製シール付きのガラス製小瓶とすることができること．

⑨外装容器内に内容物の項目リストを封入すること

8 カルタヘナ法

この法律は，国際的に協力して生物の多様性の確保を図るため，遺伝子組換え生物等の使用等の規制に関する措置を講ずることにより，生物の多様性に関する条約のバイオセーフティに関するカルタヘナ議定書の的確かつ円滑な実施を確保し，もって人類の福祉に貢献するとともに現在および将来の国民の健康で文化的な生活の確保に寄与することを目的としている．

参考資料
1) 感染症の予防及び感染症の患者に対する医療に関する法律
   http://law.e-gov.go.jp/htmldata/H10/H10HO114.html
2) 日本結核病学会治療委員会. 「結核医療の基準」の見直し—2014年. 結核 2014; **89**: 683-690
3) 厚生労働省ホームページ：健康・医療，健康，結核感染症対策

4 抗酸菌検査のバイオセーフティ
（検体収集〜輸送〜検査〜保管〜滅菌・廃棄）

1 抗酸菌のバイオセーフティについて

1. バイオセーフティとは

バイオセーフティ（biosafety）とは，バイオハザード（biohazard），すなわち様々な病原微生物あるいはその病原性因子（毒素など）によってヒトに発生する危害（健康被害や検査室外への漏出）への安全対策を規定したものである[1]．一般的なバイオハザードは，実験室内での感染事故である．古くはロベルト・コッホによる炭疽菌の培養が成功したことから始まり，チフスやジフテリアなど様々な菌がその原因となった．また，近年では天然痘ウイルス，炭疽菌などによる事故あるいはテロ事件などが発生している．

2. バイオセーフティの分類

病原微生物は，その取り扱い時の危険度に応じてバイオセーフティレベル（biosafety level：BSL）と呼ばれる基準によって分類されている．BSL は 1〜4 段階に分類されるが，各病原体の BSL は国ごとあるいは規制団体ごとに分類基準が異なる．表 1 に国立感染症研究所病原体等安全管理規程[2]に基づく BSL の基準およびその基準に該当する主な病原微生物，抗酸菌を示す．結核菌群は BSL3 に，非結核性抗酸菌は BSL1 または BSL2 に該当する．

3. 法律（感染症法）による規制

BSL とは別に日本の「感染症の予防及び感染症の患者に対する医療に関する法律」（以下，感染症法）にて届出および病原体の取り扱いについて法律が定められている．結核菌は，感染力，罹患した場合の重篤性などに基づく総合的な観点からみた危険性が高い感染症である二類感染症に分類され，第二種（ないし第一種，特定）感染症指定医療機関への入院が勧告される．また，病原体では，一種から四種に規定される病原体があり，多剤耐性結核菌（一次および二次抗結核薬にも耐性を有するもの）は三種病原体等，その他の結核菌は四種病原体等に分類され，様々な法的規制が定められている（詳細は「3 章. 抗酸菌検査関連法規」参照）．

4. 結核菌の感染経路と基本的対策

結核菌は病原性が高く，感染が成立する病原体の数は「10 個以下」とされている．感染経路は，病原体を含んで空気中を漂う微粒子（直径 5 μm 以下）や塵埃を吸い込んで

表 1　病原体などのリスク群（BSL*）による分類

	定義	代表的な病原微生物	抗酸菌
BSL1	（「病原体取扱者」および「関係者」に対するリスクがないか低リスク） ヒトあるいは動物に疾患を起こす見込みのないもの	弱毒生ワクチン，BSL2 および BSL3 に属さない細菌類	BCG ワクチン株，BSL2 および BSL3 に属さない抗酸菌
BSL2	（「病原体取扱者」に対する中等度リスク，「関係者」に対する低リスク） ヒトあるいは動物に感染すると疾病を起こしうるが，病原体取り扱い者や関係者に対し，重大な健康被害を起こす見込みのない者．また，実験室内の曝露が感染をときに起こすこともあるが，有効な治療法，予防法があり，関係者への伝播リスクが低いもの	ウイルス：BSL3 および BSL4 に属さないウイルス（インフルエンザウイルス，アデノウイルス，デングウイルス，日本脳炎ウイルス，ヘルペスウイルス属，ロタウイルスほか） 細菌：アシネトバクター，バクテロイデス，百日咳菌，カンピロバクター，ボツリヌス菌・毒素，ジフテリア菌，腸球菌，大腸菌，インフルエンザ菌，クレブシエラ，リステリア，緑膿菌，マイコプラズマ，髄膜炎菌，サルモネラ，赤痢菌，肺炎球菌，溶連菌，コレラ菌，オウム病クラミジア	（主なもののみ） Ⅰ群：*M. kansasii* 　　　*M. marinum* Ⅱ群：*M. scrofulaceum* 　　　*M. xenopi* 　　　*M. ulcerans* Ⅲ群：*M. avium* 　　　*M. intracellulare* 　　　*M. malmoense* Ⅳ群：*M. abscessus* 　　　*M. chelonae* 　　　*M. fortuitum*
BSL3	（「病原体取り扱い者」に対する高リスク，「関係者」に対する低リスク） ヒトあるいは動物に感染すると重篤な疾病を起こすが，通常，感染者から関連者への伝播の可能性が低いもの．有効な治療法，予防法があるもの．	ウイルス：ハンタウイルス，SARS コロナウイルス，ウエストナイルウイルス，黄熱ウイルス，インフルエンザウイルス（強毒株），HIV，狂犬病ウイルス 細菌：炭疽菌，ブルセラ，野兎病菌（フランシセラ），チフス菌，ペスト菌，Q 熱（コクシエラ・バーネティ），ツツガムシ病リケッチア，日本紅斑熱リケッチア，発疹チフスリケッチア	結核菌群 *M. tuberculosis* *M. bovis* *M. africanum*
BSL4	（「病原体取り扱い者」および「関係者」に対する高リスク） ヒトあるいは動物に感染すると重篤な疾病を起こし，感染者から関連者への伝播が直接または間接に起こしうるもの．有効な治療法，予防法がないもの	ウイルス：南米出血熱ウイルス，ラッサウイルス，クリミア・コンゴ出血熱ウイルス，エボラウイルス，痘瘡ウイルス，マールブルグウイルス	なし

* BSL：バイオセーフティレベル
（文献 2 より引用作成）

呼吸器から感染する「空気感染（飛沫核感染）」である[3]．臨床現場では，患者の気道から排出される飛沫核により空気感染する結核菌は，検査室内では様々な検査手技に伴い発生するエアロゾルが感染の主な原因となる．したがって，結核菌のバイオセーフティとして最も重要なのは，エアロゾルをできるだけ発生させない検査手技，あるいは検査機器の利用である．エアロゾルを発生する可能性がある場合には，検査室内が汚染しないように，安全キャビネットを利用して，エアロゾルが拡散しないようにするとともに，職員はN95マスクやガウンなどを着用し，結核菌を含んだ感染性微粒子を吸引しないようにする対策を取る必要がある．

2 抗酸菌検査のバイオセーフティ：総論

1. 結核菌に対するバイオハザード対策に必要な機器，設備

a）安全キャビネット（biosafety cabinet：BSC）[4]

安全キャビネット（BSC）は危険な微生物を封じ込め，作業スペースから外部に漏れ出ないよう設計されている．なお，BSCとよく似た装置にクリーンベンチがある．クリーンベンチは作業スペースにおいて検体を清浄空間で扱うことを目的としており，病原体を封じ込める機能はない．このため，クリーンベンチは決して微生物検査に用いてはならない．

（1）概要

BSCはその基本構造により大きくクラスⅠ，Ⅱ，Ⅲの3つのタイプに分類される．すべてのクラスにおいて，BSCは検査作業者および周辺環境への病原微生物の感染曝露を効果的に防御できる機能を有する．クラスⅠBSCはキャビネット内の無菌が確保できず，微生物検査には適さない．クラスⅢは完全密閉されたグローブボックス型のキャビ

ネットで，最も安全性が高く，一種病原体など危険性の高い微生物の取り扱いも可能であるが，機能性が制限されるため，一般の検査室では通常用いられない．

クラスⅡBSCは，作業者の安全を確保でき，かつキャビネット内の清浄度が確保できるため，微生物検査に最も適した規格となる．クラスⅡBSCでは除菌フィルター（HEPAフィルター*）を通過した気流で作業領域の無菌が確保され，作業に伴いBSC内に流入した空気とともに直ちに（作業台前後部で）下へ吸い込まれる．吸い込まれた空気は，作業エリアとは別の経路を通り，HEPAフィルターで浄化されて，作業領域あるいは外部に排気される．クラスⅡBSCは，日本工業規格JIS K3800：20095）により，タイプA1，A2，B1，B2に分類されており，この順に安全性も高くなっているが，排気ダクトの工事などを含め，コストも高くなる．主に流入風量および循環気率により分類されているが，最も安全性の高いタイプB2では，気流方式は全排気（循環器率0），タイプB1では一部循環一部排気（循環器率約50%）となっている（図1）．結核菌を取り扱う場合には，より安全性の高い外排気タイプ（B1あるいはB2）のBSCの使用が望ましい．

*HEPAフィルター：空気清浄が求められる分野で使用される高性能フィルターで，high efficiency particulate airフィルターの略．素材は直径110μm以下のガラス繊維の濾紙でできており，JIS規格で『定格風量で粒径が0.3μmの粒子に対して99.97%以上の粒子捕集率を持ち，かつ初期圧力損失が245Pa以下の性能を持つエアフィルター』[5]と規定されている．結核菌を含む微小粒子をほぼ100%捕捉可能であり，濾過された空気の安全性は高い．なおHEPAフィルターは非常に高性能なフィルターであるため，フィルターの性能について1年に1回程度の定期点検および必要に応じてフィルター交換を行う必要がある．

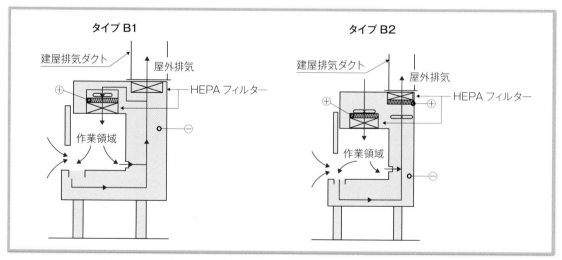

図1　タイプBクラスⅡバイオハザード対策キャビネット（BSC）の構造

作業領域は，上部のHEPAフィルターを通った清浄化された空気により衛生環境が保たれる．抗酸菌検査の作業に伴い，汚染された空気は，開口部から流入する空気とともに，開口部直下にある吸気口から作業領域とは別のルートを通り，排気される．排気される空気はすべてHEPAフィルターを通り，清浄化され，屋外に排気される．空気が一部循環するタイプ（タイプB1）と全排気され循環しないタイプ（タイプB2）がある．

（2）使用上の注意

BSC は作業領域の空気の流れ，圧調整により，作業領域の無菌と作業者の安全が確保されている．このため，気流をなるべく乱さないように使用しなければならない．BSC 内部の物品は最小限とし，整理整頓を心がける．内部では電気バーナーあるいはガスバーナーの使用は可能であるが，望ましくない．作業中は絶対に排気ファンを止めてはならない．アルコール，次亜塩素酸ナトリウムや抗酸菌に有効なその他の環境消毒薬（ルビスタ®など）を設置し，作業環境を常に清潔に保つ．作業終了後はファンを作動させたまま灯りを消し，30 分程度換気したあとにファンのスイッチを切る．

作業中に作業領域を結核菌の菌液などで濃厚に汚染させた場合は直ちに作業を中止し，開口部のシャッターを空気の流れが乱れない程度に閉める．次亜塩素酸ナトリウム（0.5〜1%）で汚染物や汚染部位を 30 分程度消毒し，汚染物質を廃棄後，最後に次亜塩素酸ナトリウムで清拭消毒する．金属製品など，次亜塩素酸ナトリウムによる腐食が問題となる場合には，汚染物を十分に除去し，アルコールおよび両性界面活性剤（0.2〜0.5%）により念入りに消毒を行う．

なお，日本では BSC に紫外線殺菌灯（UV ランプ）が設置されていることが多いが，適切な消毒薬による環境整備が重要であり，米国の基準などでは UV ランプの設置は推奨されていない[4]．もし設置されている場合には，作業終了後あるいは汚染事故があった場合に，換気とともに使用する．ただし，照射面のみに殺菌効果が期待できるため，物品の配置などに留意する必要がある．また，HEPA フィルターとともに適切な維持管理が必要となる．

安全キャビネット使用時にも，エアロゾルが発生しないような慎重な操作を心がける．エアロゾルの発生により，キャビネット内部の器具，器材，手指が汚染する．濃厚な汚染はキャビネット外での汚染および感染のリスクとなりうる．

b）遠心機（図 2）

抗酸菌検査では，塗抹検査法として均等化集菌検体による検査が推奨されている．これは，喀痰からの抗酸菌の分離培養において，あらかじめ検体を溶解・均等化し，前処理液を効率よく作用させ，培地の雑菌汚染の低減を図るものである．この均質化の過程で，かならず遠心器による遠心操作が必要となる．この際に用いる遠心機にはバイオハザード対策が必要である

（1）遠心機のバイオハザード対策

遠心操作は重要なエアロゾル発生源となりうる．すなわち，表面が菌液により汚染したローターの使用，遠心中の検体が入ったチューブ内容の漏洩またはチューブが破損した場合には大量のエアロゾルが発生する可能性が高い．エアロゾルは目にみえないため，気づかないうちに，結核菌を含有した大量のエアロゾルにより検査室内が汚染され，職員が感染の危険にさらされる可能性もある．

このため，チューブをそのまま遠心するのではなく，チューブをカプセル内に密閉し，そのカプセルごと遠心可能な遠心機が望ましい．遠心終了後はカプセルを解放せず，安全キャビネット内に運び，そのなかでカプセルを開き，チューブを取り出し，検査を行う．

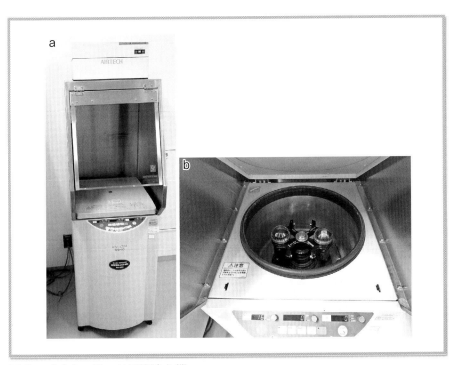

図 2　バイオハザード対策遠心機
　　a：遠心機用安全キャビネット付きの遠心機
　　b：ローターは，カプセルのなかに検体が入ったチューブを入れて遠心する．遠心終了後はカプセルをすぐに解放せず，安全キャビネット内で開く．

（2）遠心機用安全キャビネット

遠心時のチューブの破損などで発生するエアロゾルに対するバイオハザード対策用として，遠心機用の安全キャビネットが発売されている．キャビネット内は陰圧に保たれ，排気は排気 HEPA フィルターを通すため，エアロゾルの流出を抑えることができる．

c）検査室

抗酸菌検査，特に薬剤感受性試験まで行っている検査室では，多剤耐性結核菌を取り扱う可能性があり，感染症法上の三種病原体に対応可能な検査室の構造が望ましい．具体的には，抗酸菌を取り扱う検査室（微生物検査室，細菌検査室など）は，施錠可能な管理区域とし，クラス II BSC やオートクレーブなど滅菌装置，バイオハザード対策用遠心機の設置が望ましい．また，流し（手洗い場も含む）は滅菌する前の特定病原体を流さないこと，菌を一時的に保管する場合には，鍵のかかる保管庫内で管理することが求められる．培養された抗酸菌の検査（同定や感受性試験）は特に職業感染および環境汚染のリスクが高いため，それらを取り扱う部屋を通常の検査室とは別に設置し（抗酸菌検査室など），部屋内部への BSC やバイオハザード対策用遠心器の

設置，室の陰圧空調および HEPA フィルターによる排気の清浄化なども考慮すべきである．研究目的など長期に結核菌を保管する場合の法律上の規定については，「3. 抗酸菌検査関連法規」を参考にされたい．

2. 個人用防護具（personal protection equipment：PPE）

抗酸菌検査実施時には，検査担当者は適切な個人用防護具（PPE）を着用し，検査を行わなければならない．特に，結核菌は検査を実施するにあたり発生するエアロゾルあるいは感染性微粒子（飛沫核）対策が最も重要である．

a）N95 マスク（particulate respirator type N95）（図3）

N95 規格とは，米国 NIOSH（National Institute of Occupational Safety and Health）が定めた基準である．日本の国家検定として防塵マスク DS2 がほぼ同等の検定基準となっている．このマスクは，$0.3\,\mu m$ の微粒子を 95% 以上捕集できるものとなる．結核感染防止対策には，$5\,\mu m$ 以下のサイズとなる微粒子（飛沫核）の捕集が必要であり，サージカルマスクでは感染防御ができず，N95 マスクが必要となる．N95 マスクには，カップ型，3つ折型，くちばし型などが

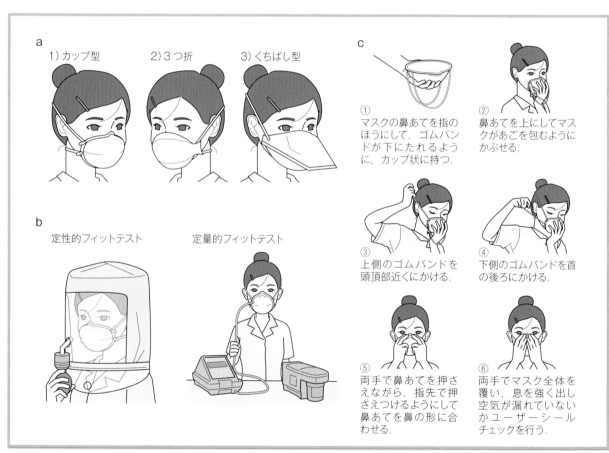

図3　N95 マスクとフィットテスト，着用手順
　　a：N95 マスクの種類．自身の顔型にフィットしたマスクを選択する．
　　b：フィットテスト．定性的フィットテストでは，エアロゾル化した物質（サッカリンなど）を噴霧し，臭いを感じるか否かで空気の漏れを確認する．定量的フィットテストでは，専用の機器を用いて，マスク内外の粒子の割合を測定し，漏れ率を定量的に測定する．
　　c：カップ型 N95 マスクの着用手順．使用ごとにユーザーシールチェックを必ず行う．
　　（職業感染制御研究会．個人用防護具の手引きとカタログ集，第4版より作成）

あり，自分の顔にフィットしたマスクを選択することが望ましい．ただし，N95というのはフィルターの性能を示すものであって，マスク以外の空気の漏れがあれば，マスクの意味をなさない．したがって，N95マスク着用時には，顔との密着性の評価のために，フィットテスト*を行い，正しい装着方法の習得あるいは顔のサイズに合ったマスクの選択を行う必要がある．また，マスク着用時には必ず，ユーザーシールチェック**を行い，密着性の再確認を行う必要がある．なお装着に伴い，息苦しさやムレなどを伴うため長時間の作業は難しい．装着時の快適性を高めるために，排気弁付きマスクが開発されており，長時間の作業が必要な場合には，導入を検討する．なお，一般的な医療現場で用いられるサージカルマスク（医療用不織布マスク）は，インフルエンザなどの飛沫感染防止あるいは職員自身が発する飛沫の飛散を防御するために用いるものであり，結核のような飛沫核感染では感染防御の意義はほとんどない．

*フィットテスト：N95マスクを着用するにあたり，自分の顔のサイズに合ったマスクの選択と正しい装着方法の習得のため実施する．フィットテストは，入職時およびその後1年に1回程度の実施が望まれる．現在フィットテストには定性的フィットテスト（フードをかぶり，その内側でエアロゾル化した物質［サッカリンなど］を噴霧し検査する）および定量的フィットテスト（専用の機器を用いて，マスクの外側と内側の粒子の割合を測定し，漏れ率を定量的に測定する）がある．後者は，空気の漏れを客観的に評価可能であり，より精度の高い判定が可能である．

**ユーザーシールチェック：N95マスク着用時に，毎回マスクがきちんとフィットしているか確認するため実施する．両手でマスクを多い，呼吸をして空気の漏れをチェックし，もし漏れがある場合には，ゴムバンドや鼻当てを調整し，マスクを密着させる．

b) 長袖ガウン（予防衣）

抗酸菌検査を行う際には，防水性のガウンを着用する．検査室の外に出る際には，かならず脱いで廃棄する．

c) 手袋

ラテックスやパウダーによる皮膚障害が問題となっている．パウダーフリーかつラテックスフリーの手袋が推奨される．ニトリル（人工ゴム）製の使い捨て（ディスポーザブル）手袋は，しなやかさ，フィット性能，バリア性能にすぐれており，抗酸菌を含む微生物検査用の手袋として推奨される．自分の手のサイズに合った手袋を着用する．

d) フェイスシールド，ゴーグル，保護メガネ

エアロゾルの飛散は，眼の結膜にまで飛散する可能性がある．飛沫粒子の防止のため，フェイスシールドなどを着用する．感染防止のためには，単回使用タイプの使用がより望ましい．

e) PPEの着脱（図4）

正しい着脱手順を遵守する必要がある．特にPPEを外すときには，汚染されたPPEの面で皮膚や衣服が汚染されることがないように注意深く外さなければならない．

着けるときの順序：手指衛生→ガウン→N95マスク（ユーザーシールチェック）→フェイスシールド（ゴーグル）→手袋

外すときの順序：手袋→フェイスシールド（ゴーグル）→ガウン→N95マスク→手指衛生

f) PPEの適応について

N95マスクを適切に装着し，さらにはフェイスシールドなどを着用した場合には，息苦しさや呼気の熱気，ムレなどにより長時間の連続作業は通常困難である．安全キャビネットを利用し，適切に検査業務を行っている場合には理論上N95マスクやフェイスシールドの必要性は低い．しかしながら，培養された結核菌を同定や感受性試験などのために操作する場合には，非常に高濃度の菌液に曝露される可能性があり，この場合にはN95マスクやフェイスシールドを含めたフル装備のPPE装着が望ましい．

3. 滅菌および消毒 [6]

滅菌とは，無菌性すなわちすべての微生物が存在しない状態を達成するために，すべての微生物を殺滅あるいは除去する行為を意味する．滅菌法として，加熱法（高圧蒸気法，乾熱法），照射法（放射線法，高周波法），ガス法（ホルムアルデヒドガス法，酸化エチレンガス法ほか）などがある．

消毒とは，生存する微生物の数を減らすために用いる処置法で，必ずしも微生物をすべて殺滅するものではない．熱や紫外線などを用いる物理的消毒法と消毒薬を使用する化学的消毒法がある．

a) 滅菌

病院検査室において主に使用される滅菌法は，高圧蒸気滅菌（autoclaving/steam sterilization）と乾熱滅菌である．

高圧蒸気滅菌とは，高圧蒸気滅菌装置（オートクレーブ）と呼ばれる専用の機器の内部で高温高圧の飽和水蒸気による滅菌を行うものである．高圧蒸気滅菌装置は水分存在下での加熱（湿熱）であるため，高温で促進された加水分解反応によって，微生物を構成する生体高分子の分解が促進され，乾熱よりも効率よく滅菌される．芽胞菌や結核菌を含む一般的な条件は，121〜124℃・15〜30分間，126〜129℃・10分間，134℃・3分間〜3分30秒間などが推奨されている．使用した培地や結核菌などの微生物で汚染された物品の滅菌法として広く用いられている．また，高圧蒸気滅菌装置を利用して，培地を作製することもできる．

乾熱滅菌は加熱乾燥気体で加熱することにより微生物を殺滅するものである．この方法は高圧蒸気滅菌で用いられる湿熱により損傷する可能性のある物質または湿熱を通さない物質（粉末，石油製品および鋭利器材など）のみに利用すべきである．主として，ガラス製品，磁製，金属製または繊維製の物品，鉱油，脂肪油，試薬または固形の医薬品などで，乾燥高圧に耐えるものに用いる．同一温度で比較すると，乾熱滅菌法は湿熱に比べて殺菌力が劣る．これは，

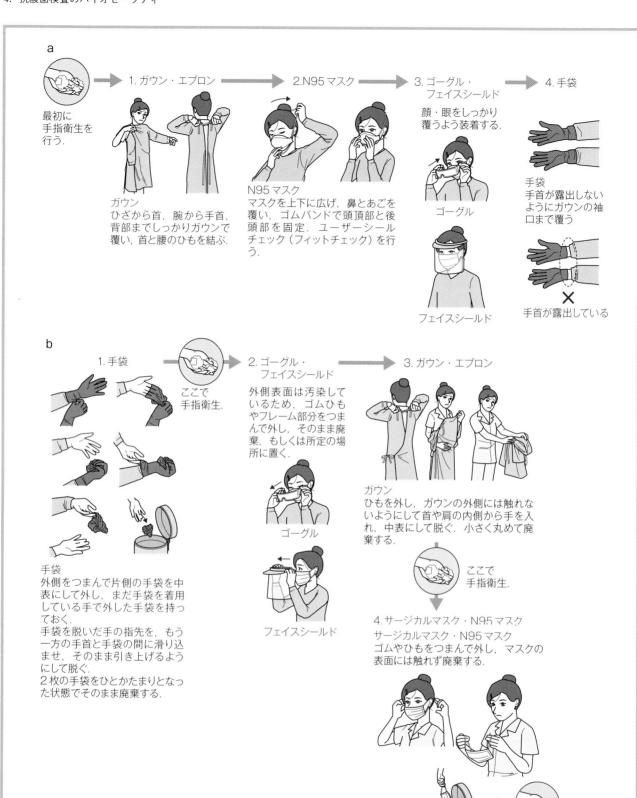

図4 個人防護具（PPE）の着脱

a：PPEの着け方．手指衛生→ガウン→N95マスク→ゴーグル・フェイスシールド→手袋の順で着ける．
b：PPEの外し方．手袋→ゴーグル・フェイスシールド→ガウン→N95マスク→手指衛生の順で外す．
　（職業感染制御研究会．個人用防護具の手引きとカタログ集，第4版より作成）

乾燥状態では菌体蛋白が熱凝固を起こしにくいことによる．大気圧下における条件は，160～170℃・2時間，170～180℃・1時間，180～190℃・30分間であるが，基本的な条件としては180℃・1時間以上とする．

火炎滅菌は火炎中で加熱することにより微生物を殺滅するものである．微生物検査では，白金耳や白金線の滅菌，細菌培養などで試験管口の滅菌などで用いられる．火炎の中心である還元炎（青色）は温度が300℃程度と高くないので，炎の外側の酸化炎の部分（1,800℃程度）で赤熱させて滅菌する．ただし，抗酸菌のように脂質含有量の多い菌では，白金耳を直接火炎に挿入すると，菌塊がはじけて飛散する可能性がある．あらかじめ消毒用エタノールに浸した砂やガラスビーズで菌をこすり落とす，還元炎で徐々に加熱してから酸化炎を通す，カバー付きバーナーまたは電器焼灼器（電気バーナー）を用いるなどの工夫が必要である．安全キャビネット内では原則的に火は使用できないため，必要数の滅菌白金耳（あるいはディスポーザブル製品）の利用で，より安全に作業を行うことができる．

b) 消毒

消毒には物理的消毒法と化学的消毒法がある．物理的消毒法は，消毒薬を用いないで消毒する方法であり，病院においては主に加熱による消毒が用いられている．熱水を利用した消毒装置として，ウォッシャーディスインフェクター，熱水洗濯機，ベッドパンウォッシャーなどが用いられている．

熱が利用できない場合には消毒薬を用いる．消毒薬の殺菌力に影響する因子として，使用濃度，温度，接触時間が

あげられる．また，血液などの有機物が混入すると消毒薬の殺菌効果は減弱する．消毒薬は一般的に化学的に不安定であり，保存による効果の低下がある．

E.H. Spaulding は，消毒薬による処理可能な微生物の分類から，消毒水準の定義を示した．消毒薬は高水準消毒薬，中水準消毒薬，低水準消毒薬に分類される（表2，表3）．高水準消毒薬は接触時間を長くすれば芽胞を含むあらゆる微生物を殺滅できる．短時間の接触では，大量の芽胞を除きすべての微生物を殺滅できる．毒性が高いため，主に内視鏡洗浄機用の消毒薬として使用されている．中水準消毒薬は，結核菌その他の細菌，ほとんどのウイルスや真菌を不活化あるいは殺滅できる．次亜塩素酸ナトリウムは殺芽胞性を示す．ポビドンヨードは主に皮膚や粘膜の消毒に用いられる．クレゾール石けんなどのフェノール系消毒薬は，毒性が高く排水規制もあるため，医療現場では一般的に使用禁忌である．低水準消毒薬は，多くの細菌と一部のウイルスには有効であるが，結核菌や芽胞には無効であり，耐性の微生物も数多く存在する．一方使用目的別では最も広い用途で使用可能な消毒薬である．

微生物検査室では，あらゆる種類の微生物を取り扱うため，中水準以上の消毒薬を用いる必要がある．次亜塩素酸ナトリウムは結核菌や芽胞，あるいはアルコール抵抗性であるノロウイルスなどを含むほとんどすべての病原体を殺菌することができるため，金属製品を除く環境の消毒に広く使用可能である．次亜塩素酸ナトリウムの代用として，臭いや材質劣化作用が改善されたペルオキソ一硫酸水素カリウムを用いた環境除菌洗浄剤（ルビスタ®）も使用可能である．

表2 消毒の分類と消毒薬，微生物別の殺菌効果

区分	説明	消毒薬	一般細菌	結核菌	真菌	芽胞
高水準消毒	大量の芽胞を除いて，すべての微生物を殺滅	グルタラール 過酢酸 フタラール	○	○	○	○
中水準消毒	芽胞以外のすべての微生物を殺滅するが，なかには殺芽胞性を示すものがある	次亜塩素酸ナトリウム	○	○	○	○
		アルコール ポビドンヨード クレゾール石けん	○	○	○	×
低水準消毒	結核菌などの抵抗性を示す菌および消毒薬に耐性を示す一部の菌以外を殺滅	第四級アンモニウム塩 クロルヘキシジン 両性界面活性剤*	○	×，○*	△	×

*：両性界面活性剤は，結核菌に有効

表3 使用目的別にみた消毒薬の選択

区分	消毒薬	環境	金属器具	非金属器具	手指皮膚	粘膜	排泄物による汚染
高水準消毒	グルタラール 過酢酸 フタラール	×	○	○	×	×	△
中水準消毒	次亜塩素酸ナトリウム	○	×	○	×	×	○
	アルコール	○	○	○	○	×	×
	ポビドンヨード	×	×	×	○	○	×
低水準消毒	第四級アンモニウム塩	○	○	○	○	○	△
	クロルヘキシジン	○	○	○	○	×	×
	両性界面活性剤	○	○	○	○	×	△

次亜塩素酸ナトリウムが使用できない環境には両性界面活性剤が適している．手指消毒にはアルコールが適しているが，短時間の接触では抗酸菌は殺菌できず，芽胞菌やノロウイルスなどのアルコール抵抗性の病原体の存在も考慮し，流水と石けんによる手洗いをこまめに行い，さらにアルコール含有速乾性手指消毒薬による手指衛生を行うことが推奨される．

4. 紫外線照射による殺菌（ultraviolet germicidal irradiation：UVGI）

a）紫外線の殺菌作用

紫外線（ultraviolet：UV）のなかでも，波長 200～280 nm の UV-C が殺菌作用が強い．通常用いられる紫外線長は 253.7 nm である．結核菌は紫外線に対して比較的感受性が高く，照射による殺菌効果は期待できる．一方で，紫外線による障害，紫外線の殺菌力は距離の 2 乗に反比例して減弱すること，あるいは照射される物体の表面のみ殺菌可能などの性質があるため，微生物検査室に導入する場合には注意が必要である．結核患者を収容する病室などでは，空中浮遊する感染性微粒子の殺滅のため，用いられることもあるが，微生物検査室における結核曝露防止対策としてのエビデンスは乏しい[7]．以下に空中浮遊菌の殺菌および環境表面の殺菌を目的とした UVGI の活用について述べる．

b）空中浮遊菌の殺菌（upper-room UVGI system）[8]

結核は感染性微粒子（飛沫核）により感染する病原体であり，検査室のみならず結核菌の飛散が発生する可能性のある環境（結核患者の病室，内視鏡検査室，外来診察室など）において，その適応が考えられる．常時飛沫核が飛散する可能性のある結核患者を収容する病室では，紫外線照射の影響から患者を保護するために，部屋上部の空気の照射を行う upper-room UVGI system の導入が一般的である．結核菌以外の様々な空気および飛沫感染を起こす病原体の殺菌を目的としても導入されている．

本システムの詳細は成書に譲るが，効果を発揮するためには様々な条件が必要とされる．まず部屋内の空気が常時循環し，飛沫核を含んだ空気が部屋上部の紫外線照射領域に到達する必要がある．湿度 60％以下，温度は 20～24℃に維持されなくてはならない．紫外線照射装置の設置位置など議論も多い．

c）環境表面の殺菌（automated mobile UV light unit［Tru-D；Lumalier］）[9,10]

紫外線は，物品の影の部分には到達できず，また距離の問題などにより，部屋上部などの固定型の照射装置の環境表面の殺菌効果については疑問視されていた．このため，自動かつ移動可能な UV 照射装置が開発され，環境表面の汚染が院内感染伝播に関連する微生物（C. difficile，MRSA，VRE など）の感染伝播防止に期待されている．本機器は，これらの微生物が検出された患者が使用した病室の殺菌が主な目的とされ，使用する際には，部屋の全領域が照射されるように部屋内の物品の搬出など行う必要がある．

d）検査室での適応

現時点では，UVGI は環境整備において補助的な役割であると認識されている[11]．まずは，安全キャビネットの使用やエアロゾルが検査室の空気を汚染しないような日常的な検査手順・手技の遵守が重要である．また，環境の汚染は有効な消毒薬による適切な清拭消毒が優先される．UVGI を導入する場合には，その意義や費用対効果をよく検討して導入すべきである．

③ 抗酸菌検査のバイオセーフティ：各論

抗酸菌検査を行うにあたり，各検査工程におけるバイオセーフティについて説明する．

1. 原則

①結核菌は感染性微粒子（飛沫核）により空気感染する病原体であることを理解し，検体取り扱い時には常にエアロゾル発生による感染伝播のリスクを理解し，その発生あるいは飛散防止のために最大限の努力を払う．
②感染伝播防止のためのマニュアル（全職員向け，検査担当者向け）を作成し，職員はそれを遵守する．
③検査室職員が安全に抗酸菌検査を実施できるよう，必要な設備を整備する．
④検査室職員は，適切な個人防護具を着用し，それらを正しく使用し検査を実施する．
⑤職業安全対策のための健康管理体制を整える．
⑥検査実施に伴う，結核菌による感染曝露事例に対して，速やかに適切な対処を行う．

2. 検体の採取

検体採取時には，多量の飛沫が拡散し，結果的に感染性微粒子による汚染が発生する可能性がある．このため，適切な検体採取とともにバイオセーフティに配慮した対策を行う必要がある．

a）喀痰[11]

結核（その他抗酸菌感染症）を疑う患者に対して，喀痰検査は最も基本的かつ重要な検査である．したがって，患者に対して良質痰の提出を促すとともに，必要に応じて職員の介助が必要となる．

良質痰の採取のためには，強い咳とともに喀痰を喀出する必要があり，結果的に大量の飛沫が発生し，感染源になる可能性がある．そのため，病院の外来など混雑している場所での喀痰採取は禁忌である．結核菌は空気感染するため，空気感染対策に対応した個室（独立かつ陰圧空調室），採痰ブース（図5），あるいは戸外換気のできる個室で喀痰を排出し，採痰後は十分換気を行う．外来に適当な採痰場所がない場合は，自宅で早朝起きがけに採取した喀痰を持参してもらうが，家族間の感染防止に注意を促す．職員が採痰の介助を行う際には，N95 マスク，ガウン，手袋（ニトリル製），フェイスシールド（ゴーグルなど）を着用する．

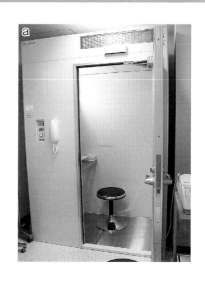
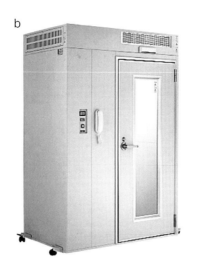
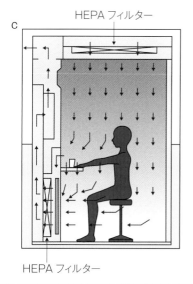

図5　採痰ブース

a：金沢医科大学病院で採用されている採痰ブース
b：採痰ブース VCM-1500N2（日本医科器械製作所（株））
c：HEPA フィルター
　採痰時の結核菌を含むエアロゾルの飛散を防ぐ．ブース内は陰圧に保たれ，吸気エアは HEPA フィルターを通してブース内天井から吹き出し，ブース内は浄化される．汚染された（可能性のある）空気は，HEPA フィルターによって浄化され，排気される．

b）気管支洗浄液，気管支肺胞洗浄液 [11]

　良質な喀痰が得られない場合は，気管支内視鏡を用いて気管支（肺胞）洗浄液を採取する場合がある．検査の術者および介助者は，N95 マスク，ガウン，手袋（ニトリル製），フェイスシールド（ゴーグルなど）を着用する．検査室は，空気感染防止のために，独立かつ陰圧空調が可能な個室が望ましいが，もし設備がない場合には，パネル型の HEPA フィルター空気清浄機の設置を考慮する．

c）その他の検査材料

　良質な喀痰が採取できない場合には，早朝胃液がしばしば代用される．採取には経鼻胃管が用いられるが，採取時に激しい咳を伴う場合があり，喀痰採取と同様の対策が必要である．その他，様々な材料が検体となりうるが，採取時には可能な限りエアロゾルが発生しないような採取法を心がける．

3．検体の輸送

　病室または外来から検査室へ検体を搬送する場合は，必ず検体搬送用ボックスを用いる．

a）院内の検査室で検査を行う場合
　①検体採取容器は頑丈で，検体が漏れないよう密閉でき，内容が確認できる透明な滅菌容器がよい．検体は「抗酸菌検査用検体」であることがわかるようにする．
　②塗抹標本で輸送する場合は，シャーレや専用のスライドケースなどに収納する．
　③検体は可及的速やかに検査室まで搬送する．遅くとも採取後2時間以内に微生物検査室に検体を搬送する．直ちに検査できない場合は，4℃で保存する．

b）検査センターなどに外部委託する場合
　①検査センターに依頼するまでの保存方法は，病院検査室内で検査を行う場合に準じる．
　②同定検査や薬剤感受性試験を依頼する場合など，培養菌の検査を外部委託する場合には，抗酸菌が発育している小川培地または液体培養ボトルが輸送中に破損しないよう十分注意する．輸送容器は三重構造とし，万一，輸送途中に培地や検体容器が破損した場合にも外部に漏れないようにする（「4章-4. 培養抗酸菌の院外施設への搬送」参照）．

4．検査

　抗酸菌検査の依頼のある検体を微生物検査室で取り扱う場合の注意点を述べる．抗酸菌以外の感染症を疑い提出された検体中にも結核菌が含まれている可能性があり，提出されたすべての検体（特に呼吸器系検体）は常に感染防御のために慎重な取り扱いが必要である．

a）検査のための基本的設備など
　①クラスⅡ安全キャビネット（BSC）およびバイオハザード対策用遠心機，手洗い場があること
　②検査者は感染防止のため，結核菌が混入する可能性のある検体を取り扱う際には標準予防策的にガウン，手袋（ニトリル製），フェイスシールド（ゴーグルなど）を着用する．BSC が使用できない場合，培養菌を取り扱

う場合など，結核菌曝露リスクが高い場合は，N95マスクを着用する（「4章-2-2. 個人用防護具」参照）．

③日常的な環境清拭消毒あるいは環境汚染時の対策のために，抗酸菌に対して有効な環境消毒薬（アルコール，次亜塩素酸ナトリウム，ペルオキソ一硫酸水素カリウムを用いた環境除菌洗浄剤（ルビスタ®）など）を配備しておく．

④検査の各工程ごとに，こまめに手指衛生（手洗い，手指消毒）を行う．手袋，マスク，ガウンなどが汚染された場合には直ちに廃棄し，手指衛生後新しいものに換える

b）検体の前処理
（1）検体の遠心
遠心に用いる遠心管は，必ず使用の前に傷やひび割れなどがないことを確認しておく．検体の遠心は，バイオハザード対策用遠心機を使用する．遠心後のバケットの開封は，BSC内で行う．万一，遠心管が破損していた場合は，遠心機内とバケットなどを有効な消毒薬を用いて厳重に消毒する．

（2）喀痰の均等化，組織のホモジナイズなど
すべてBSC内で行う．喀痰均等化時のボルテックスミキサーによる撹拌操作，組織のホモジナイズなどは密閉容器のなかで行う．エアロゾルによる汚染を防ぐため，均等化後は直ちに容器を開封してはならない．最低20分放置してから開封する．

c）塗抹標本，培養・同定検査，薬剤感受性試験
検体の処理はすべてBSC内で行う．BSC内では，原則的にガスバーナーは用いない．液体培養や菌液を取り扱う際には，環境汚染のリスクが高いため，より慎重に作業を行う．ほかの操作に移る場合は手袋を外し廃棄し，手指衛生後，新しい手袋に換えてから次の操作に移る．

（1）塗抹標本の作製
塗抹標本の作製はBSC内で行う．ディスポーザブルの白金耳（ループ）を用いて均等化した検体から塗抹標本を作製する．作製した塗抹標本は，BSC内で自然乾燥させたあと，メタノールあるいは火炎固定，もしくは病理組織用のパラフィン伸展器を用いて固定する．染色前のスライド標本なかには抗酸菌が生存している可能性があり，染色もBSC内で行うことが推奨される．BSC外で染色を行う場合には，速やかに染色するなど取り扱いには十分注意する．

（2）培養・同定・感受性・遺伝子検査
前処理検体を培地へ接種する場合は，できるだけエアロゾルの発生を抑えるようにピペット操作に注意する．培養陽性菌株の染色確認時や同定などの検査を引き続き行う場合には，培地のキャップを開閉する操作が必要となるが，キャップの裏側や培地中に気泡がないことを確認し，エアロゾルを発生させないように注意する．抗酸菌を培養中の孵卵器あるいは自動培養装置については，微生物検査室内での設置が可能であるが，孵卵器を抗酸菌培養専用とする，あるいは抗酸菌検査室がある場合には，その部屋内への設置が望ましい．培地のキャップを明ける場合には，必ずBSC内で行う．

同定と薬剤感受性試験は濃厚な菌液を用いるので，エアロゾル対策が非常に重要である．同定には生化学的性状を利用するものと，遺伝子を利用するものに分けられるが，前者は活性の純培養菌を用いるので，すべての操作はBSC内で行い，後者は培養菌を溶菌した時点で感染性がなくなるため，抽出された遺伝子はBSC内で操作する必要はない．

薬剤感受性試験は接種菌液の調製が重要で，いかに均等な菌液を調製することができるかによって成績が大きく異なる場合がある．結核菌などの抗酸菌の特性上，均等な菌液を調製することは容易ではなく，検査者の熟練した技術を要する．原則的に均等な菌液を調製するには，物理的に菌塊をすりつぶすことが一般的に行われている．非常に危険を伴う作業のため，できるだけガラスビーズなどを入れてボルテックスミキサーで激しく撹拌するような作業は避けたほうがよい．液体培地に菌塊を入れ，一夜35℃で培養後，滅菌綿棒を使用し試験管壁に菌塊をこすりつけることにより容易に菌液調製が可能であり，エアロゾルの飛散が少なくて済む．

5. 臨床分離抗酸菌株の保管
感染症法の改正に伴い，結核菌（多剤耐性菌を含む）はその規則対象となり，厳格な管理体制が義務づけられている．感染症による特定病原体分類によれば，多剤耐性結核菌（一次および二次抗結核薬にも耐性を有するもの）は三種病原体等，その他の結核菌は四種病原体等に分類される．病院検査室などで一時的に所持する場合は，10日以内に滅菌などの処置を行うこととなっている．この場合，施錠可能な保管庫を準備して，密封容器（チューブ，試験管など）に封入し，保管庫に施錠保管することとなっている．譲渡の場合は，期限はないが遅滞なく実施となっている．

検査業務とは別に，結核菌を保管する場合には，三種病原体（超多剤耐性結核菌）では所持・輸入の届出，記帳義務，施設の基準，保管などの基準，運搬の届出（都道府県公安委員会宛），事故届出，災害時の応急措置が必要となる．四種病原体（超多剤耐性以外の結核菌）では，施設基準，保管などの基準，事故届出，災害時の応急措置が必要となる（詳細は「3章. 抗酸菌検査関連法規」参照）．

6. 滅菌および廃棄
使用済みの使い捨て器材，白金耳，遠心上清，使用後の培地などは，廃棄物の管理担当者や廃棄物処理業者の曝露リスクを考慮して，原則高圧蒸気滅菌（オートクレーブ）後に廃棄する．臨床分離抗酸菌株は，必要な検査が終了次第，原則高圧蒸気滅菌を行う（「4章-2-3. 滅菌および消毒」参照）．高圧蒸気滅菌後の器材や培地などは，基本的には非感染性廃棄物とみなされるが，廃棄物処分業者に最終処理を委託する場合には，その取り扱いについてあらかじめ十分に協議しておく．また，滅菌せずに最終処理まで廃棄物処分業者に委託する場合には，廃棄物処理法に基づき適切な廃棄処理を行わなければならない[12]．

7. 病理剖検室における管理[11]

病理解剖室は，医療機関のなかでも結核感染のリスクが高い区域のひとつである．生前に結核の診断がつかないまま剖検が行われる場合もあり，注意が必要である．表4に結核症が疑われる場合の病理解剖室における留意事項を示す．エアロゾルが飛散しない，適切な気流の設計と慎重な解剖操作，さらにはPPEとしてのN95マスクの着用が重要である．

4 培養抗酸菌の院外施設への搬送

培養抗酸菌の検査を外部検査センターに委託する，あるいは疫学調査の目的の菌株の搬送を行う場合，運搬業者や輸送会社など搬送にかかわるすべての人々が，容器の破損や漏れあるいは不適切な梱包により洩れ出した抗酸菌（特に結核菌）により曝露することがないように，適切な梱包および容器への記載が必要である．

WHOの感染性物質の輸送規則に関するガイダンス2013-2014[13]によれば，結核菌はカテゴリーA（その物質への曝露によって，健康なヒトまたは動物に恒久的な障害や，生命を脅かす様な，あるいは致死的な疾病を引き起こす可能性のある状態で輸送される感染性物質）に分類される．カテゴリーAのヒトの疾病の原因となる感染性物質には，国際連合によるUN2814が適用される．カテゴリーBはカテゴリーAの基準に該当しない感染性物質（非結核性抗酸菌など）が該当する．カテゴリーBの感染性物質にはUN3373が適用される．このWHOの分類に基づく搬送基準以外に，感染症法上では，三種病原体（多剤耐性結核菌：一次および二次抗結核薬にも耐性を示すもの）では都道府県公安委員会宛の運搬の届出が必要となる[14]．

結核菌（カテゴリーA）の輸送については，国連のクラス6.2の規格仕様を満たし，包装基準P620に準拠した包装容器だけに限られる[13]．非結核性抗酸菌（カテゴリーB）については，包装基準P650に準拠した包装容器が必要となる．構造は，基本的には同様であり，基本三重梱包で病原体が漏出しないようにしっかりと包装する（図6）．

ドライアイスの誤混入のため運搬途中で破裂し検体が漏出した事案の発生に基づき，ゆうパックを利用した検体送付の遵守事項が発表された[15]．この遵守事項によれば，三重梱包をさらにジュラルミンケース（四次容器）に入れて，搬送することとなっている．

また三種病原体である超多剤耐性結核菌については，都道府県公安委員会宛の運搬の届出が必要となるが，運搬方法についても個別の規定があり，それに従い搬送すること

表4　結核菌感染曝露防止のための病理解剖室における留意事項

○病理解剖を行う際には，N95マスクや手袋，ガウン，ゴーグルなどの厳重なPPEを着用して行う．
○空調の気流は解剖台の上から下へ流れるように設計する．
○肺などの摘出臓器は細菌学的検査検体を採取後速やかにホルマリンで十分固定・滅菌する．
○電気鋸には覆いをかけて広範なエアロゾルの飛散を防ぐ．
○薄切切片の作製は感染防止用装置を用いる．

（文献11より一部改変）

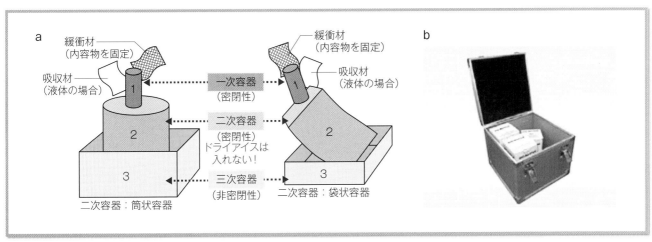

図6　抗酸菌搬送のための容器の構造

a：基本三重梱包の構成
b：ジュラルミンケース（四次容器）（スギヤマゲンホームページより）

　各容器の特性
　一次容器：病原体などを入れるための「強固な防漏性」容器．
　二次容器：一次容器を入れるための「防漏性」かつ「非常に気密性の高い国連（UN）規格容器」（二次容器は気密性を高める必要があるため，ドライアイスは絶対に入れないこと！）．
　三次容器：二次容器を入れて「輸送時の衝撃から保護する壊れにくい国連（UN）規格容器」．
　カテゴリーA容器の二次容器と三次容器は，決められた組み合わせの国連（UN）規格を満たしたものを使用する．
　郵送（ゆうパック）の場合には，さらに四次容器としてジュラルミンケースに入れて搬送する．

となる．

5 検査担当者の健康管理[16]

医療施設の管理者は，感染症法，労働安全衛生法および学校保健安全法に基づき，施設内での結核感染予防対策の徹底を図らなければならない．そのための手順として，①医療施設内感染対策に関する委員会などの設置，②医療施設内結核感染予防計画の策定，③医療施設内結核教育などが必要とされる．

医療施設の管理者は，施設内結核感染予防計画に則り，健康診断とその結果に基づいた事後措置を行わなければならない．

1．健康診断
a）インターフェロンγ遊離試験（IGRA）[17]
結核菌を含む微生物検査担当者は結核曝露リスクが高く，雇い入れ時の健康診断に際しては法令に定められた検査項目のほか，IGRA検査を行い，ベースラインとする．また，結核病棟を有する施設の検査室など，結核曝露リスクが特に高いと考えられる場合には，雇い入れ後も定期的なIGRA検査の実施が推奨される．

b）既往歴の詳細聴取

c）その他の留意事項
健康診断に際しては，法令により胸部X線検査を必ず実施する．

2．事後措置
a）潜在性結核感染の治療[18]
雇い入れ時の健康診断，定期健康診断時にIGRA陽性と判明し，最近（おおむね2年以内）に感染したと考えられる場合には，潜在性結核感染の治療対象として検討する．

b）BCG接種
IGRA検査陰性であり，これまでBCG未接種の場合にはBCG接種を行う[16]．特に多剤耐性結核菌をとりあつかう可能性のある施設では積極的な接種が望まれる．ただし，結核患者数が少ない施設においては，この限りではない．

3．配置
ツベルクリン反応陰性の職員を結核病棟や結核菌検査に従事させない方針をとることもあったが，ツ反陰性の理由が免疫抑制状態でない限り，この方針は妥当とは考えられない．

文献

1) 世界保健機構（WHO）．実験施設バイオセキュリティガイダンス（日本語版翻訳・監修：国立感染症研究所），WHO/CDS/EPR，2006
2) 国立感染症研究所．病原体等安全管理規程，第3版，別冊1：病原体のBSL分類，別冊2：取扱様式，国立感染症研究所，2010
3) Jensen PA, et al. CDC Guidelines for preventing the transmission of *Mycobacterium tuberculosis* in health-care settings, 2005. MMWR Recomm Rep 2005; 54 (RR-17): 1-141
4) Appendix A-Primary containment for biohazards: selection, installation and use of biological safety cabinets, Biosafety in microbiological and biomedical laboratories (BMBL), 5th Ed, CDC, 2009
5) 日本工業規格．バイオハザード対策用クラスⅡキャビネット JIS K3800:2009
6) 小林寛伊（編）．補訂版 消毒と滅菌のガイドライン，へるす出版，東京，2014
7) Memarzadeh F, et al. Applications of ultraviolet germicidal irradiation disinfection in health care facilities: effective adjunct, but not stand-alone technology. Am J Infect Control 2010; 38 (5 Suppl 1): S13-S24
8) CDC, NIOSH. Environmental control of tuberculosis: basic upper-room ultraviolet germicidal irradiation guidelines for healthcare settings, CDC, 2009
9) Rutala WA, et al. Room decontamination with UV radiation. Infect Control Hosp Epidemiol 2010; 31: 1025-1029
10) Boyce JM, et al. Terminal decontamination of patient rooms using an automated mobile UV light unit. Infect Control Hosp Epidemiol 2010; 32: 737-742
11) 厚生労働省インフルエンザ等新興再興感染症研究事業「結核の革新的な診断/治療及び対策の強化に関する研究（研究代表者 加藤誠也）」．結核院内（施設内）感染対策の手引き，平成26年度版，2014
12) 環境省大臣官房 廃棄物・リサイクル対策部．廃棄物処理法に基づく感染性廃棄物処理マニュアル，環境省，2012
13) WHO．感染性物質の輸送規則に関するガイダンス2013-2014版（日本語版翻訳・監修：国立感染症研究所），WHO，2013
14) 厚生労働省健康局結核感染症課．特定微生物等の安全運搬マニュアル，厚生労働省，2010
15) 厚生労働省健康局結核感染症課．ゆうパックを利用して検体を送付する場合の包装に関する遵守事項，厚生労働省，2012
16) 日本結核病学会予防委員会．医療施設内結核感染対策について．結核 2010; 85: 477-481
17) 日本結核病学会予防委員会．インターフェロンγ遊離試験使用指針．結核 2014; 89: 717-725
18) 日本結核病学会予防委員会・治療委員会．潜在性結核感染症治療指針．結核 2013; 88: 497-512

5 検査材料

下記に記載した内容は結核菌検出のためのものであるが，特別な記載がなければ非結核性抗酸菌の検出においても利用することができる．

1 目的

抗酸菌症の臨床検査には微生物検査，病理検査，血清検査および遺伝子検査がある．なかでも微生物検査で抗酸菌を検出することは，抗酸菌症を診断するうえで重要な結果となる．特に結核症の確定診断で結核菌を検出することは最重要である．本項では抗酸菌検査に必要な検体採取について解説する．

2 コンテンツアウトライン

1. イントロダクション
2. 各種検体の採取法：各種検査材料の採取方法について．喀痰については材料の品質評価について検討をして臨床へ結果解釈をフィードバックするために必要な情報提供を行う．
3. トラブルシューティング
   a）不適切な検査材料とその考え方：抗酸菌に適した材料採取を行う上で適切な材料について
   b）バイオセーフティを考えた検体採取と検査室マネージメント：結核菌による実験室内感染を最小限に防ぐために必要なバイオセーフティと検査室のマネージメントについて

3 方法の解説

1. イントロダクション

結核症の確定診断では，感染病巣から結核菌を検出することが最重要である．特に結核菌は土壌や水，塵などの環境中には存在しないため，雑菌としての混入とは判断されない．そのため，病巣部から結核菌をしっかりと検出するための検体採取は正しく行わなければならない[1]．一方，非結核性抗酸菌は土壌や水などの自然界に広く分布し，免疫能の低下した患者や慢性気道感染症などを持った患者から検出される機会が多い．そのため非結核性抗酸菌症の診断を行う場合には検体中から2〜3回以上同一菌を検出することが必要な条件となる[2]．なかには医療行為を介して感染を受ける機会もあり，非結核性抗酸菌症の診断にも正しい検体採取が必要となる．

結核症は肺結核と肺外結核とに分類され，肺結核では喀痰からの結核菌の検出行うが，患者によって痰の喀出が困難な場合には気管支肺胞洗浄液や胃液，糞便も検査材料と

して採取されることがある．肺外結核では病巣部位からの検体採取を行うが，粟粒結核や播種性結核症の場合は前述した検査材料に加えて血液や尿，骨髄，胸腹水，髄液，肝臓などの組織の採取により診断を行うなど多様である[3,4]．非結核性抗酸菌症でも肺感染症や肺外感染症があり目的菌により採取条件が変わるため医師と微生物検査室との連携は必須である．

2. 各種検体の採取法

a）喀痰

（1）喀痰の採取

喀痰は通常早朝に採取し，診断時は3回連続の採痰（3連痰）を行う．3連痰は原則的には3日連続の早朝採取で行うが，近年では外来診療や緊急入院時に早期診断を行う目的で8時間以上時間をあけることでもよいという報告[6]もある．外来診療中など早朝以外の時間に採取する場合は，良質な痰を採取するように患者を指導しながら採取をするとよい（患者の喀痰採取指導については「塗抹検査」の項に記載するので確認をしてほしい）．採取前には唾液や鼻汁の混入を最小限にするためにうがいを行う．蓄痰による抗酸菌検査は検査材料として不適切である．

結核治療中に採取する喀痰は，治療開始後4週間以内は2週間に1回の連痰，それ以降は毎月1回の喀痰採取を行えばよい[1]．ただし，結核治療が奏効していない場合や抗結核薬の投与が不十分な場合にはその都度検討を行う．

未治療の肺結核の場合は，塗抹検査の感度は直接塗抹法35.2〜51.4％，集菌法74.8〜77.7％という報告がある[7,8]．3回目の喀痰採取で塗抹が陽性になったという報告もあり複数回の喀痰採取は重要である．

（2）うまく喀痰が採取できない場合

喀痰が出ない場合は3％食塩水を吸入させて喀痰を誘発させ良質な喀痰採取を行う．誘発しても採取できない場合は，喀痰の吸引を行って採取する[3]．誘発喀痰も吸引痰も膿性部分が採取されているかどうか必ず確認をする．膿性部分は多いほうがよいが，患者の負担が増大する場合は少量で検査を実施してもよいかどうか主治医と連絡を取り，検体の受領を行う．

（3）喀痰の材料評価

本来は採取指示をした医師や採取を指示された担当看護師は，喀痰が検査に適したものかどうかを判断するために肉眼的所見を観察しなければならないが，それができない場合には検査室で喀痰が検査に適したものかどうか材料評価を行うことは重要である．

①肉眼的観察（Miller & Jones の分類）：喀痰の材料評価は Miller & Jones の分類（図1）を行う．Miller & Jones の分類は膿性痰と唾液の混入度合いを M1，M2，P1〜P3 と5

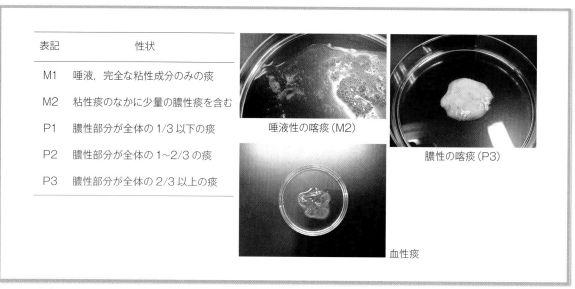

表記	性状
M1	唾液，完全な粘性成分のみの痰
M2	粘性痰のなかに少量の膿性痰を含む
P1	膿性部分が全体の 1/3 以下の痰
P2	膿性部分が全体の 1～2/3 の痰
P3	膿性部分が全体の 2/3 以上の痰

唾液性の喀痰（M2）

膿性の喀痰（P3）

血性痰

図 1　喀痰の肉眼的品質評価法：Miller＆Jones 分類
　喀痰の材料評価は Miller & Jones の分類を行う．Miller & Jones の分類は膿性痰と唾液の混入度合いを P1～P3，M1，M2 と 5 段階で表記する方法で検査に適したものかどうかの判断材料になる．膿性部分が多いほど検査に適した材料となる．

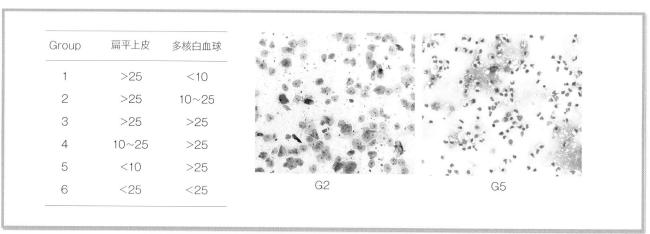

Group	扁平上皮	多核白血球
1	>25	<10
2	>25	10～25
3	>25	>25
4	10～25	>25
5	<10	>25
6	<25	<25

G2

G5

図 2　喀痰の顕微鏡下での品質評価法：Geckler 分類
　Group 1～6 の 6 段階で表記するが，Group の数値が 1～2 の場合は唾液成分を多く含み，喀痰の質は悪く適切な検体とはいえない．逆に Group の数値が 4～5 の場合は唾液成分は少なくなり，下気道由来の喀痰が適切に採取されたものといえる．

段階で表記する方法で検査に適したものかどうかの判断材料になる．膿性部分が多いほど検査に適した材料となる．肺抗酸菌症の場合は血液が多量に混入した肉眼的にも血性の喀痰が出てくることがあり，肉眼的評価ができないこともある．

　②顕微鏡学的観察（Geckler の分類）：光学顕微鏡の 100 倍で標本を観察し扁平上皮と多核白血球の個数を観察し喀痰の質を評価する方法である（図 2）．Group 1～6 の 6 段階で表記するが，Group の数値が 1～2 の場合は唾液成分を多く含み，喀痰の質は悪く適切な検体とはいえない．逆に Group の数値が 4～5 の場合は唾液成分は少なくなり，下気道由来の喀痰が適切に採取されたものといえる．しかし，Geckler 分類は成人市中肺炎の指標とて評価されるものであり[9]，高齢者肺炎は唾液誤嚥が多く含まれ，また，肺結核は肉芽腫性病変が主体となるので，肺結核患者の喀痰の質は Geckler 分類で判定できない場合があることを認識しておく必要がある．また，遠心集菌法や共沈剤，磁気ビーズを用いて抗酸菌の集菌効果を高めた方法では顕微鏡学的な評価が困難な場合もある．

b）胃液

　胃液採取は乳幼児や学童期の児童，高齢者など喀痰採取が困難な症例について検討する．嚥下により胃に流れ込んだ喀痰が混在した胃液を，早朝空腹時に採取する．通常胃管チューブを使い 1 日 1 回 3 日連続で採取を行う．

　吸引した胃液 5～10 mL 程度を用い，生理食塩水で 1 回洗浄（50 mL 遠沈管で緩やかに 2～3 回転倒混和後し静置をする）し，膿性部分（喀痰成分）を採取する[1,3]．胃液は酸性

であるので4時間以内に検査を開始できない場合は100mgの炭酸ナトリウムにて中和操作すると結核菌の死滅を最小限に抑えることができる[3]。

胃液には非結核性抗酸菌も混入するため，抗酸菌が塗抹検査で確認された場合には核酸増幅検査などを使い菌種同定を行う。

c）気管支鏡検体

肺結核を疑うが喀痰や胃液採取により結核菌が検出されない場合に検討する。病巣部の洗浄採痰やブラシ洗浄液，生検など採取など採取材料はいくつかあるが，病変部位や程度により採取方法を選択する。検体は3,000gで20分間遠心後の沈渣を喀痰と同様の方法で前処理を行う[1,3,4]。

気管支鏡の汚染により検体中に非結核性抗酸菌が混入することがあり，塗抹検査で確認された場合には核酸増幅検査などを使い菌種同定を行う。

d）尿

尿路結核以外にも粟粒結核や全身の播種性結核症が疑われる場合に実施する。早朝一番尿の中間尿を3日連続で清潔操作にて採尿する。尿は40〜50mL採取を行い3,000gで20分間遠心後の沈渣を用いて喀痰と同様の方法で前処理を行う[4]。後述するが蓄尿は検査材料として不適切である。

膀胱癌の治療によりBCGを膀胱内注入している，または既往歴のある患者の場合はBCGにより感染を起こしている症例もある。M. bovis BCG株は，市販の核酸増幅検査などの核酸同定を用いた場合にはM. tuberculosisとの鑑別ができないため，自施設でM. bovisとM. tuberculosisが分別できない場合には，保健所や地方衛生研究所などに菌種同定の依頼を相談する[11]。

e）糞便（または腸液）

腸結核や全身の播種性結核症，播種性M. avium complex（MAC）症の検出目的以外では検査する機会は少ない。糞便は1g以上採取を滅菌容器に採取し処理を行う。有形成分が多い場合はホモジナイズ後滅菌ガーゼで糞便を濾して濾過された便汁を使う。糞便はそのまま喀痰と同様の方法で前処理を行う。糞便には非結核性抗酸菌も混入するため抗酸菌が塗抹検査で確認された場合には核酸増幅検査などを使い菌種同定を行う[3,12]。

f）体腔液（髄液，胸腹水，心嚢水，関節液）

体腔液は無菌的に採取されるためそのまま検査に用いることができる。体腔液内に存在する結核菌の菌量は極めて少ないため検体量はできるだけ多く採取することが望ましい。採取に必要な検体量は胸腹水や心嚢水，関節液の場合は20mL，髄液の場合は5mLが必要で，決してスワブで提出してはならない。また，フィブリンによる凝集塊を形成する可能性がある場合は抗凝固薬（ヘパリンまたはSPS）を添加する[4,11]。ただし，核酸増幅検査に用いる場合はヘパリンが核酸増幅検査反応を阻害することも指摘されているので用途によって抗凝固薬の種類は変更（EDTAなど）しなけ

ればならない。

無菌で採取された検体は3,000gで20分間遠心し塗抹検査や核酸増幅検査に用いるとよいが，培養は抗酸菌用の血液培養ボトルや培地に直接接種することも可能である。培養途中に菌の発育が疑われる場合は必ずチール・ネルゼン染色をして抗酸菌かどうか確認する必要がある[1,4]。

髄液や胸腹水など検査材料中の菌数が十分に確保できない体腔液では，補助診断検査を目的としてアデノシンデアミナーゼ活性（ADA）を測定することがある。ADAの測定は3,000gで5分間遠心後の上清を使用するので，培養検査と同時に測定をする場合は培養用の検体とは別に採取し提出する必要がある。胸腹水などはフィブリン析出をしやすいためヘパリンなどを添加して凝固しないように工夫をする。

g）血液

全身の播種性抗酸菌症や粟粒結核を疑う場合に採取する。血液は無菌的に採取しそのまま抗酸菌用の血液培養ボトルに接種をする。血液培養ボトルがない場合は抗凝固薬入り（ヘパリン，SPSやEDTA）の滅菌採血管で10mL採取し，溶血操作（溶血剤もしくは滅菌蒸留水を添加し白血球や赤血球を溶血させる）を行ったあと，3,000gで20分遠心後の沈渣1〜2mLを用いて検査を行う[1,3,7]。ただし，核酸増幅検査に用いる場合はヘパリンが核酸増幅検査反応を阻害することも指摘されているので，用途によって抗凝固薬の種類は変更（EDTAなど）しなければならない。

h）臓器や組織の生検材料（肺生検，肺生検，腸生検，リンパ節生検，骨生検，皮膚生検，膿汁）

手術や経皮的生検で採取された臓器および組織は滅菌容器に採取し検査を行う。液状化検体の場合はそのまま滅菌容器に採取すればよいが，固形臓器および組織の場合は乾燥を防ぐために滅菌生理食塩水や保存用の液体培地，0.2%のウシアルブミンに浸漬するか，滅菌ガーゼに浸透させたもので覆うようにする。固形の臓器および組織はホモジナイザーを用いて細かく砕いたものを検体として使用する。肺生検の場合，気管支鏡下で採取すると喀痰が付着している場合や細菌が定着または重感染している場合があり，喀痰検査に準じた方法で前処理を行う必要がある。また，病理標本としてすでにホルマリン処理された検体は塗抹検査や培養検査には不適切となり，スワブで採取された場合は著しく菌の検出率が悪くなるため採取前に医師と採取方法について相談しておくことが望ましい[1,4,11]。

性器結核の分泌物や中耳結核の耳漏などについては上記に準じて検体採取を行うが，液状化検体の採取が困難な場合もありスワブ検体を用いる場合もある。

i）上気道検体（咽頭と喉頭）

頻度は少ないが，咽頭と喉頭の結核症は感染伝播力が強いため結核症の診断をしっかり行うことが必要である。腫瘍性病変との鑑別のため病理組織診断において抗酸菌症を疑う所見が得られた場合でも，継続して培養を行い感染し

た結核菌の感受性試験までしっかり確認する必要がある.

　喉頭鏡で粘膜表面を生検した材料を塗抹と培養検査に用いる. 材料の前処理手順は臓器や組織の生検材料の項を参照する.

3. トラブルシューティング

a) 不適切な検査材料とその考え方

　しっかり採取された材料でも輸送や保存条件が悪いものは結果に影響を及ぼす可能性があるため, 検体の受け取りをする場合には適切に採取されていない可能性があるものとしてコメントをすることが必要である. 抗結核薬の前投与がなければ採取条件が悪いことを主治医や看護師にそのことを伝え, 患者の状態が許す範囲で検査に適した材料の再採取を検討してもらうことが望ましい. 不適切な検体採取が行われることで結核症の診断が遅れることはあってはならない.

　採取条件が悪く不適切な検査材料は主に以下のとおりである[3].

- ・採取量が少な過ぎる, または多過ぎる検体（おおむね50 mL 以上）
- ・唾液性の喀痰
- ・乾燥してしまったスワブ検体
- ・蓄尿や蓄痰により採取された検体
- ・採取容器が破損している場合
- ・2 時間以上室温放置された検体
- ・体液や化学薬品で汚染された容器で採取された検体

　また, 結核症として診断され治療経過の観察のため採取された検体を除いて, 抗結核薬の前投与があり結核菌の検出感度が落ちる場合などは検査材料として不適切と考えられる[3]. 実際に現場で検体採取を行う医療従事者のトレーニングも実施し, 不適切な検体の提出を最小限にする工夫も必要である[3].

b) バイオセーフティを考えた検体採取と検査室マネージメント

　結核菌は空気感染を起こし, 濃厚接触者のうち 20～25% に感染が成立し, 感染成立者のうち 6～7% で 2 年以内に発病するといわれているため厳重な空気感染対策が必要である.

　採取時に気をつけることとして, 介助にあたる医療従事者や付添人には N95 微粒子マスクを着用させて, 曝露時でも感染を防止できる対策を行わなければならない. また, 採取時には周囲にも感染拡大させる危険性もあるため, 採取場所は独立空調管理された個室（できれば陰圧個室）, もしくは採痰ブース内で行う. 気管支鏡検査などのエアロゾル発生の危険性が高い医療行為が行われる場合にも N95 微粒子マスクを着用し従事しなくてはならない.

　採取容器はポリスチレン素材など耐久性の強い容器を使用する. 検査室で容器を開封するなど検査をする場合にはクラスⅡ以上の安全キャビネットを設置しその内部で操作を行う. さらに検査室にはバイオハザード対策用の専用冷却遠心機とオートクレーブも設置は必要で, 可能であれば検査室が陰圧の独立空調管理されているのが望ましい[1]. 作業工程のなかでピペッティングや白金耳の火炎滅菌操作ではエアロゾルが発生しやすいため注意深く検査を行い, 使用後はアルコール消毒を実施し結核菌の拡散を防ぐ. また, 結核菌の汚染事故時にはすぐに連絡ができる体制をあらかじめ整えておくとよい.

　また, シールテストを年 1 回以上行い, N95 微粒子マスクの装着トレーニングを行い, 安全キャビネットを安心して使用するために HEPA フィルターを含めた気流確認は毎日行うことや, 結核菌の検査に直接従事する検査者の IGRAおよび X 線撮影がしっかり行えることが必要である[4].

文献

1) 鈴木克洋. 結核菌の診断・治療—結核菌検査. 結核, 第 4 版, 冨岡洋海（編）. 医学書院, 東京, 2006: p121-123
2) 田中栄作. 非結核性抗酸菌症の診断. 結核, 第 4 版, 冨岡洋海（編）. 医学書院, 東京, 2006: p336-339
3) 樋口武史. 検査材料. 結核菌検査指針 2007, 日本結核病学会抗酸菌検査法検討委員会（編）, 結核予防会, 東京, 2007: p13-20
4) Gaby EP, Frantiska P. Mycobacterium, General Characteristics, Laboratory Detection, and Staining Procedures, Manual of Clinical Microbiology, 10th Ed, ASM PRESS, 2011: p472-502
5) 北村 敬, 小松俊彦（監訳）. 職員の健康と安全, 実験室バイオセーフティー指針（WHO 第 3 版）, バイオメディカルサイエンス研究会, 東京, 2004
6) Daniela EK, Robert HG. Same-day diagnosis and treatment of tuberculosis. Lancet Online 2012 October 23
7) Peterson EM et al. Comparison of direct and concentrated acid-fast smears to identify specimens culture positive for Mycobacterium spp. J Clin Microbiol 1999; 37: 3564-3568
8) Albert H, et al. Faesibility of magnet bead technology for concentlation of mycobacteria in sputum prior to fluorescence microscopy. BMC Infect Dis 2011; 11: 125
9) Geckler RW, et al. Microscopic and bacteriological comparison of paired sputa and transtracheal aspirates. J Clin Microbiol 1977; 6: 396-399
10) Heydari AA, et al. Urine PCR evaluation to diagnose pulmonary tuberculosis. Jundishapur J Microbiol 2014; 7: e9311
11) Patricia TK, et al. Public Haelth Mycobacteriology A Guide For The Level Ⅲ Laboratory, U.S. DEPERTMENT OF HAELTH AND HUMAN SERVICES Public Haelth Service, CDC, 1985: p21-28
12) Oramasionwu GE et al. The utility of stool cultures for diagnosing tuberculosis in people living with the human immunodeficiency virus. Int J Tuberc Lung Dis 2013; 17: 1023-1028

6 抗酸菌塗抹検査

近年開発された核酸増幅法は高い検査精度と簡便性を併せ持ち，塗抹検査ではなし得ない菌種の判別が迅速に行えるようになった．しかし，抗酸菌検査は検体の性状や量など，様々な要因により検査結果が大きく変動するため，結核の診断時には連続3回検査を行うことが推奨[1]されているが，核酸増幅法は塗抹検査に比べてコストが格段に高く，同月に同種検体を複数回以上の実施は保険診療上認められていない．また，現在市販されている核酸増幅法は定性検査であり，検体中の菌量を知ることはできないため，結核においては接触者への感染リスクの評価や，患者自身の治療経過の評価，退院時期の判断などに，非結核性抗酸菌においては診断基準に依然として塗抹検査が必要不可欠である．

臨床検査技師は結核罹患率が一般人よりも高く，医療従事者のなかでも特に高い[2]ことが報告されている．結核感染リスクのうち抗酸菌塗抹検査も重要な事項のひとつであるため，バイオセーフティ対策を行ったうえで検査を実施することが重要である．これまで行われてきた塗抹検査は，標本作製法や染色法などの精度管理の手順に各施設でバラツキがあり，依然として標準化に対する認識が低い傾向にある．この状況を改善するためには，ISO15189などの外部評価認定に準拠した精度保証と標準化作業が抗酸菌検査にも求められる．ここでは塗抹検査の精度を高めるため，均等化・遠心集菌検体を用いて標本を作製し，蛍光法で染色する方法を標準法とする[3,4]．やむを得ない場合のみ直接塗抹法を行うが，必ず後追いで均等化・遠心集菌検体を用いて標本を作製して，結果の確認を行う必要がある．

また，従来の蛍光顕微鏡は高額であったため普及の妨げの一因となっていたが，近年比較的安価な light emitting diode（LED）蛍光装置が登場した．一般的な光学顕微鏡に接続が可能であり，光源ランプの寿命が長く，電源を入れてからの光源の安定化を待つ必要もないため，これから導入する施設を含めて LED 蛍光装置を選択肢のひとつとして検討することが可能である[5~7]．

いずれの検査方法においても設備，試薬類，検査材料，人材育成における精度管理は重要であるため，「12章. 精度保証」を参照し，検査を実施する．

1 抗酸菌塗抹検査の目的

検体中の抗酸菌の有無，菌量を調べる．

塗抹検査では菌種の判別は行えないため，ほかの検査情報などと総合的に判断したうえで，結核においては入院，通院治療の重要な判断材料，接触者への感染リスクの評価，患者自身の治療経過の評価，退院時期の判断[1]に，非結核性抗酸菌においては診断基準に供する．

2 コンテンツアウトライン

1. 塗抹標本のつくり方：均等化集菌塗抹，直接塗抹の作製方法
2. 塗抹標本の固定：標本固定の目的と方法
3. 染色および鏡検：蛍光法（オーラミン染色，アクリジンオレンジ染色），チール・ネールゼン法，キニヨン法の染色方法，顕微鏡観察方法，各染色法における染色所見
4. 成績の判定と記録：結果判定における定量法と注意事項
5. トラブルシューティング：偽陽性，偽陰性に気づくポイント，偽陽性，偽陰性の原因と予防策
6. 塗抹検査の精度管理：内部精度管理，精度の維持向上のための因子
7. 施設状況に応じた抗酸菌塗抹検査体制の一例

3 方法の解説

1. 塗抹標本のつくり方

市販されているフロスト付きスライドガラスを1検体につき1枚用いる．1枚のスライドガラスに複数検体塗抹することや，スライドガラスの再利用，傷のあるスライドガラスの使用は偽陽性の原因となることがあるため用いてはならない．また，均等化集菌塗抹は染色時に剥離しやすいため剥離防止処理が施されたスライドガラスの使用を推奨する．

なお，標本作製の操作は結核感染のリスクがあるため，すべて安全キャビネット内で行う（表1）．

a) 均等化集菌塗抹

原則として，塗抹検査はすべて均等化集菌検体を用いる．均等化集菌検体とは，「7. 抗酸菌分離培養」に示す前処理法で処理された検体を指す．その検体を 0.05 mL 採取し，スライドガラス上に 1×2 cm の大きさになるように塗抹する．剥離防止策には，スライドガラスにあらかじめ蛋白液（0.2% ウシ血清アルブミン）を塗布することや，APS コート，MAS コートスライドガラスの使用があげられるが，MAS コートスライドガラスの使用を推奨する．

b) 直接塗抹（至急時や均等化できない検体の場合に限る）

喀痰は肉眼で膿性部分を探して1白金耳量採取し，スライドガラス上にむらがないように 1×2 cm の大きさに塗抹する．組織や臓器は，（抗酸菌症）病変と思われる部分をスライドガラスに直接塗抹する．組織が大きな場合や硬い場合には滅菌した外科用ハサミやメスなどで切断し，切断面

表1　直接塗抹法と均等化・集菌塗抹法の比較		
	直接塗抹	均等化・集菌塗抹
最少検出菌数	5,000～1万個/1mL	10～数百個/1mL
バイオハザードのリスク	均等化・集菌塗抹に比べるとエアロゾル発生頻度は低いが，安全キャビネット内での操作が必要	エアロゾル発生頻度が高いため安全キャビネット外で操作してはいけない
操作時間（検体受付から固定まで）	およそ10分	およそ1時間
残検体中の抗酸菌へのダメージ	なし	アルカリ処理を行っているため継時的に抗酸菌が死滅する．培養を外部委託している施設には不向き
観察にかかる時間	長い	短い

のスタンプ標本を作製する．

2. 塗抹標本の固定

　基本的に安全キャビネット内で標本を乾燥させる．乾燥させる方法は自然乾燥，65～70℃に設定したホットプレート上に静置のいずれを用いてもよい．塗抹面が完全に乾燥したらピンセットなどでスライドガラスの端を挟み，焦がさない程度にガスバーナーの外炎を撫でるように3～4回通過させて確実に固定する．65～70℃に設定したホットプレート上で2時間静置し固定してもよいが，設定温度が75℃を超えてはならない．

　アルコール固定は細胞の形態保持によいとされるが，抗酸菌塗抹検査は細胞を観察する必要はなく，より剥離しにくい火炎固定を推奨する．

　これら標本固定の操作もすべて安全キャビネット内で行う．

　なお，安全キャビネット内でのガスバーナーの使用は気流を乱し，クロスコンタミネーションの原因となるおそれがあり，ほかの検査業務と併行して作業してはならない．複数台の安全キャビネットを有する施設では火炎固定を行うものと，遺伝子検査用と分けて使用することが望ましい．

3. 染色および鏡検

　複数枚の標本を同時に染色するために染色瓶や自動染色槽を用いるとクロスコンタミネーションの原因となることがある．WHO/UNIONでは染色瓶などによる一括染色を可としているが，本ガイドライン推奨法である均等化・遠心集菌塗抹は特に標本剥離を起こしやすい．陽性標本から剥離した抗酸菌が陰性標本に付着した場合，蛍光染色では特に区別がつかないため，本ガイドラインでは必ずガラス棒などで作製した染色架の上で1枚ずつ染色することを推奨する．また，固定標本中にも結核菌の生菌が残存しているおそれがあるため，染色前の標本は感染性のあるものとして扱わなければならない．

a）オーラミン染色（蛍光法）

（1）染色液

①石炭酸オーラミンO液：オーラミンO粉末0.1gを蒸留水95mLに溶かし，これに加温溶解した石炭酸を5mL加えて混和する．褐色瓶に入れ，密栓して保存する．

②3%塩酸アルコール（脱色液）：95%エタノール97mL

に濃塩酸3mLを少しずつ加え，静かに混和する．

③メチレンブルー原液：メチレンブルー粉末5gを95%エタノール100mLに溶解する．褐色瓶に入れ，密栓して保存する．

④レフレルのメチレンブルー液：メチレンブルー原液30mLを0.01%水酸化カリウム水溶液100mLと混和する．

（2）染色手技

①固定した塗抹標本に石炭酸オーラミンO液を満載する．
②室温で10分間染色する．
③水道水で水洗する．
④3%塩酸アルコールで色素が溶け出さなくなるまで脱色する（およそ30秒～1分）．
⑤水道水で水洗する．
⑥蒸留水で10倍希釈したレフレルのメチレンブルー液を満載する．
⑦室温で30秒染色する．
⑧水道水で水洗後，自然乾燥または冷風ドライヤーで乾燥する．
⑨蛍光顕微鏡を用い，200倍拡大（乾燥系）で観察する．菌体の確認は400倍（乾燥系）または1,000倍拡大（油浸系）で行う．

（3）染色所見

抗酸菌は黄緑色～緑色の蛍光を発する桿菌として認められる（使用するフィルターにより色調が異なる）．

　扁平上皮細胞，真菌の細胞壁，濾紙などの繊維，一部の一般細菌などで蛍光を発するものがあるが，菌体のサイズ，形態，発光の強度などから総合的に判別し，抗酸菌の特徴がすべて揃ったもののみ陽性として判定とする．

　なお，蛍光染色標本は継時的に退色するため，速やかに観察するか，遮光して冷蔵保存し24時間以内に観察する．

b）アクリジンオレンジ染色（蛍光法）

（1）染色液「アクリステイン（極東製薬）染色」

①アクリステインmAO液：0.03M Tris-HCl緩衝液（pH7.5）63mLに，95%エタノール30mLを加える．その溶液に加温溶解した石炭酸7mLを加えてよく混合する．これにアクリジンオレンジ粉末0.25gを加え，遮光して一晩撹拌溶解する．室温，遮光，密栓にて4ヵ月保存可能．

②アクリステインCS液（対比染色液）：95%エタノール70mLに，蒸留水29.7mLと濃塩酸0.3mLを加えて混合する．これにEriochrome Black T粉末0.05gを加え，60分間

撹拌溶解する. 室温, 遮光, 密栓にて6ヵ月保存可能.

③アクリステインWB液 (洗浄液) : 蒸留水100 mLに, トリス (ヒドロキシメチル) アミノメタン0.24gとEDTA 2Na 0.07gを加えてよく混合する. これに濃塩酸0.08 mLを加えてよく混合する. 室温, 遮光, 密栓にて6ヵ月保存可能.

(2) 染色手技

①固定した塗抹標本にアクリステインmAO液を満載する.

②室温で15分間染色する.

③水道水で水洗する.

④アクリステインCS液を満載する.

⑤室温で1分脱色兼後染色する (最大2分を超えない).

⑥満載したアクリステインCS液を捨て, アクリステインWB液を満載する.

⑦室温で10秒間静置する.

⑧アクリステインWB液を捨て, 自然乾燥または冷風ドライヤーで乾燥する.

⑨蛍光顕微鏡を用い, 200倍拡大 (乾燥系) で観察する. 菌体の確認は400倍 (乾燥系) または1,000倍拡大 (油浸系) で行う.

(3) 染色所見

背景色は暗緑色で, 抗酸菌は黄色～赤 (橙色) 蛍光を発する桿菌として認められる. 扁平上皮細胞, 真菌の細胞壁, 濾紙などの繊維, 一部の一般細菌などで蛍光を発するものがあるが, 菌体のサイズ, 形態, 発光の強度などから総合的に判別し, 抗酸菌の特徴がすべて揃ったもののみを陽性として判定する.

アクリジンオレンジ適合波長 : 励起フィルター490 nm, 吸収フィルター510 nm以上.

抗酸菌の活性状態で黄色～赤橙色の蛍光色調に幅が生じることがある. 酵母様真菌や弱抗酸性を有する菌種では, 黄緑色の非特異蛍光を発する場合がある.

なお, 蛍光染色標本は継時的に退色するため, 速やかに観察するか, 遮光して冷蔵保存し24時間以内に観察する.

c) チール・ネールゼン (Ziehl-Neelsen : Z-N) 法

(1) 染色液

①フクシン原液 : 塩基性フクシン3gを95%エタノール100 mLに溶かす. 褐色瓶に入れ, 密栓して保存する.

②5%石炭酸水溶液 : 蒸留水100 mLに石炭酸結晶5gを溶かす (微加温).

③石炭酸フクシン液 : フクシン原液10 mLに5%石炭酸水溶液90 mLを加える. 保存中に沈殿が生じた場合は濾紙で濾過して用いる.

④3%塩酸アルコール (脱色液) : 95%エタノール97 mLに濃塩酸3 mLを少しずつ加え, 静かに混和する.

⑤メチレンブルー原液 : メチレンブルー5gを95%エタノール100 mLに溶かす. 褐色瓶に入れ, 密栓して保存する.

⑥レフレルのメチレンブルー液 (後染色液) : メチレンブルー原液30 mLを0.01%水酸化カリウム水溶液100 mLと混和する.

(2) 染色手技

①固定した塗抹標本に石炭酸フクシン液を満載する.

②アルコールランプやガスバーナー, 火をつけたアルコール綿などでスライドガラスの下面または液面から加温する (しっかりと湯気が出ていることを確認). 必要に応じて石炭酸フクシン液を追加する. 石炭酸フクシン液が少ないと沸騰しやすくなり, 染色時に乾燥させてしまうと脱色しにくくなるため, 染色液は満載することが重要である. なお, 気化した石炭酸フクシン液はフェノールによる吸入毒性があるため, 換気には十分注意したうえで作業を行う.

③約10分間放置後, 水道水で水洗する.

④3%塩酸アルコールを満載し, 軽く揺り動かして塗抹部分から色素が溶け出さなくなるまで脱色する (必要に応じてこの操作を繰り返す).

⑤水道水で水洗する.

⑥蒸留水で10倍希釈したレフレルのメチレンブルー液を満載する.

⑦室温で10～20秒染色する. レフレルのメチレンブルー液による染色が過剰 (青みが強い背景) になると抗酸菌の見落としにつながるため, 後染色液の濃度と染色時間は厳守する.

⑧水道水で水洗後, 自然乾燥または冷風ドライヤーで乾燥する.

⑨1,000倍拡大 (油浸系) で顕微鏡観察する.

(3) 染色所見

抗酸菌は赤色, その他の細菌および細胞は青色に染まる.

d) キニヨン (Kinyoun) 法

(1) 染色液

①フクシン液 : 塩基性フクシン4gを95%エタノール20 mLに溶かす.

②8%石炭酸水溶液 : 蒸留水100 mLに石炭酸結晶8gを溶かす (微加温).

③キニヨンの石炭酸フクシン液 : ①と②を混和する. 保存中に沈殿が生じた場合は濾紙で濾過して用いる.

④3%塩酸アルコール (脱色液) : 95%エタノール97 mLに濃塩酸3 mLを少しずつ加え, 静かに混和する.

⑤メチレンブルー原液 : メチレンブルー0.3gを蒸留水100 mLに溶かす. 褐色瓶に入れ, 密栓して保存する.

(2) 染色手技

①固定した塗抹標本にキニヨンの石炭酸フクシン液を満載する.

②加温せずに3分間放置後, 水道水で水洗する.

③3%塩酸アルコールを満載し, 軽く揺り動かして塗抹部分から色素が溶け出さなくなるまで脱色する (必要に応じてこの操作を繰り返す).

④水道水で水洗する.

⑤メチレンブルー液を満載する.

⑥室温で30秒染色する.

⑦水道水で水洗後, 自然乾燥または冷風ドライヤーで乾燥する.

⑧1,000 倍拡大（油浸系）で顕微鏡観察する.
（3）染色所見
抗酸菌は赤色，その他の細菌および細胞は青色に染まる.

4. 成績の判定と記録

蛍光染色標本を 200 倍拡大で 30 視野（Z-N 法は 1,000 倍拡大で 300 視野）観察して判定する（表2）. 明瞭な桿菌のみを陽性とし，球菌状のものを陽性としてはならない. 標本中の菌数は表3の記載法に従って記録する. 塗抹検査で±の場合は必ず再検査を行う. 検体の再提出を依頼するか，再提出が困難な場合には同一検体から再度塗抹標本を作製して，再検査後も同様の場合は±（1～2/30 視野）と実数を併記して報告する. 塗抹検査は単に菌数のみならず，菌の

染色性，形態（桿菌状，球菌状，顆粒状），単在または集塊状などの情報も記録しておく.
塗抹検査の結果から抗酸菌の菌種を決定してはならない. *Rhodococcus* spp., *Nocardia* spp., *Legionella micdadei*, *Cryptosporidium* spp.などでは弱抗酸性，または部分的抗酸性を示すことがあるため，形態的特徴を注意して観察する必要がある. 塗抹陽性検体は原則としてダブルチェックしたうえで報告する.

5. トラブルシューティング

抗酸菌培養や核酸増幅法の結果との乖離がみられた場合は原因究明に努める. 考えられる原因と対処法を表4に示す.

表2　蛍光法とチール・ネールゼン法の比較

	蛍光法	チール・ネールゼン法
観察時の顕微鏡倍率	200 倍	1,000 倍
観察時の視野数	30 視野	300 視野
見落としの頻度	少ない	やや多い
染色時間	15～20 分	10～15 分
観察にかかる時間	短い	長い
その他	濾紙や糸屑などの繊維が光る場合もあるため菌量が少ないときは，チール・ネールゼン法で確認する必要がある	*Rhodococcus* spp, *Nocardia* spp, *Legionella micdadei*, *Cryptosporidium* spp などでは弱抗酸性，または部分的抗酸性を示すことがあるため，形態的特徴をしっかりと観察する必要がある

表3　鏡検における検出菌数記載法

記載法	蛍光法（200 倍）	Z-N 法（1,000 倍）	備考（相当するガフキー号数）※
－	0/30 視野	0/300 視野	G0
±	1～2/30 視野	1～2/300 視野	G1
1＋	1～19/10 視野	1～9/100 視野	G2
2＋	＞20/10 視野	＞10/100 視野	G5
3＋	＞100/1 視野	＞10/1 視野	G9

※：ガフキー号数は現在では使用しない. また，簡易法との一致は正確ではない.

表4　考えられる原因と対処法

	考えられる原因	対処法
塗抹陰性／核酸増幅検査陽性	塗抹検査のほうが検出感度が劣るためしばしばみられる現象であるが，見落としの可能性もある	標本を見直す 標本作製法，染色法，顕微鏡（特にフィルター）を再確認
	核酸増幅検査の偽陽性	核酸増幅検査の項を参照
塗抹陽性／核酸増幅検査陰性	NTM（核酸増幅検査測定菌種以外）	培養菌株を用いた菌種同定を行う
	塗抹検査の偽陽性	各工程においてコンタミネーションがなかったか再確認
	核酸増幅検査の偽陰性	核酸増幅検査の項を参照
塗抹陰性／培養陽性	塗抹検査のほうが検出感度が劣るためしばしばみられる現象であるが，見落としの可能性もある	標本を見直す 標本作製法，染色法，顕微鏡（特にフィルター）を再確認
	培養検査の偽陽性	培養検査の項を参照
塗抹陽性／培養陰性	死菌もしくは何らかのダメージを受けた抗酸菌	抗菌薬投与の有無を確認（抗結核薬以外にも抗抗酸菌作用を持った抗菌薬はある） 消毒薬や抗微生物作用のあるものの混在がなかったか確認（例：イソジン，キシロカイン）
	塗抹検査の偽陽性	各工程においてコンタミネーションがなかったか再確認
	培養検査の偽陰性	培養検査の項を参照

また，吸入ステロイドを吸入した患者喀痰は，検体中に脂質成分（ステロイド）が多量に混在しているため，いかなる染色法を用いても塗抹面全体が強い陽性色に染まり判定不可能となる場合があるので，検体は薬剤投与前に採取する必要がある．

6. 塗抹検査の精度管理

a) 内部精度管理

染色，顕微鏡観察における機器・染色液の品質，作業・手順の確認のため，精度管理スライドを用いて一連の作業工程をチェックする．

（1）精度管理スライド

①抗酸菌陽性スライド：*M. bovis* BCG（KK12-02）などを滅菌精製水（または滅菌生理食塩水）にてマクファーランドNo.1濁度の菌液を調製する．スライドガラスに1滴（約25 μL）滴下し乾燥させ，火炎固定する．

②抗酸菌陰性スライド：大腸菌（ATCC®25922）を用いて陽性スライドと同様に火炎固定標本を作製する．

（2）精度管理スライドの試験頻度

染色実施ごと．

（3）検査精度向上，および技師間差をなくすためのトレーニング

精度管理スライドの観察・判定は容易であるが，臨床検体では菌量が少ない場合や，まぎらわしい染色性を示す物質が含まれている場合など，判定に苦慮するケースが少なくない．そこで，臨床検体で抗酸菌塗抹陽性がみられた際には，確認も兼ねて複数の担当者で観察し，抗酸菌の鑑別・菌量判定の確認を行い，経験を重ねていくことが肝要である．

精度管理がいかに精緻であっても，担当者の練達度により検査の精度が大きく左右されるため，その維持には一定の訓練と経験が必要である．施設や地域により抗酸菌の検出率は大きく異なるため，外部のトレーニングへの参加や，他施設との交流も不可欠である．

b) 精度の維持向上のための重要因子

採取された検体の性状は検査の精度を大きく左右する．特に喀痰の採取は患者に依存する度合いが大きいため，適切な検査目的の説明，採取法の指導が必要である．

（1）喀痰性状の管理

抗酸菌検査に供する検体は病巣部から正しく採取されなければならないが，現状は臨床診断が結核であっても結核菌が検出されない症例のなかには，唾液や咽頭粘液など不良検体が原因と考えられることがしばしばあり，感染症診断には検体性状の管理が極めて大切である．

しかし，採痰方法について患者に具体的な説明を行っている施設は非常に少なく，多くは患者に任意で採痰させているのが現状と思われる．正しい喀痰の採取方法を理解しないまま強い咳を繰り返すだけでは，呼吸に関連する筋肉や気道などに不必要な負荷がかかり患者に強い疲労感を与えることになり，その結果喀痰の提出を断念するか，その場しのぎで唾液などの不適切な検体を提出することになる．

採痰指導の目的は，良質な検体を採取することで患者の病態を反映した菌検査を行い，正確な成績を臨床提供し，適切な診断・治療が行えるようにすることである．また，患者に採痰指導の意義を説明し，自らが痰を出す行為を継続するように努力させることで，病巣内の菌数の減少と呼吸運動の改善につながることを認識させることにある[8]．

採痰指導の一例を以下に記す

①事前に患者情報（主訴，胸部X線所見，前医からの情報など）を把握し，主治医に禁忌などの注意事項などがないか確認する．

②喀痰採取の目的は，下気道での病変の原因を究明するためであり，唾液と痰の違いを説明し唾液だけでは検査できないことを説明する．

③検査の依頼項目について概説し，それらの検査結果が患者自身の診療・治療に直結することを説明する．

④気道に水分が少ないと粘膜線毛クリアランスの働きが低下するため，水分摂取不足ぎみであれば水を飲んでもらうか，ネブライザーにより水蒸気の吸入を行う（通常のネブライザーより，超音波ネブライザーのほうが水蒸気の粒子が小さく，より末梢まで達するので望ましいが，ネブライザーを介した感染伝播防止に配慮した機種の選定が必要である）．

⑤痰の喀出のために様々な方策により肺へ刺激を加えるが，首・肩・胸・背中の筋肉が緊張していると肺への刺激が伝わりにくい．リラックスした状態を促すために軽く首や肩をまわして運動させる．

⑥肺は常に下になる部位が圧迫され，圧迫された部位からは痰は喀出されない．胸部X線所見で確認された病変部の位置が圧迫されない体位をとる（理学療法における体位ドレナージ）．

⑦気管支・細気管支が閉塞したままでは末梢からの痰は喀出されないため，ゆっくりと時間をかけて深呼吸を複数回行う．

⑧呼気の急速な気流による痰の喀出を促すためハフィング（最大吸気後に3秒程息を止める．その後，口から一気に吐き出す）を行う．

⑨ハフィングや深呼吸の呼気時にスクイージング（呼気圧迫法と呼ばれ，患者の呼気に合わせ肺の末梢部から気道方向へ向けて痰を絞り出すように患者の脇腹や背中を手掌で圧迫し，患者の呼気量や呼気速度を高め，排痰を促す）を行う．

⑩気管支は様々な角度を向いているので，喀痰が採取できるまで色々な体位をとりながら⑦～⑨を何度か繰り返す．

⑪気管まで痰が移動してくれば患者自身でも自覚することができる．その後，採痰ブースに移動し，強い咳とともに喀痰を容器に採取する．

⑫通常20分程度行っても喀痰を採取できない場合は，その時点で患者の下気道に痰がたまっていない可能性が考えられる．その場合は起床時に採取するなど，別の方策を講じる．

⑬日常的に喀痰を出すように意識づけを行う．

（2）採痰指導の注意事項

喀痰採取に際しては，ほかの患者や職員への感染防止対策が必要である．喀痰採取には陰圧の採痰室を確保し，その内部に設置した採痰ブース内で行う必要がある．また，採痰指導および吸入による喀痰誘発の介助を行う場合には，医療従事者は N95 マスクを着用する．一方，採痰指導を避けるべき症例としては，コミュニケーションの困難な例や重症例などがあげられるが，2006 年に米国ではラングフルート（Medical Acoustics LLC）と呼ばれる喀痰誘発のための診断用機器が米国食品医薬品局（FDA）で認可された．2016 年に呼吸運動装置（ラングフルート®）を用いた排痰誘発法が保険収載された．ネブライザーによる高張食塩水吸入と比較して有害事象が少ないとされる．今後前述した症例などに対する適応が期待される[9,10]．

7. 施設状況に応じた抗酸菌塗抹検査体制の一例

抗酸菌検査を取り巻く環境は施設により大きく異なるため，すべての施設に推奨法を採りいれることは困難である．施設の人員配置や設備，外部委託内容など，いくつかの例をあげ，抗酸菌感染症診断や院内感染対策に寄与しうる方策を一例として記す．

a）臨床検査技師がいない医療施設

精度保証・バイオセーフティ対策を整備することができないため原則，塗抹検査を行うことは望ましくない．

b）微生物検査室は全面外部委託（安全キャビネットなし）

感染リスクがあるため原則，塗抹検査を行うことは望ましくない．

近隣で実施可能な施設があれば患者を紹介受診させる．

どうしてもやむを得ない場合は部屋の窓を全開にし，空調を止め，出入口を塞ぎ，N95 マスク着用のうえ直接塗抹チール・ネールゼン法で塗抹検査を行い，室内の空気が完全に入れ替わるまで入退室厳禁とする[10]．この場合，精度保証が十分行えないため参考値として報告し，標準法での後追い検査を委託する．

このような事例が頻回に発生する施設では，標準法を採用するために設備・人員整備を検討する．

c）微生物検査室はあるが抗酸菌検査は全面外部委託している（安全キャビネットなし）

b）の事例同様にどうしてもやむを得ない場合のみ実施し，参考値として報告したうえで標準法を後追い検査を委託する．

原則，呼吸器系検体を扱う場合は空気感染対策を講じるべきであり，安全キャビネットなどの整備に努める．

d）微生物検査室，安全キャビネットともにあるが抗酸菌培養は外部委託

喀痰溶解剤で均等化したのち 2 分割する．一方で集菌塗抹/蛍光法での塗抹検査を行い，もう一方を培養に供する．

どうしても急ぐ場合では，直接塗抹チール・ネールゼン法で塗抹検査を行い，後追い検査で集菌塗抹蛍光法を実施する．

検出感度の違いから，集菌蛍光法では陽性，直接塗抹チール・ネールゼン法では陰性となることもあることをあらかじめ施設内に周知しておく必要がある．

e）微生物検査室があり抗酸菌塗抹・培養を院内実施している（安全キャビネットあり）

集菌塗抹蛍光法（標準法）で実施．

文献

1) 日本結核病学会治療・社会保険・抗酸菌検査法検討合同委員会. 新しい結核菌検査法の臨床での利用について. 結核 2000; 75: 681-684
2) 青木正和. 特定の職場あるいは条件下での感染. 結核の院内感染. 改訂版. 結核予防会, 東京. 1999: p34-36
3) Steingart KR, et al. Fluorescence versus conventional sputum smear microscopy for tuberculosis: a systematic review. Lancet Infect Dis 2006; 6: 570-581
4) 伊藤邦彦. 直接塗抹の Ziehl-Neelsen 染色と集菌塗抹の蛍光染色の比較. 結核 2006; 81: 573-576
5) Anthony RM, et al. Light emitting diodes for auramine O fluorescence microscopic screening of *Mycobacterium tuberculosis*. Int J Tuberc Lung Dis 2006; 10: 1060-1062
6) Marais BJ, et al. Use of Light-Emitting Diode Fluorescence Microscopy to Detect Acid-Fast Bacilli in Sputum. Clin Infect Dis 2008; 47: 203-207
7) 水野和重, ほか. 発光ダイオードを使用した蛍光顕微鏡による抗酸菌塗抹検査精度. 結核 2009; 84: 627-629
8) 廣岡徹久, ほか. 抗酸菌検査における採痰指導の有用性. 結核 2004; 79: 33-37
9) Fujita A, et al. Novel method for sputum induction using the Lung Flute in patients with suspected pulmonary tuberculosis. Respirogy 2009; 14: 899-902
10) Sakashita, et.al. Efficiency of the Lung Flute for sputum induction in patients with presumed pulmonary tuberculosis. Clin Respir J 2018; 12: 1503-1509
11) Escombe AR, et al. Natural ventilation for the prevention of airborne contagion. PLoS Med 2007; 4: 309-317

7 抗酸菌分離培養

1 目的

　菌株を用いた菌種同定および薬剤感受性試験は，抗酸菌症の診断・治療に欠かせないものであり，検体からの抗酸菌分離培養はなくてはならない重要な項目のひとつである．正しく実施された分離培養による抗酸菌の検出感度は，塗抹染色の感度よりも高く，また核酸増幅同定検査の感度と同等もしくは，それ以上である．

2 コンテンツアウトライン

1. 前処理方法
   a）イントロダクション
   b）喀痰の消化・汚染除去法
   　(1) N-アセチル-L-システイン・水酸化ナトリウム（NALC-NaOH）法
   　(2) ニチビー法
   　(3) セントラップ MB 法
   　(4) TB-Beads 法
   　(5) セミアルカリプロテアーゼによる材料の溶解（均等化）と濃縮
   　(6) その他の前処理法
   c）喀痰以外の材料
   　(1) 気管支鏡下擦過検体
   　(2) 気管支洗浄液・気管支肺胞洗浄液
   　(3) 胃液
   　(4) 胸水，腹水，髄液，心嚢液
   　(5) 血液，骨髄液
   　(6) 組織，膿
   　(7) 尿
   　(8) 便
   d）精度管理
   　(1) 塗抹陽性検体における培養陽性率
   　(2) 雑菌汚染率
2. 培地
   a）イントロダクション
   　(1) 液体培地の特性
   　(2) 固形培地の特性
   　(3) 培地の使い方
   b）液体培地
   　(1) Mycobacterium Growth Indicator Tube（MGIT，ミジット）
   　(2) バクテアラート 3D システム
   　(3) VersaTREK（ベックマン・コールター）
   　(4) Middlebrook 7H9 培地
   c）固形培地
   　(1) 卵をベースとした培地
   　(2) 寒天をベースとした培地
   　(3) 培養方法
   　(4) 結果の判定と記録
   d）精度管理
   　(1) 培地の無菌試験
   　(2) 発育試験

3 方法の解説

1. 前処理方法 [1~4]

a）イントロダクション

　発育の遅い抗酸菌を分離するためには，検体中に存在する抗酸菌以外の常在菌の除去を目的とした前処理，いわゆる消化・汚染除去が必要である．しかし，消化・汚染除去に用いるアルカリおよび酸性の試薬は，少なからず抗酸菌を傷害する．また，遠心濃縮の操作の際も，すべての菌が回収されるわけではなく，回収できずに失われるものもある．こうしたことから，より多くの抗酸菌を回収し培地に接種するためには，消化・汚染除去の手順を正しく理解し，確実に実施する必要がある．なお，無菌的に採取された組織や体液は消化・汚染除去なしに直接培地に接種することが可能である．

　N-アセチル-L システイン・水酸化ナトリウム（NALC-NaOH）法は，液体培地，卵培地さらに遺伝子検査に用いることが可能であり，国際的に広く用いられており，日本においても最も推奨される前処理方法である．ほかの前処理方法には，接種可能な培地に制限があるものがあり注意を要する．また，製品化されているものは添付文書に従い実施する．

b）喀痰の消化・汚染除去法

(1) N-アセチル-L システイン・水酸化ナトリウム（NALC-NaOH）法

　2％水酸化ナトリウム（NaOH）による消化・汚染除去法で，NaOH の濃度が比較的低濃度（最終濃度1～2％以下）であること，また緩衝液にて希釈後に遠心集菌するため，抗酸菌への傷害作用が軽減されるよう配慮された手法で，喀痰などの抗酸菌以外の雑菌を含む検体の前処理として，最も推奨される方法のひとつである．粘液溶解剤である N-アセチル-L システイン（NALC）は，喀痰中のジスルフィド結合（－S－S－）を開裂することで，喀痰の粘稠度を下げ消化を促進される．また，試薬中のクエン酸ナトリウムは，NALC を不活化させる材料中の重金属イオンをキレートし，NALC の安定性に寄与する．なお，NALC はアルカリ溶液中では不安定であるため，試薬調製後は 24 時間以内に使用する．

表1　NALC-NaOH 液の調製例			
調製量 （mL）	4% NaOH （mL）	2.6% クエン酸 ナトリウム（mL）	NALC 添加量 （g）
50	25	25	0.25
100	50	50	0.50
200	100	100	1.00
500	250	250	2.50
1,000	500	500	5.00

【試薬調製】

○消化・汚染除去剤（NALC-NaOH 液）

　4%水酸化ナトリウム…A 液

　　NaOH 4.0 g を蒸留水 100 mL に溶解

　0.1 M（2.6%）クエン酸ナトリウム……B 液

　　クエン酸ナトリウム 2.6 g を蒸留水 100 mL に溶解

　A 液と B 液を等量混和，121℃・15 分間高圧減菌…C 液

　C 液に 0.5% の割合に NALC を加え使用する．

　（NALC 添加後は 24 時間以内に使用する）

　調製例を表 1 に示す．

○0.067M リン酸緩衝液（pH 6.8）

　リン酸水素二ナトリウム（NaHPO4）9.47 g を蒸留水

　　1,000 mL に溶解…a 液

　リン酸一カリウム（KH2PO4）9.07 g を蒸留水 1,000 mL

　　に溶解…b 液

　a 液と b 液を等量混合し，pH を測定する．pH が低け

　れば a 液を，高ければ b 液を加え調整する．

　pH 調整後に 121℃・15 分間高圧減菌する．

【実施方法】

①喀痰を処理容器（遠沈管）に移し，喀痰の倍量（喀痰の性状により増量可）の NALC-NaOH 液を加える．

②キャップを固く締め，チューブミキサー（ボルテックス）で粘稠性がなくなるまで撹拌（最長 20 秒間程度），さらに遠沈管を転倒し，遠沈管の内側全体を NALC-NaOH 液にさらす．

③室温（20～25℃）で 15 分間静置し，その間 5 分ごとに軽く手振りする．

④液漏れを防ぐため，2 回目の手振り後にスピンダウン（1,200×g 程度）し，キャップ内側に付いた処理液を落とす．

⑤検体・NALC-NaOH 混合液が 5 倍以上希釈されるように，冷減菌リン酸緩衝液（pH 6.8）を加える．液漏れを防ぐため，全体の液量は容器の 9 割以下（50 mL の遠沈管の場合 45 mL 以下）とし，これを超える場合は遠沈管を追加し，分けて処理をする．

⑥バイオハザード対策機能付き冷却遠心機で 3,000×g，20 分間遠心する．

⑦消毒液を入れた廃液用容器に上清を静かに捨て，遠沈管の口をアルコール綿で拭く．

⑧沈渣を 1 mL の減菌リン酸緩衝液（pH 6.8），または減菌蒸留水に浮遊させる．

⑨培地への接種，塗抹標本の作製，核酸増幅同定検査などに用いる．

⑩残った処理検体は必要に応じて凍結保存する．

（2）ニチビー法（日本ビーシージー製造）

　作業のステップは基本的に NALC-NaOH 法と同様であるが，膨潤剤添加 2% 水酸化ナトリウム（CC-E 液），長期安定型 NALC 液（CC-E 助剤）および遠心集菌剤（K-8）を組み合わせて用いることで，喀痰処理時間の短縮と処理能の増強を図ったものである．特に K-8（塩化ポリアルミニウム）を用いることで遠心集菌が 1,600×g・5 分間で実施可能としている[5]．処理後の材料は NALC-NaOH 法と同様に塗抹，培養，核酸増幅検査などに用いることができる．操作方法の詳細は添付文書に従う．

（3）セントラップ MB 法（日水製薬）

　セミアルカリプロテアーゼ液であるプレソルブで溶解・均等化し，NALC-NaOH 液で前処理した材料から，リン酸カルシウムを主成分とする吸着担体を用いて，短時間の低速遠心（2,000×g・10 秒間）で濃縮集菌を行う．処理後の材料は NALC-NaOH 法と同様に塗抹，培養，核酸増幅検査などに用いることができる．操作方法の詳細は添付文書に従う．

（4）TB-Beads 法（日本ビーシージー製造）

　TB-Beads 法は，NALC-NaOH 液により消化・汚染除去した材料を，遠心操作なしに集菌が可能な処理方法である．抗酸菌をリガンド付き磁性体ビーズに吸着し，磁石でビーズを濃縮したあとに，集めた菌を Elution Buffer（EB）にて分離回収し，塗抹，培養，核酸増幅検査に利用することが可能である．遠心操作が不要なため高価なバイオハザード対策付遠心機を用いることなく，検査材料の濃縮が可能である．

（5）セミアルカリプロテアーゼによる材料の溶解（均等化）と濃縮

　蛋白分解酵素であるセミアルカリプロテアーゼ（SAP）を用いて，材料の粘稠性を除去し遠心濃縮することで，検査材料の容量を調整できる．これによりその後の NALC-NaOH 法などの，汚染除去処理の操作性が向上する．特に容量の多い材料を効率よく処理するのに適している．

【実施方法】

①遠沈管へ喀痰を入れ，約 3 倍量の SAP 液を加える．

②遠沈管のキャップを固く締め，チューブミキサーで撹拌（20 秒間）する．

③室温（20～25℃）に 15 分間静置する．喀痰が完全に溶解したことを確認し，不十分な場合は SAP 液を追加し撹拌する．

④バイオハザード対策機能付き冷却遠心機で 3,000×g，

20 分間遠心する.

⑤消毒薬を入れた容器に上清を静かに捨て，遠沈管の口をアルコール綿で拭く

⑥沈渣を 1 mL の滅菌蒸留水で浮遊させ，NALC-NaOH 法などの汚染除去を行う

⑦SAP 液にはスプタザイム（極東製薬工業），プレソルブ（日水製薬）が製品化されている.

（6）その他の前処理法

①チェフィラン・第三リン酸ナトリウム（Z-TSP）法

第三リン酸ナトリウム（$Na_3PO_4 \cdot 12H_2O$）と 4 級アンモニウム化合物であるベンザルコニウム・クロライド（チェフィラン）による消化・汚染除去法である. 抗酸菌に対する傷害作用は比較的穏やかで，選択的に汚染菌を処理する効果がみられる. チェフィランは抗酸菌に対して静菌作用がある. このため寒天をベースとした培地への接種の際には，緩衝液で洗って中和することが必要である. ただし，卵をベースとした培地では，培地中のリン脂質がチェフィランの中和作用を有するため，緩衝液による洗浄操作なしに直接培地へ接種可能である.

②シュウ酸法

Pseudomonas spp.を多量に含む喀痰は，水酸化ナトリウムによる処理効果が低く，その汚染除去作用に耐えて残存し，プロテアーゼを産生し卵をベースとした培地を溶解する. この方法は *Pseudomonas* spp.による汚染を繰り返す場合において，有効な前処理法として用いられる.

③塩化セチルピリジニウム・食塩法

塩化セチルピリジニウム（CPC）は 4 級アンモニウム化合物で喀痰の汚染除去に，また食塩は液化に働く. 24 時間以上の輸送中に，喀痰の消化と汚染除去を行う方法として提唱された. 検体は受領後に遠心濃縮し，沈渣を卵ベースの培地に接種する. 寒天ベースの培地に接種した場合，抗酸菌は CPC の静菌作用により発育が抑制される.

④スプータメントゾル（極東製薬工業）

塩化セチルピリジニウム，食塩およびコハク酸の作用により消化・汚染除去を行うもので，酸処理法に基づく酸性溶液である. アルカリ感受性の高い迅速発育菌（RunyonⅣ群菌）への影響が小さい[6]. 中和処理をせずに直接に専用の K 培地（極東製薬工業）へ接種する. 操作方法の詳細は添付文書に従う.

c）喀痰以外の材料

（1）気管支鏡下擦過検体

気管支鏡下擦過ブラシにて採取された検体は塗抹標本作製後，5 mL の滅菌生食を入れた遠沈管内に洗い採る. これをバイオハザード対策機能付き冷却遠心機で 3,000×g・20 分間遠心する. 沈渣を 1 mL の滅菌蒸留水に浮遊し，倍量の NALC-NaOH 液を加える. 以降は喀痰と同様に処理をする.

（2）気管支洗浄液・気管支肺胞洗浄液

50 mL 遠沈管に洗浄液を採る. 粘稠性が高い場合は少量の NALC 粉末または SAP 液で溶解する. これをバイオハザード対策機能付き冷却遠心機で 3,000×g・20 分間遠心し，沈渣を 1 mL の滅菌蒸留水に浮遊し，倍量の NALC-NaOH 液を加える. 以降は喀痰と同様に処理をする.

（3）胃液

胃液を 50 mL の遠沈管に移す. 胃内容は強酸性で結核菌に障害を与えるため，採取後 4 時間以内に処理できないときには，炭酸ナトリウム（Na_2CO_3）を加え中和しておく. 検体に少量の NALC 粉末または SAP 液を加え粘性を除去する. バイオハザード対策機能付冷却遠心機で 3,000×g・20 分間遠心し，沈渣を 1 mL の滅菌蒸留水に浮遊し，倍量の NALC-NaOH 液を加える. 以降は喀痰と同様に処理をする.

（4）胸水，腹水，髄液，心嚢液

無菌的に採取された場合，バイオハザード対策機能付き冷却遠心機で 3,000×g・20 分間遠心し，沈渣を 1 mL の滅菌蒸留水に浮遊し培地へ接種する. 髄液は検体量が少ない場合，直接に培地へ流し込んでもよい. 汚染が想定される場合は，滅菌蒸留水で浮遊させた沈渣に倍量の NALC-NaOH 液を加える. 以降は喀痰と同様に処理をする. 胸水および腹水では材料中の菌量が少ないことが多く，できるだけ多量の検体を用いることが望ましい.

（5）血液，骨髄液

血液培養ボトルである BD バクテック™ 真菌・抗酸菌ボトル（ベクトン・ディッキンソン）が製品化され利用することが可能である. 培養ボトルには溶血試薬としてサポニンが，抗凝固薬としてポリアネソール硫酸ナトリウムが含まれており，最大 5 mL までの血液を前処理することなく，そのままボトルに接種することが可能である. 血液培養自動分析装置を用いて培養・判定を行う. 従来法の遠心沈渣を培地に接種するものより，迅速で高感度であることから血液，骨髄液の培養法として推奨される. 操作方法の詳細は添付文書に従う.

血液培養ボトルを用いない場合，採取した血液サンプルに，完全に溶血するのに十分な量の滅菌蒸留水を加え，3,000×g・20 分間遠心後に上清を捨て，1〜2 mL の滅菌蒸留水に浮遊し，培地へ接種する.

（6）組織，膿

組織片はエアロゾルを封じ込める方法で粉砕する. 無菌的に採取された場合，そのまま培地に接種する. 表在性病変や開放病巣など，汚染が想定される場合は喀痰と同様に NALC-NaOH 法にて処理を行う. ガーゼや綿棒で採取された検体は滅菌蒸留水に遊出させ，喀痰と同様に NALC-NaOH 法にて処理を行う. 表在性病変の原因菌には，発育至適温度が 30℃ 近辺の菌種（*M. marinum*, *M. shinshuense*, *M. ulcerans*, *M. haemophilum*, *M. chelonae* など）が含まれる. このため培養温度は 30℃ と 37℃ の両方で実施するのが望ましい. また，リンパ節炎の原因となる *M. genavense* は固形培地に発育せず，液体培地にのみ発育し，培養に 8 週間以上を要する場合がある.

（7）尿

早朝の初尿を用いるのが望ましい. 中間尿またはカテーテル尿を採取し，バイオハザード対策機能付冷却遠心機で 3,000×g・20 分間遠心し，沈渣を 1 mL の滅菌蒸留水に浮遊し，倍量の NALC-NaOH 液を加える. 以降は喀痰と同様

に処理をする．できるだけ多量の尿を用いて，3日間連続で検査するのが望ましいが，蓄尿は適さない．

　（8）便

　遠沈管に小指頭大の便を採り，10 mL の滅菌蒸留水を加え，チューブミキサーで撹拌し溶解する．15分間放置し，大きい固形物を沈殿させる．上清を新しい遠沈管へ移し，NALC-NaOH法または5％シュウ酸法により処理し培地へ接種する．

d）精度管理[7]

　（1）塗抹陽性検体における培養陽性率

　塗抹陽性検体は基本的に培養陽性であることから，この値をモニターすることで検体処理の精度を管理する．計算方法は患者単位ではなく培養チューブ単位で計算する．なお，雑菌汚染したチューブは対象から除外する．計算式は以下のようになり，陽性率は95％を基準に考える．

　塗抹陽性検体での培養陽性率＝（塗抹・培養陽性検体数－雑菌汚染数）／（塗抹陽性検体数－雑菌汚染数）≧95％

　ただし，未治療結核患者で診断時の検体のみを対象とし，治療の経過観察を目的に提出された検体は計算から除外する．

　（2）雑菌汚染率

　雑菌汚染を示した検体の割合を記録することで，前処理の手技が適切であったか確認することができる．雑菌汚染率の許容範囲は固形培地で2～5％，液体培地で5～10％が望ましいとされる．汚染の割合がこれを下回る場合，過度の雑菌処理が行われ，抗酸菌へのダメージが強過ぎると推測されるが，塗抹陽性・培養陽性の割合が十分であれば問題はない．また，汚染率が許容範囲を超える場合，処理が不十分であり，その主な要因は均一化の不足が考えられる．雑菌汚染率を記録し，許容範囲から外れた場合には，消化・汚染除去の手技と工程を確認する必要がある．

2. 培地[1~4,8,9]

a）イントロダクション

　抗酸菌の培地には固形培地と液体培地がある．多くのものは製品化され，すでにでき上がったもの，あるいは粉末基礎培地を入手し，これから簡単に完全培地が調製できる．液体培地は Middlebrook 7H9 培地をベースとし，発育インジケーター付きの培地が，また固形培地では卵をベースとした培地が広く用いられている．

　（1）液体培地の特性

　液体培地は感度および迅速性にすぐれ，自動機器を用いて培養および観察が可能なものがある．コロニーを形成しないため複数菌が混在した場合に気づくのが難しい．また，培養菌量の把握はできないが，培養陽性までの日数からおおよその菌量を推測することが可能である．雑菌が少数でも混在した場合，その影響が培地全体に及ぶ（培地汚染）．発育インジケーター付きの液体培地は卵培地と比較し高価である．

　（2）固形培地の特性

　固形培地は一般に液体培地に対して感度および迅速性の

点では劣る．しかし，コロニーを形成するため，その性状を目視にて確認することが可能であり，複数菌の存在を確認しうる．また，雑菌の混入が少数であった場合には，雑菌の影響を回避できる場合がある．さらにコロニー性状は菌種同定の際の重要な情報となりうる．

　（3）培地の使い方

　抗酸菌症の診断時の分離培養には，迅速・高感度な液体培地を用いることが望ましい．また，液体培地の欠点を補うために固形培地を併用することが推奨される．しかし，コストなどの関係から診断時の3回連続検痰における液体培地と固形培地の併用には以下の選択肢がありうる．

　・3回とも液体培地と固形培地を併用
　・2回は液体培地と固形培地を併用，1回は固形培地のみ
　・1回は液体培地と固形培地を併用，2回は固形培地のみ

　また，経過観察においては固形培地を中心に用いることも可能である．

b）液体培地

　変法 Middlebrook 7H9 培地に発育インジケーターを組み合わせた培地が製品化され，日常検査に広く用いられている．いずれの製品も小川培地を用いた方法との比較で，迅速性および検出感度においてすぐれている．ほかに合成培地の Sauton 培地や半合成培地の Kirchner，Dubos，Proskauer-Beck などの培地がある．

　（1）Mycobacterium Growth Indicator Tube（MGIT：ミジット，ベクトン・ディッキンソン）

　丸底試験管底部のシリコンに，培地中の溶存酸素に対して感受性の蛍光化合物（Tris 4, 7-diyhenyl-1, 10-phenan-throline ruthenium chloride pentahydrate）が包埋されている．この化合物からの蛍光は，培地中に溶存する大量の O_2 によって抑制されほとんど検出されない．しかし抗酸菌の増殖に伴い活発な O_2 消費が行われると，紫外線（365 nm）の照射によりオレンジ色の蛍光が観察され，菌の検出が可能となる．使用時に変法 Middlebrook 7H9 にミジットサプリメント（OADC* エンリッチメント）とミジット PANTA** 複合抗菌薬を加える．目視にて判定を行うミジットチューブ 4 mL と，全自動抗酸菌培養検査装置 BD バクテック™ MGIT™ 960 を用いて培養と判定を行うミジットチューブ 7 mL がある．操作方法および判定方法の詳細は添付文書に従う．

　　*：オレイン酸，アルブミン，デキシトロース，カタラーゼ
　　**：ポリミキシン B，アンホテリシン B，ナリジクス酸，トリメトプリム，アゾロシリンよりなる複合抗菌薬

　（2）バクテアラート 3D システム（ビオメリュー）

　Middlebrook 7H9 ブロスをベースにした MP 抗酸菌培養ボトルは，抗生物質サプリメントを加える．これに NALC-NaOH法で前処理した検体を接種し，血液培養自動分析装置にセットする．検体を接種した培養ボトル中では，菌の増殖により CO_2 が産生され，その濃度変化を分離培養ボトル底部の CO_2 センサーが検知し，緑色から黄色へと変化する．この経時的変化を血液培養自動分析装置の発光ダイオードと光検出器が10分ごとに反射散乱光として測定し，

組成	1%小川培地	3%小川培地	2%小川培地	L-J 培地
リン酸二水素カリウム	1.0g	3.0g	2.0g	0.6g
グルタミン酸ナトリウム	1.0g	1.0g	0.5g	−
クエン酸マグネシウム	−	−	0.1g	0.1g
硫酸マグネシウム	−	−	−	0.04g
アスパラギン	−	−	−	0.9g
可用性デンプン	−	−	3.0g	−
ピルビン酸ナトリウム	−	−	0.2g	−
蒸留水	100mL	100mL	100mL	100mL
全卵液	200mL	200mL	200mL	166mL
グリセリン（局方）	6mL	6mL	4mL	2mL
2%マラカイドグリーン	6mL	6mL	4mL	4mL
pH	6.5	6.2	6.4	6.7

表2 各種卵培地の組成

菌の発育を検出する．装置は血液培養ボトルの培養・検出と同時に用いることができる．操作法および判定方法の詳細は添付文書に従う．

（3）VersaTREK（ベックマン・コールター）

Myco ボトル（ベックマン・コールター）に発育サプリメント Myco GS（ベックマン・コールター）と抗菌薬サプリメントである Myco PVNA（ベックマン・コールター）を加えて使用する．ボトルのヘッドスペース内のガス圧をモニターすることにより，間接的に菌の代謝発育を検出する．

培養は，NALC-NaOH 処理した検体 0.5mL を注射器で分離培養ボトルに無菌的に接種し，コネクターを取り付けて VersaTREK 全自動培養装置にセットする．判定は機器が自動的に陽性・陰性を判定する．操作法および判定方法の詳細は添付文書に従う．

（4）Middlebrook 7H9 培地

粉末基礎培地および Middlebrook ADC*エンリッチメントが製品化されており自家調製が可能である．分離用培地，薬剤感受性試験，各種同定検査の基礎培地のほか，幅広い用途に用いられている．ツイーン80 含有の場合では結核菌の均等な培養液を得ることができる．

　*：アルブミン・デキストロース・カタラーゼ

c）固形培地

固形培地には卵または寒天をベースとした培地があり，日本では卵をベースとした小川培地が最も広く用いられている．

（1）卵をベースとした培地

【種類と特徴】

日本で最も広く用いられているのは小川培地である．小川培地にはリン酸二水素カリウム（KH_2PO_4）の含有量の違いにより1%小川培地，2%小川培地および3%小川培地がある．このうち2%小川培地が一般に分離培養および継代培養に推奨される．2%小川培地は2%小川変法培地にピルビン酸ナトリウムおよび可溶性デンプンを加えることで，劣性発育結核菌や *M. avium* complex の発育性を高めている．諸外国においては Löwenstein-Jensen（L-J）培地が広く用いられている．

バイオセーフティ管理上結核菌の培養に用いる培地の容器は，プラスチック容器にスクリュー式のキャップを組み合わせたものが推奨され[10]，ガラス容器およびシリコンキャップは好ましくない．

【培地作製方法】

以下に作製の手順を示した．また，各種卵培地の組成を表2に示した．

①新鮮な鶏卵を用いる．表面を洗剤とブラシで洗い流水でよくすすぎ，アルコール綿で拭く．

②卵を割り，全卵を滅菌ビーカーまたはコルベンに入れる．

③ミキサー（低速）で，できるだけ泡が立たないように卵を均等化（ホモジナイズ）し全卵液を作製する．

④均等化した全卵液を滅菌漏斗と2枚重ねの滅菌ガーゼで濾過し，滅菌シリンダーに量りとる．

⑤高圧滅菌した原液にグリセリン，2%マラカイトグリーン溶液，ガーゼ濾過した全卵液を加え，気泡が生じないように静かに混和する．

⑥培地中の微小な気泡を除去するため30〜60分放置する．

⑦スクリューキャップ付きプラスチック製の滅菌試験管に6〜9mLずつ静かに分注する．

⑧キャップを緩めた試験管は斜面台に並べ，培地凝固器で90℃，1時間凝固滅菌する．

⑨室温に放置し冷却後にキャップを締める．

⑩37℃で2日間無菌試験後は4℃に保存する．

培地は乾燥を避け4℃に保存すれば，製造後6ヵ月間は使用可能とされるが，できるだけ3ヵ月以内のものを使用することが望ましい．

（2）寒天をベースとした培地

Middlebrook 7H10 寒天培地と Middlebrook 7H11 寒天培地の粉末基礎培地が製品化されており，同様に製品化されている Middlebrook OADC エンリッチメントを用いて，寒天平板培地を調製することが可能である．7H11 寒天培地は7H10 寒天培地に0.1%カゼイン膵分解物を加えることで，イソニアジド（INH）耐性結核菌の発育を促進するとされている．これらの培地は小川培地に比べ検出感度が高く，

表3　選択性寒天培地に用いる抗菌薬（PACT）	
薬剤	終末濃度
ポリミキシンB	200 units/mL
アンホテリシンB	10 μg/mL
カルベニシリン	50 μg/mL
トリメトプリム	10または20 μg/mL

表4　培養における集落数の記載法		
記載法	集落数に関する所見	集落数
－	集落を認めない	0
1＋（実数）[a]	集落が200未満	1～199
2＋（概数）[a]	大多数の集落は個々に分離しているが，一部融合	200～499 [b]
3＋	初期には分離しているが，発育に伴いほとんどが融合	500～1,999 [b]
4＋	融合 集落が極めて多く，培地全体を覆う	2,000以上

[a]：1＋は実数を2＋は概数をカッコ内に併記する.
[b]：定量的な実験結果より導かれた推定値であり，実際は所見の記述を参考に大まかに区分する

炭酸ガス培養（CO_2濃度5～10%）をすることで菌の増殖が速く1～2週間でコロニーの形成を認める. また培地が透明であることから顕微鏡（弱拡大）による観察が可能であり，より迅速に検出できる. 欠点として，小川培地に比べ雑菌の影響を受けやすく，培養期間中は培地の汚染に対する配慮が必要となる. 表3の抗菌薬の組み合わせにより，選択培地とすることで雑菌汚染を抑えることが可能である. 選択培地を用いる際には，抗菌薬を含まない非選択培地と併用する.

（3）培養方法

NALC-NaOH法などで前処理した検体0.1 mLを，安全ピペッターまたはスポイトを用いて培地に接種する. 小川培地は処理検体を培地全面に広げ，培地表面が水平になるように斜面台に並べ37℃で培養する. 培地表面が乾いたら培地を立てて培養してもよい. 寒天平板は滅菌コンラージ棒で培地面に塗布し，培地面を下にして炭酸ガス透過性のポリエチレン袋に入れ，炭酸ガス孵卵器（CO_2濃度5～10%）で培養する.

（4）結果の判定と記録

最初の観察は培養3～5日目に行う. その後，4週までは週2回，8週までは週1回観察を行う. 寒天平板はシャーレの裏面より顕微鏡（弱拡大）にて観察することで，早期に発育を確認できる. 集落を認めた場合，抗酸性染色により抗酸菌であることを確認し発育日数，形態（ラフ型，スムース型），色調などの集落性状を記録し，同定結果とともに報告する. 培養成績は陽性，陰性にかかわらず4週間で中間報告を行い，8週目で最終報告をする. 集落数の記載は表4に従い記録する.

d）精度管理[7]

（1）培地の無菌試験

臨床材料から分離された菌が，患者由来であることが保証されるためには，分離に用いた培地が，無菌であったことが保証されていなければならない. 自家調製した培地で は，作製した培地の1～3%を無作為に選び，無菌試験を実施する. また，培地の色，凝固水の量，有効年月日，培地のpHも記録する. 市販培地では無菌試験はすでに実施済みであるが，購入時に培地の色，凝固水の量，有効年月日，培地のpHを記録することが望ましい.

（2）発育試験

自家調製した培地は，基準株を用いてその性能を確認する. 市販品は製造会社で確認されたものが供給されるが，使用者側でもロットごとに確認するのが望ましい. また，治療前の患者検体で塗抹陽性・培養陰性例が増加した場合にも，基準株を用いた発育試験をする. 基準株としては結核菌H37Ra（ATCC 25177）もしくはH37Rv（ATCC 27294），*M. kansasii*（ATCC 12478），*M. fortuitum*（ATCC 06841）などを利用する. 試験記録には培養結果に加え，培地の種類，製造日，試験日を記録し，市販品の場合は製造会社名，ロット番号，有効年月日も記録する.

【実施方法】

①新しい培養菌を用いてマクファーランドNo. 0.5の濁度に調製する. これを凍結保存用チューブに0.5～1 mL分注し，－20℃以下（－70℃以下が望ましい）に保存する.

②保存菌液を溶解し，10 μLを培地に接種する.

③35～37℃で3週間培養する. *M. fortuitum*は通常4日以内に発育を認める.

④発育の有無を判定する. すべての株で発育を認める.

文献

1) Kent PT, et al. Isolation procedures. Public Health Mycobacteriology: A Gude for the Level III Laboratory, US Department of Health and Human Services, Atlanta, Public Health Service, CDC, 1985: p31-56
2) 阿部千代治. 分離培養法. JATAブック1：抗酸菌の検査，結核予防会，東京，1993: p15-37
3) 日本結核病学会抗酸菌検討委員会. 結核菌検査指針2007，結核予防会，東京，2007

4) 工藤祐是. 結核菌の培地と培養法. 結核菌の臨床細菌学, 結核予防会, 東京, 1970

5) 黒田俊吉, ほか. 前処理剤と遠心集菌剤及び STC インジケーター加液体培地を用いた抗酸菌検出法の検討. 結核 2000; **75**: 285

6) 土井教生, ほか. 塩化セチルピリジニウム・コハク酸による前処理と変法小川培地を組み合わせた新しい抗酸菌分離培養法. 結核 1989; **64**: 281

7) 御手洗 聡. 抗酸菌検査のクオリティマネジメント. 日本臨床微生物学雑誌 2012; **22**: 105-111

8) 青野昭男, ほか. MGIT 抗酸菌システムと従来法との比較. 日本臨床微生物学雑誌 1998; **8**: 269-273

9) 斉藤 宏, ほか. Semi-Alkaline protease 処理を併用した N-acetyl-L-cysteine-NaOH (NALC-NaOH) 喀痰前処理法での全自動抗酸菌培養システム, MB/BacT の評価. JARMAM 1999; **10**: 103-110

10) 青野昭男, ほか. プラスチック容器を用いた小川培地の評価. 日本臨床微生物学雑誌 2010; **20**: 177-181

8 抗酸菌の同定

1 質量分析法による抗酸菌の同定

1. 質量分析法

蛋白質やペプチドなどの分子の重さ（質量）を計ることが「質量分析（mass spectrometry）」である．英語の mass spectrometry の頭文字から MS と略記されるので，慣用的に「マス」と読むことが多い．蛋白質は各々固有の重さを持っているので，この重さの違いを利用すれば，分子量から蛋白質の名前やその濃度を知ることができる．では，蛋白質の重さをどのようにして計るのか．分子レベルで極めて微量であるため，試薬のように天秤に載せて計るというわけにはいかない．質量分析計を用いて測定を行う．質量分析は次の3つのステップからなる．①試料のイオン化，②イオンの分離（重さで分ける），③そのイオンの検出である．細菌の同定に使用される質量分析計（図1a）は，MALDI-TOF MS（matrix assisted laser desorption/ionization -time of flight mass spectrometer）と呼ばれており，日本語に訳すと「マトリックス支援レーザー脱離イオン化飛行時間型質量分析計」である．

2. MALDI-TOF MS の原理

a) マトリックス支援レーザー脱離/イオン化（MALDI）とは
　「マトリックス」はレーザー光を吸収して試料のイオン化を促進する有機化合物である．マトリックスの働きは，①レーザーのエネルギーを効率的に吸収する，②プロトンを試料に供給してイオン化を促進する，③試料が分解するのを防ぐことである．また，レーザーイオン化とは文字どおり，試料にレーザー光を照射することによってプロトンの受けわたしをしてイオンを生成させることである．したがって，マトリックスの助けを借りて蛋白質を壊さずに効率的にイオン化するのが MALDI である．

b) 飛行時間型（time of flight-mass spectrometer：TOF-MS）とは
　イオンを重さ（質量電荷比）で分離する手法のひとつである．サンプルプレート上でイオン化された試料は電圧をか

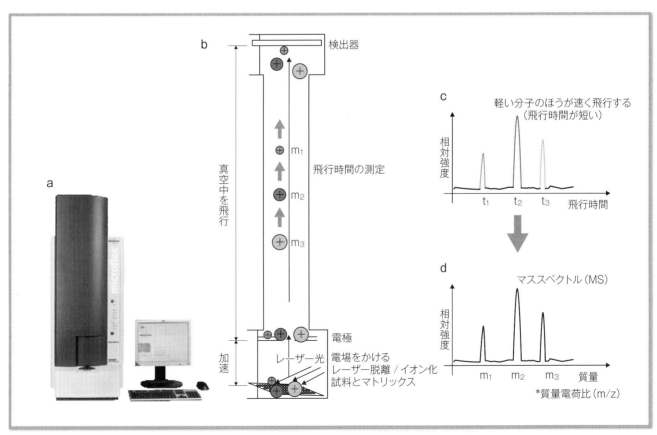

図1　MALDI-TOF MS の装置と基本原理
　a：MALDI Biotyper の外観（ブルカー・ダルトニクス社の許可を得て転載）
　b：MALDI-TOF MS の基本原理
　c：横軸を時間，縦軸を検出強度としてプロットした図
　d：マススペクトル（MS）

けると加速されて，真空中を検出器に向かって走行する（図1b）．このとき，イオンが受け取るエネルギーは電荷量が同じであれば一定なので，すべてのイオンは加速領域を出る段階で同じ運動エネルギーを持つ．エネルギー保存の法則から質量（m）の小さい分子ほど飛行速度（v）が速く，検出器に早く到達するが，質量の大きな分子は飛行速度が遅くなり，検出器までの到達時間も遅くなる．つまり，各々のイオンの検出器までの到達時間を計測すれば，それぞれの質量（質量電荷比）を割り出すことができる．軽い分子は速く走り，重い分子は遅れて走るので検出器には質量の軽いものから順に検出器で信号を発生する．この現象を横軸に時間，縦軸に検出強度としてプロットする（図1c）．さらに，この飛行時間を質量（質量電荷比）に換算して作図をしたものがマススペクトルである（図1d）．このマススペクトルは特定の分子量（ひとつのピーク）から試料に含まれる成分を推定することにも利用される一方で，この波形全体のパターン（ピーク分布）自体がその試料の特性を示しているともいえる．そこで，ある細菌をまるごと飛ばした蛋白質のマススペクトルのピーク分布が特定の菌種のマススペクトルのパターンと同じであれば，その細菌と同定できるのではないかとの発想のもとに実用化されたのである．

c）操作手順とコスト

　質量分析法による菌株の同定は3つのステップからなる．①菌体とマトリックス試薬を混ぜて乾燥させる，②MALDI-TOF MS でマススペクトルを取得する，そして③そのマススペクトルをデータベースに照合してパターンマッチングを行う．一般の細菌は新鮮な集落を直接サンプルプレートに載せて解析を行うが，抗酸菌では菌体から蛋白質を抽出する操作（ギ酸溶液を使用して約60分）が必要である（図2）．マトリックス試薬を滴下して乾燥する時間を含めて，約10分で同定結果が得られる（図3）．1検体あたりのランニングコストは20～50円ほどである．なお，測定機器・システムは2社から販売されており，定価は MALDI Biotyper（ブルカー・ダルトニクス社）が2,800万円，VITEK MS（ビオメリュー社）は2,980万円と公開されている．

d）MALDI バイオタイパーを用いた抗酸菌同定の実際

　MALDI-TOF MS を用いて実際に *M. avium* と *M. intracellulare* をまるごと飛ばしたマススペクトルのパターンを図4に示す．いわば，この波形が *M. avium* や *M. intracellulare* の「指紋」のようなものである．どの分子量にどのくらいの強度でピークが観察されるか，またそのピークのパター

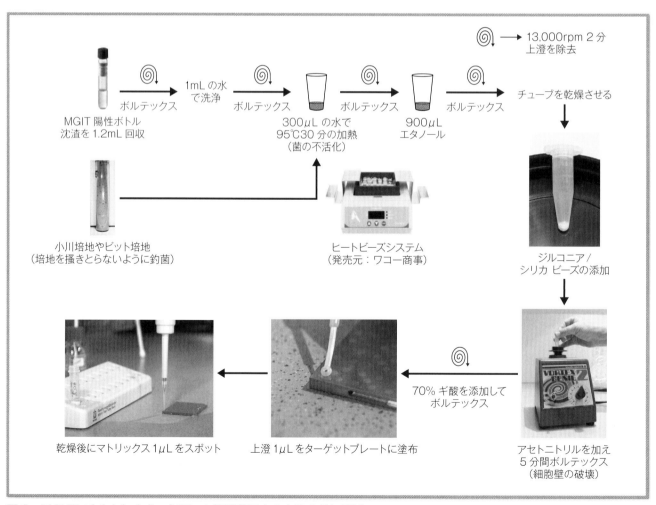

図2　MALDI バイオタイパーを用いた抗酸菌同定のための前処理法

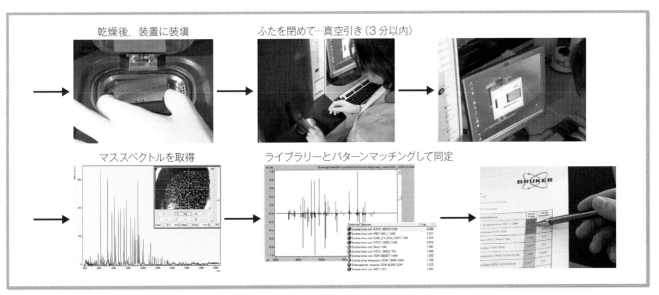

図3 MALDI-TOF MS 質量分析計を用いた抗酸菌の同定手順

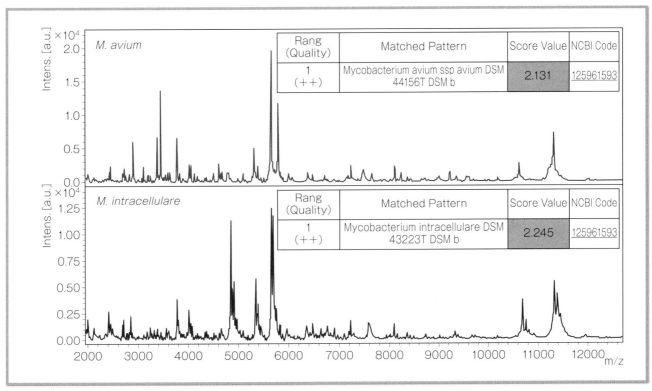

図4 *M. avium* と *M. intracellulare* のマススペクトル

ンがどの菌種のマススペクトルのパターンと一致している
か（指紋の照合のイメージ）が同定のポイントとなる．
MALDI Biotyper には 2019 年 11 月現在，178 菌種（9 亜種）
の *Mycobacterium* 属菌がライブラリー（Ver. 6.0）に登録され
ている（表1）．注意すべきは，ライブラリーに登録されて
いる菌種すべてを同定できるとは限らないことである．た
とえば，表2のように単一菌種でスコア値が高い場合には
その菌種と同定される．しかしながら，表3のように2菌
種の鑑別が難しい場合には2菌種のどちらかとの判定に
なったり，表4のようにグループの複数菌までの同定にと
どまる場合もある．近縁菌種あるいはコンプレックスに属

するために鑑別が困難な菌種の18グループを示す（表5）．
なお，新たな菌種は随時，ライブラリーに追加されていく
ので，自施設あるいは同定を依頼した検査センターがどの
バージョンのデータベースを使用しているかに留意しなが
ら，同定結果を解釈することが大切である．

e) VITEC MS を用いた抗酸菌同定の実際
「VITEK® MS 抗酸菌／ノカルジア用前処理キット」を使用
して菌体から蛋白質を抽出する．この操作は菌の不活化も
兼ねている．VITEK® MS では，2019 年 6 月現在，49 菌種
の *Mycobacterium* 属菌がライブラリー（Ver. 1.1）に登録され

表1　MBT Mycobacteria Library ver. 6.0 菌種リスト

No.	Species	No.	Species	No.	Species	No.	Species
1	M. abscessus subsp. abscessus M. abscessus subsp. bolletii M. abscessus subsp. massiliense	42	M. conspicuum	88	M. koreense	134	M. phocaicum
		43	M. cookii	89	M. kubicae	135	M. porcinum
		44	M. cosmeticum	90	M. kumamotonense	136	M. poriferae
2	M. africanum	45	M. crocinum	91	M. kyorinense	137	M. pseudoshottsii
3	M. agri	46	M. diernhoferi	92	M. lacus	138	M. psychrotolerans
4	M. aichiense	47	M. doricum	93	M. lehmannii	139	M. pulveris
5	M. algericum	48	M. duvalii	94	M. lentiflavum	140	M. pyrenivorans
6	M. alsense	49	M. eburneum	95	M. litorale	141	M. rhodesiae
7	M. alvei	50	M. elephantis	96	M. llatzerense	142	M. riyadhense
8	M. angelicum	51	M. engbaekii	97	M. longobardum	143	M. rufum
9	M. anyangense	52	M. europaeum	98	M. lutetiense	144	M. rutilum
10	M. aquaticum	53	M. fallax	99	M. madagascariense	145	M. salmoniphilum
11	M. arabiense	54	M. farcinogenes	100	M. mageritense	146	M. saopaulense
12	M. arcueilense	55	M. flavescens	101	M. malmoense	147	M. sarraceniae
13	M. aromaticivorans	56	M. florentinum	102	M. mantenii	148	M. saskatchewanense
14	M. arosiense	57	M. fluoranthenivorans	103	M. marinum	149	M. scrofulaceum
15	M. arupense	58	M. fortuitum subsp. acetamidolyticum M. fortuitum subsp. fortuitum	104	M. marseillense	150	M. sediminis
16	M. asiaticum	59	M. fragae	105	M. microti	151	M. senegalense
17	M. aubagnense	60	M. franklinii	106	M. minnesotense	152	M. senuense
18	M. aurum	61	M. frederiksbergense	107	M. monacense	153	M. seoulense
19	M. austroafricanum	62	M. gadium	108	M. montefiorense	154	M. septicum
20	M. avium subsp. avium M. avium subsp. paratuberculosis M. avium subsp. silvaticum M. avium [subsp. hominissuis]	63	M. gastri	109	M. montmartrense	155	M. setense
		64	M. genavense	110	M. moriokaense	156	M. sherrisii
		65	M. gilvum	111	M. mucogenicum	157	M. shimoidei
		66	M. goodii	112	M. murale	158	M. shinjukuense
21	M. bacteremicum	67	M. gordonae	113	M. nebraskense	159	M. simiae
22	M. boenickei	68	M. grossiae	114	M. neoaurum	160	M. smegmatis
23	M. bohemicum	69	M. haemophilum	115	M. neumannii	161	M. sphagni
24	M. botniense	70	M. hassiacum	116	M. neworleansense	162	M. stephanolepidis
25	M. bovis	71	M. heckeshornense	117	M. nonchromogenicum	163	M. stomatepiae
26	M. bourgelatii	72	M. heidelbergense	118	M. noviomagense	164	M. szulgai
27	M. branderi	73	M. helvum	119	M. novocastrense	165	M. talmoniae
28	M. brisbanense	74	M. heraklionense	120	M. obuense	166	M. terrae
29	M. brumae	75	M. hiberniae	121	M. pallens	167	M. thermoresistibile
30	M. canariasense	76	M. hippocampi	122	M. palustre	168	M. tokaiense
31	M. caprae	77	M. hodleri	123	M. paraense	169	M. triplex
32	M. celatum	78	M. holsaticum	124	M. paraffinicum	170	M. triviale
33	M. celeriflavum	79	M. houstonense	125	M. parafortuitum	171	M. tuberculosis
34	M. chelonae	80	M. immunogenum	126	M. paragordonae	172	M. tusciae
35	M. chimaera	81	M. insubricum	127	M. parakoreense	173	M. vaccae
36	M. chitae	82	M. interjectum	128	M. parascrofulaceum	174	M. vanbaalenii
37	M. chlorophenolicum	83	M. intermedium	129	M. paraseoulense	175	M. virginiense
38	M. chubuense	84	M. intracellulare	130	M. paraterrae	176	M. vulneris
39	M. colombiense	85	M. iranicum	131	M. parmense	177	M. wolinskyi
40	M. conceptionense	86	M. kansasii	132	M. peregrinum	178	M. xenopi
41	M. confluentis	87	M. komossense	133	M. phlei		

ている（表6）．ただし，*M. alvei*，*M. farcinogenes*，*M. fortuitum*，*M. houstonense*，*M. peregrinum*，*M. porcinum*，*M. senegalens* の7菌種は *M. fortuitum* group として同定されるため，これらの菌種の鑑別は困難である．同じく，結核菌群の5菌種も *M. tuberculosis* complex と同定される．したがって，VITEC MS では *Mycobacterium* 属の39菌種が同定可能である．

2 遺伝子解析による抗酸菌の同定

1．細菌の分類と菌種の定義

　細菌の分類は，国際原核生物命名規約（International Code of Nomenclature of Prokaryotes：ICNP）により規定されている．細菌を分類する最も基本的な単位は株（strain）である．しかし，分類学上の最小単位は，株ではなく菌種

表2　MALDIバイオタイパーによる測定例①

順位 （精度）	マッチしたパターン	スコア値	NCBI識別子
1 (+++)	*Mycobacterium kansasii* DSM 43494 DSM b M	2.428	132614262
2 (+++)	*Mycobacterium kansasii* DSM 44162T DSM b	2.405	132614262
3 (+++)	*Mycobacterium kansasii* DSM 43224 DSM b	2.324	132614262
4 (+++)	*Mycobacterium kansasii* DSM 43499 DSM b	2.302	132614262
5 (++)	*Mycobacterium kansasii* 44_12 FZB b	2.257	132614262
6 (++)	*Mycobacterium kansasii* 03 TWF	2.251	1768
7 (++)	*Mycobacterium kansasii* 51_12 FZB b	2.239	132614262
8 (++)	*Mycobacterium kansasii* DSM 43503 DSM b	2.207	132614262
9 (++)	*Mycobacterium kansasii* 0519 BSI	2.126	1768
10 (++)	*Mycobacterium kansasii* DSM 43504 DSM b	2.116	132614262

表3　MALDIバイオタイパーによる測定例②

順位 （精度）	マッチしたパターン	スコア値	NCBI識別子
1 (++)	*Mycobacterium chimaera_intracellulare* Group (Mycobacterium sp 3887_09 FZB b)	2.188	132614262
2 (++)	*Mycobacterium chimaera_intracellulare* Group (M intracellulare DSM 44365 DSM b)	2.161	132614262
3 (++)	*Mycobacterium chimaera_intracellulare* Group (M intracellulare DSM 44161 DSM b)	2.103	132614262
4 (++)	*Mycobacterium chimaera_intracellulare* Group (M chimaera DSM 44622 DSM b)	2.094	132614262
5 (++)	*Mycobacterium chimaera_intracellulare* Group (M chimaera 12030617 MVD b)	2.081	132614262
6 (++)	*Mycobacterium chimaera_intracellulare* Group (M intracellulare 744_12 FZB b)	2.047	132614262
7 (++)	*Mycobacterium chimaera_intracellulare* Group (M intracellulare DSM 44655 DSM b)	2.023	132614262
8 (++)	*Mycobacterium chimaera_intracellulare* Group (M intracellulare DSM 43223T DSM b)	2.02	132614262
9 (++)	*Mycobacterium chimaera_intracellulare* Group (M intracellulare 9643_11 FZB b)	2.019	132614262
10 (++)	*Mycobacterium chimaera_intracellulare* Group (M chimaera DSM 44623T DSM b)	2.017	132614262

（species）である．すなわち，国際原核生物命名規約では，種や亜種（subspecies）以上の細菌を取り扱い，種を細分する血清型（serovar），ファージ型（phagovar），病原型（pathovar），生物型（biovar）は規約の対象外である．

菌種の定義は，「全染色体DNAの定量的なDNA/DNAハイブリッド形成が最適条件下で70％以上あり，かつハイブリッドの熱安定度が5℃以内におさまる菌株の集まり」としている[1]．現在の分類学的なアプローチではDNA/DNAハイブリッド試験に基づいて菌株をグルーピングしたあと，これに対応するようなキーとなる表現性状を探して，それらが菌種の識別指標になって同定を行うことになる．

2．抗酸菌の新種登録状況

細菌は現在，約13,000種類が記載されており，毎年100菌種以上が新たな菌種として登録されている．1986年に発刊された細菌分類のバイブルとされるBergy's Manual of Systematic Bacteriology（第1版）に記載されていたMycobacterium属菌は54菌種であった．ところが，1990年代以降，後述するような遺伝子学的な解析の普及と相まって，新たな結核性抗酸菌が爆発的に増加している．

2018年に抗酸菌の分類で大きな変更が2つ実施された．ひとつは，*Mycobacterium tuberculosis* complexを形成する6菌種（*M. tuberculosis*, *M. bovis*, *M. africanum*, *M. microti*, *M. caprae*, *M. pinnipedii*）が *M. tuberculosis* に統一された[2]．

表4　MALDIバイオタイパーによる測定例③

順位 （精度）	マッチしたパターン	スコア値	NCBI識別子
1 （＋＋＋）	*Mycobacterium fortuitum* ssp *fortuitum* DSM 46622 DSM b ＋ *Mycobacterium porcinum* DSM 44242T DSM b	2.628	124909396
2 （＋＋＋）	*Mycobacterium fortuitum* ssp *fortuitum* DSM 46622 DSM b ＋ *Mycobacterium senegalense* DSM 43656T DSM b	2.563	124909396
3 （＋＋＋）	*Mycobacterium fortuitum* ssp *fortuitum* DSM 46623 DSM b ＋ *Mycobacterium porcinum* DSM 44242T DSM b	2.529	124909396
4 （＋＋＋）	*Mycobacterium fortuitum* ssp *fortuitum* DSM 46623 DSM b ＋ *Mycobacterium senegalense* DSM 43656T DSM b	2.526	124909396
5 （＋＋＋）	*Mycobacterium fortuitum* ssp *fortuitum* DSM 43482 DSM b ＋ *Mycobacterium senegalense* DSM 43656T DSM b	2.473	124909396
6 （＋＋＋）	*Mycobacterium fortuitum* ssp *fortuitum* DSM 43220 DSM b ＋ *Mycobacterium senegalense* DSM 43656T DSM b	2.461	124909396
7 （＋＋＋）	*Mycobacterium fortuitum* ssp *fortuitum* DSM 46622 DSM b	2.374	124909396
8 （＋＋＋）	*Mycobacterium fortuitum* ssp *fortuitum* DSM 43477 DSM b	2.36	124909396
9 （＋＋）	*Mycobacterium fortuitum* ssp *fortuitum* DSM 46623 DSM b	2.287	124909396
10 （＋＋）	*Mycobacterium fortuitum* ssp *fortuitum* DSM 43220 DSM b	2.269	124909396

表5　鑑別困難な近縁種グループ

1	*M. aichiense*	*M. aromaticivorans*		
2	*M. angelicum*	*M. szulgai*		
3	*M. aquaticum*	*M. brisbanense*		
4	*M. arcueilence*	*M. peregrinum*		
5	*M. austroafricanum*	*M. vanbaalenii*		
6	*M. canariasense*	*M. cosmeticum*		
7	*M. chelonae*	*M. salmoniphilum*	*M. stephanolepidis*	
8	*M. chubuense*	*M. chlorophenolicum*	*M. psychrotolerans*	
9	*M. crocinum*	*M. pallens*		
10	*M. ebumeum*	*M. talmoniae*		
11	*M. fortuitum*	*M. farcinogenes*	*M. porcinum*	*M. senegalense*
12	*M. gadium*	*M. tusciae*		
13	*M. intracellulare*	*M. chimaera*		
14	*M. lehmannii*	*M. neumannii*		
15	*M. mucogenicum*	*M. phocaicum*		
16	*M. murale*	*M. tokaiense*		
17	*M. sherrisii*	*M. simiae*		
18	*M. tuberculosis*	*M. africanum*	*M. bovis*	*M. caprae*	*M. microti*

色文字：complex

もうひとつは，*Mycobacterium* 属の細菌が5つの属に再編された[3]．すなわち，*Mycobacterium* 属のほか，*Mycobacteroides* 属，*Mycolicibacillus* 属，*Mycolicibacter* 属，*Mycolicibacterium* 属の4属が新設されて各々に移籍された．なお，後者3属の接頭語にはすべて *Mycolici-* がついているが，ミコール酸を意味する．接尾語の -bacillus，-bacter，-bacterium はすべて短桿菌を意味する．これらの変更を反映させて，2019年6月現在の *Mycobacterium* 属とその類縁属菌192菌種（14亜種）を一覧表にまとめたので参照いただきたい（表7）．

3．16S rDNA 配列による系統分類

細菌の16S rDNA は約1,500塩基対（bp）で，高等生物のそれは1,800bpほどであるが，その二次構造はよく類似している．16S rDNA は DNA のサイズが異なる細菌および高等生物細胞に共通に存在する遺伝子であり，生物全体の進化距離を比較するのに適している．さらに，この遺伝子は進化速度が比較的鈍く，系統のかけ離れた細菌間での比較も容易にできる．つまり，16S rDNA 遺伝子の塩基配列を系統的に解析すると，未知の菌株がどの属に所属しているか，あるいはどの菌種と類縁関係にあるかを推定できる．実際，Bergy's Manual of Systematic Bacteriology の第2版では 16S rDNA 遺伝子の配列に基づく系統的な分類体系が再構築された[4]．

分離された菌株の16S rDNA 遺伝子のほぼ全塩基配列を決定し，類似度が98.7％以上の菌種がない場合は新しい菌

同定菌種名（グループ）	菌種名	同定菌種名（グループ）	菌種名
Mycobacterium abscessus	Mycobacterium abscessus	Mycobacterium intracellulare	Mycobacterium intracellulare
Mycobacterium agri	Mycobacterium agri	Mycobacterium kansasii	Mycobacterium kansasii
Mycobacterium arupense	Mycobacterium arupense	Mycobacterium kubicae	Mycobacterium kubicae
Mycobacterium asiaticum	Mycobacterium asiaticum	Mycobacterium lentiflavum	Mycobacterium lentiflavum
Mycobacterium aurum	Mycobacterium aurum	Mycobacterium mageritense	Mycobacterium mageritense
Mycobacterium avium	Mycobacterium avium	Mycobacterium malmoense	Mycobacterium malmoense
Mycobacterium brisbanense	Mycobacterium brisbanense	Mycobacterium marinum	Mycobacterium marinum
Mycobacterium celatum	Mycobacterium celatum	Mycobacterium mucogenicum	Mycobacterium mucogenicum
Mycobacterium chelonae	Mycobacterium chelonae	Mycobacterium nebraskense	Mycobacterium nebraskense
Mycobacterium cosmeticum	Mycobacterium cosmeticum	Mycobacterium neoaurum	Mycobacterium neoaurum
Mycobacterium flavescens	Mycobacterium flavescens	Mycobacterium paraffinicum	Mycobacterium paraffinicum
Mycobacterium fortuitum group	Mycobacterium alvei	Mycobacterium phlei	Mycobacterium phlei
	Mycobacterium farcinogenes	Mycobacterium scrofulaceum	Mycobacterium scrofulaceum
	Mycobacterium fortuitum	Mycobacterium shimoidei	Mycobacterium shimoidei
	Mycobacterium fortuitum ssp fortuitum	Mycobacterium simiae	Mycobacterium simiae
	Mycobacterium houstonense	Mycobacterium smegmatis	Mycobacterium smegmatis
	Mycobacterium peregrinum	Mycobacterium szulgai	Mycobacterium szulgai
	Mycobacterium porcinum	Mycobacterium triplex	Mycobacterium triplex
	Mycobacterium senegalense	Mycobacterium tuberculosis complex	Mycobacterium africanum
Mycobacterium gastri	Mycobacterium gastri		Mycobacterium bovis
Mycobacterium genavense	Mycobacterium genavense		"Mycobacterium canettii"
Mycobacterium goodii	Mycobacterium goodii		Mycobacterium microti
Mycobacterium gordonae	Mycobacterium gordonae		Mycobacterium tuberculosis
Mycobacterium haemophilum	Mycobacterium haemophilum	Mycobacterium vaccae	Mycobacterium vaccae
Mycobacterium immunogenum	Mycobacterium immunogenum	Mycobacterium xenopi	Mycobacterium xenopi

表6 VITEC MS で同定できる菌種一覧

種の可能性が高い．一方，98.7～99％以上の類似度では最終的に染色体の DNA/DNA ハイブリッド形成を計測して判定する．従来は 16S rDNA 配列の類似度 97％が境界線であった[5]がシークエンスの精度が上がり，1.5％以上配列が異なる場合はほとんどが別の種になることが示されている[6]．

4. broad-range PCR とシークエンス解析による菌種同定の実際

broad-range PCR では細菌に共通な 16S rDNA 遺伝子の領域を増幅する（図5）．1組のプライマー（8UA と 1485B）でどのような細菌でも共通に検出できることが最大の利点である．16S rDNA 遺伝子の増幅された領域には菌種に特徴的な配列（可変領域）を含むため，塩基配列を決定してデータベースと比較・解析することによって菌種を特定することができる．

筆者が日常的に実施している操作手順（図6）を概説する．菌液（結核菌を除く非結核菌性抗酸菌）を5分間煮沸して，軽く遠心分離した上澄みを DNA の鋳型として，16S rDNA 遺伝子を PCR で増幅する．アガロース電気泳動法で DNA が増えたことを確認して，増幅産物だけに精製したあと，シークエンス反応を行い，シークエンサーで配列を解読する．この約 1,500bp の配列をデータベースに登録されている菌種の配列との相同性を比較・検討する．なお，比較の対象は，必ず基準株の塩基配列であることに留意すべきである．

5. 16S rDNA 配列の相同性解析による同定の限界

一般的には 16S rDNA 遺伝子の塩基配列の相同性を決定すれば，抗酸菌の同定が可能である．しかし，16S rDNA 遺伝子の配列だけでは，相同性の高い2菌種あるいは3菌種が候補となり，その値の違いが僅かなために菌種レベルまでの正確な同定が困難な場合がある．たとえば，結核菌群の5菌種，M. kansasii と M. gastri, M. mucogenicum と M. phocaicum の各々は 16S rDNA 遺伝子の配列が 100％一致しており，どちらの種であるか識別できない[7]．また，M. marinum と M. ulcerans, M. intracellulare と M. chimaere, M. porcinum と M. neworleansense では各々で 16S rDNA 遺伝子配列の相同性が極めて高く（99.9％），お互いを区別することは難しい（表8）．このようなケースではお互いの菌種で DNA 配列の違いが多いハウスキーピング遺伝子の塩基配列を解析して，その相同性を含めて総合的に菌種を同定することになる（表8）．

6. rpoB や hsp65 遺伝子の相同性解析の併用

近年，16S rDNA 遺伝子以外のハウスキーピング遺伝子の塩基配列に基づく菌種の同定が検討・報告されている（表9）．筆者は非結核性抗酸菌を同定する際には，16S rDNA, rpoB, hsp65 遺伝子を増幅後，各塩基配列のシークエンス解析とデータベースによる相同性の検索を実施している．すなわち，これら3つの遺伝子の系統的な位置から総合的に判断して菌種の同定を行うのが理想的である[8]．しかしなが

表7　*Mycobacterium* 属関連の菌種一覧（192菌種14亜種；2019年6月現在）

Year	Species	Growth rate	Year	Species	Growth rate	Year	Species	Growth rate
1880	M. leprae	S	1993	M. brumae	R	2009	M. aromaticivorans	R
1883	M. tuberculosis	S		M. celatum	S		M. bouchedurhonense	S
1889	M. smegmatis	R		M. genavense	S		M. crocinum	R
1899	M. phlei	R		M. hiberniae	S		M. insubricum	S
1901	M. avium (M. avium subsp. avium; 1990)	S		M. intermedium	S		M. kyorinense	S
1912	M. lepraemurium	S	1995	M. branderi	S		M. mantenii	S
1923	M. chelonae → M. chelonae subsp. chelonae; 2017	R		M. interjectum	S		M. marseillense	S
1926	M. marinum	S		M. mucogenicum	R		M. noviomagense	S
1938	M. fortuitum (M. fortuitum subsp. fortuitum; 1986)	R	1996	M. conspicuum	S		M. pallens	R
1949	M. intracellulare (M. intracellulare subsp. intracellulare; 2018)	S		M. lentiflavum	S		M. riyadhense	S
1950	M. ulcerans	S		M. hodleri	R		M. rufum	R
1953	M. abscessus (M. abscessus subsp. abscessus; 2011)	R	1997	M. hassiacum	S		M. rutilum	R
1955	M. kansasii	S		M. mageritense	R		M. timonense	S
1956	M. scrofulaceum	S		M. triplex	S		M. vulneris	S
1957	M. microti → M. tuberculosis; 2018	S		M. novocastrense	S	2010	M. paraffinicum	R
1959	M. xenopi	S	1998	M. bohemicum	S		M. paraseoulense	S
1962	M. flavescens	S		M. heidelbergense	S	2011	M. sherrisii	S
	M. gordonae	S	1999	M. goodii	R		M. europaeum	S
1964	M. vaccae	R		M. murale	S		M. algericum → M. algericus	S
1965	M. simiae	S		M. tusciae	S		M. shinjukuense	S
	M. nonchromogenicum → M. nonchromogenicus	S		M. wolinskyi	R	2012	M. litorale	R
	M. parafortuitum	R	2000	M. botniense	S		M. koreense → M. koreensis	R
1966	M. gastri	S		M. elephantis	R		M. bacteremicum	R
	M. terrae	S		M. kubicae	S	2013	M. minnesotense → M. minnesotensis	S
	M. thermoresistibile	R		M. septicum	R		M. yongonense → M. intracellulare subsp. yongonense; 2018	S
	M. aurum	R	2001	M. doricum	S		M. engbaekii	S
1967	M. chitae	R		M. frederiksbergense	R		M. heraklionense → M. herakilonensis	S
1969	M. africanum → M. tuberculosis; 2018	S		M. heckeshornense	S		M. longobardum → M. longobardus	S
1970	M. bovis → M. tuberculosis; 2018	S		M. immunogenum	R		M. iranicum	R
	M. triviale → M. trivialis	S	2002	M. holsaticum	S		M. parakoreense → M. parakoreensis	S
1971	M. asiaticum	S		M. lacus	S		M. fragae	S
	M. duvalii	R		M. palustre	S		M. sediminis	R
	M. gilvum	R		M. vanbaalenii	R		M. arabiense	S
	M. obuense	R	2003	M. caprae → M. tuberculosis; 2018	S		M. bourgelatii	R
1972	M. szulgai	S		M. montefiorense	S	2014	M. paragordonae	S
	M. neoaurum	R		M. pinnipedii → M. tuberculosis; 2018	S		M. hippocampi	R
1973	M. farcinogenes	R		M. shottsii	S	2015	M. celeriflavum	S
	M. senegalense	R	2004	M. boenickei	R		M. paraense	R
1974	M. gadium	R		M. brisbanense	R		M. franklinii	R
1977	M. malmoense	S		M. canariasense	R		M. anyangense	R
1978	M. haemophilum	S		M. chimaera → M. intracellulare subsp. chimaera; 2018	S		M. saopaulense	R
1979	M. komossense	R		M. cosmeticum	R		M. angelicum	S
1980	M. sphagni	R		M. houstonense	R	2016	M. alsense	S
1981	M. aichiense	R		M. nebraskense	S		M. paraintracellulare	S
	M. agri	R		M. neworleansense	S		M. lutetiense	R
	M. chubuense	R		M. parascrofulaceum	S		M. montmartrense	R
	M. rhodesiae	R		M. parmense	S		M. arcueilense	R
	M. tokaiense	R		M. psychrotolerans	R		M. sarraceniae	R
1982	M. shimoidei	S		M. pyrenivorans	R		M. helvum	R
1983	M. austroafricanum	R		M. saskatchewanense	R		M. oryzae	R
	M. diernhoferi	R	2005	M. florentinum	S		M. paraterrae	S
	M. fallax	R		M. pseudoshottsii	S	2017	M. malmesburyense	R
	M. porcinum	R	2006	M. arupense → M. arupensis	S		M. persicum	S
	M. pulveris	R		M. aubagnense	R		M. talmoniae	R
1986	M. fortuitum subsp. acetamidolyticum	R		M. bolletii → M. abscessus subsp. bolletii; 2011	R		M. stephanolepidis	R
	M. chlorophenolicum	R		M. colombiense	S		M. eburneum	R
	M. moriokaense	R		M. conceptionense	R		M. aquaticum	R
1987	M. poriferae	R		M. fluoranthenivorans	R		M. grossiae	R
1990	M. avium subsp. paratuberculosis	S		M. massiliense → M. bolletii → M. abscessus subsp. massiliense; 2017	R		M. virginiense	S
	M. avium subsp. silvaticum	S		M. monacense	R		M. chelonae subsp. bovis	R
	M. cookii	S		M. phocaicum	R		M. aquiterrae	R
1992	M. peregrinum	R	2007	M. kumamotonense → M. kumamotonensis	S		M. lehmannii	R
	M. alvei	R		M. salmoniphilum	R		M. neumannii	R
	M. confluentis	R		M. seoulense	S	2018	M. komaniense	R
	M. madagascariense	R	2008	M. arosiense	S		M. shigaense	S
				M. llatzerense	R		M. decipiens	S
				M. senuense → M. senuensis	S		M. syngnathidarum	R
				M. setense	R		M. kyogaense	R
				M. setense	R		M. chelonae subsp. gwanakae	R
						2019	M. pseudokansasii	S
							M. innocens	S
							M. attenuatum	S

░ : *Mycobacterium*,　░ : *Mycolicibacterium*,　▓ : *Mycolicibacillus*,　: *Mycobacteroides*,　▓ : *Mycolicibacter*

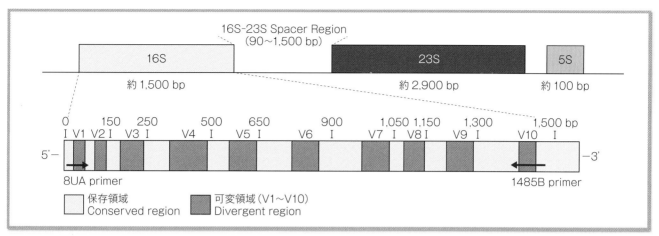

図 5 　細菌のリボソームの構造と 16S rDNA 遺伝子の配列

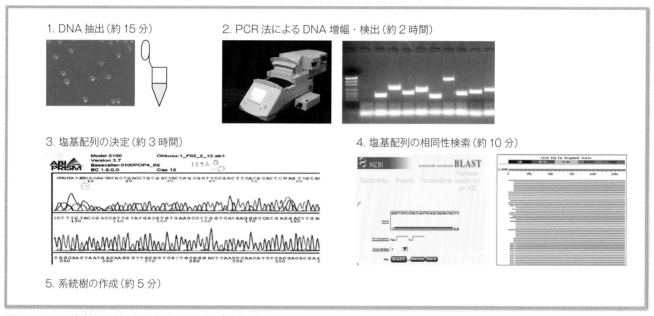

図 6 　DNA 塩基配列による細菌の同定プロセス

表 8 　抗酸菌の菌種間におけるハウスキーピング遺伝子塩基配列の相同性比較				
菌種グループ	相同性（%）			
	16S rDNA	*dnaJ1*	*rpoB*	*hsp65*
M. tuberculosis complex	99.9〜100	99.9〜100	100	99.7〜100
M. kansasii - *M. gastri*	100	95.5	94.4	97.7
M. marinum - *M. ulcerans*	99.9	98.8	99.3	99.4
M. intracellulare- *M. chimaera*	99.9	98.2	100	99.1
M. szulgai - *M. malmoense*	99.7	86.4	91.0	93.7
M. mucogenicum - *M. phocaicum*	100	95.8	98.7	100
M. porcinum - *M. neworleansense*	99.9	96.0	97.0	96.9

ら，3つすべての遺伝子を解析することは費用対効果の観点から困難であることもまた事実である．したがって，まずは 16S rDNA と *hsp65* 遺伝子の両方の相同性を解析することを勧めたい．つまり，著者の経験では，これらの2つの領域の塩基配列の相同性によって，大半の非定型抗酸菌株を菌種レベルで同定できる．どうしても同定ができない

場合には，鑑別するべき菌種に相同性の違いを見い出せる *rpoB*，*dnaJ*，ITS 領域のどれかを追加的に解析するとよい．

7.　Multiplex-PCR および核酸クロマト法による遅発育抗酸菌 5 菌種の同定

固形培または液体培地に発育した菌株を用いて，PCR と

遺伝子領域	正式名 / 機能・活性	塩基数 (bp)* (*E. coli* K12)	系統解析用塩基数 (bp)*
	表 9　抗酸菌の系統解析に用いられるハウスキーピング遺伝子		
16S rDNA	16S ribosomal RNA	1,541	>1,300
rpoB	RNA polymerase β subunit	4,029	351
hsp65	65-kDa heat shock protein	1,642	424
dnaJ	chaperone with DnaK	1,131	1,100
ITS	16S-23S rRNA internal transcribed spacer	534	340
sodA	superoxide dismutase	621	400
gyrB	DNA gyrase subunit B	2,415	1,000
recA	DNA repair protein recA	1,062	500
secA1	sec-dependent protein secA1	1,947	700

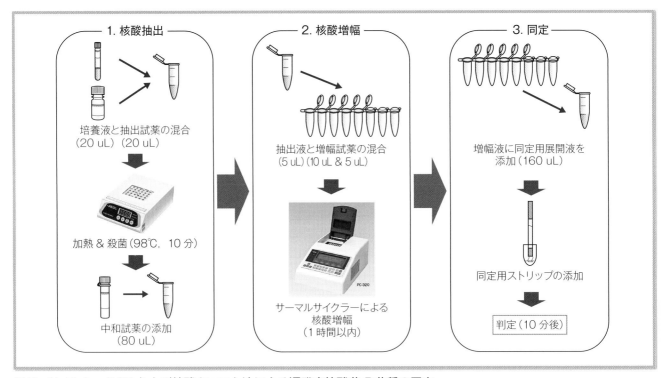

図 7　Multiplex-PCR および核酸クロマト法による遅発育抗酸菌 5 菌種の同定

核酸クロマト法で主要な遅発育抗酸菌 5 菌種（*M. tuberculosis* complex, *M. avium*, *M. intracellulare*, *M. kansasii*, *M. gordonae*）を簡便に同定できるキット「Q ジーンマイコバクテリア」が市販されている（極東製薬株式会社）．核酸の抽出，PCR（2 つのチューブを用いた multiplex-PCR），増幅産物の核酸クロマト法による検出を全行程 2 時間 hands-on-time は約 30 分）で実施できる（図 7）．なお，multiplex-PCR および核酸クロマト法による「カネカ核酸クロマト迅速発育抗酸菌同定キット」では迅速発育 4 菌種 2 亜種（*M. abscessus* subsp. *abscessus*/ subsp. *bolletii*, *M. abscessus* subsp. *massiliense*, *M. chelonae*, *M. fortuitum*, *M. peregrinum*）の同定が可能である．

3 生化学同定

1. 意義

　培養可能な抗酸菌は結核菌群と非結核性抗酸菌に二大別

される．結核菌群のうち主要なものは結核菌で，ヒトからヒトへの強い感染性を有するのに対して，非結核性抗酸菌の主要なものは *M. avium*, *M. intracellulare* および *M. kansasii* の 3 種類であるが，結核菌に比べるとはるかに弱毒で，ヒトからヒトへの感染性はないとされている．また，結核菌は諸種抗結核薬に感受性で，結核の治療方式は確立されており，予後は一般に良好であるが，非結核性抗酸菌は菌種あるいは菌株によって薬剤感受性を異にし，若干の例外を除きそれによる感染症に対する確立された治療方式はなく，感染症原因菌によって治療の比較的容易なものから困難で難治性なものまである．以上の見地から，抗酸菌を迅速に同定することは欠くべからざるものとなってきており，患者の治療方針決定のためのみならず，疫学面からも極めて重要な問題である．

2. 抗酸菌種

　ヒトに対する起病性別にみた抗酸菌種を表 10 に示す．

表 10　ヒトに対する起病性別にみた培養可能抗酸菌

群別	分類	ヒトに対する起病性		
		+		−
		一般的	まれ	
結核菌群		**M. tuberculosis** M. africanum* M. bovis	M. canettii M. caprae M. microti M. pinnipedii	
遅発育菌　非結核性抗酸菌	I#	**M. kansasii** **M. marinum**	**M. intermedium** M. asiaticum M. simiae	
	II	**M. scrofulaceum** **M. xenopi*** **M. ulcerans***	**M. gordonae** **M. heckeshornense** **M. lentiflavum** **M. shinshuense** **M. szulgai** M. bohemicum M. interjectum M. nebraskense M. palustre M. parascrofulaceum M. parmense M. saskatchewanense	M. botniense M. cookii M. doricum M. farcinogenes M. hiberniae M. kubicae M. tusciae
	III	**M. avium subsp. avium** **M. avium subsp. hominissuis** **M. intracellulare** **M. malmoense***	**M. branderi** **M. celatum** **M. genavense** **M. haemophilum** **M. nonchromogenicum** **M. shimoidei** **M. terrae** **M. triplex** M. avium subsp. paratuberculosis M. conspicuum M. heidelbergense M. lacus M. sherrisii	M. avium subsp. silvaticum M. gastri M. lepraemurium M. montefiorense M. shottsii M. triviale
迅速発育菌	IV	**M. abscessus** **M. chelonae** **M. fortuitum** **M. immunogenum** **M. massiliense**	**M. fortuitum subsp. acetamidolyticum** **M. goodii** **M. mageritense** **M. porcinum** **M. thermoresistibile** M. boenickei M. brisbanense M. canariasense M. elephantis M. houstonense M. manitobense M. mucogenicum M. neoaurum M. neworleansense M. novocastrense M. peregrinum M. senegalense M. septicum M. smegmatis M. wolinskyi	M. agri　　M. manitobense M. aichiense　M. moriokaense M. album　　M. murale M. alvei　　M. obuense M. aurum　　M. parafortuitum M. austroafricanum　M. phlei M. brumae　M. poriferae M. chitae　M. pulveris M. chlorophenolicum　M. rhodesiae M. chubuense　M. senegalense M. confluentis　M. sphagni M. diernhoferi　M. tokaiense M. duvalii　M. vaccae M. fallax　M. vanbaalenii M. flavescens M. frederiksbergense M. gadium M. gilvum M. hassiacum M. hckensachense M. hodleri M. holsaticum M. komossense M. madagascariense

（**太字**）日本で今までに感染症が報告されたことのある抗酸菌.
（斎藤　肇, 2007 より改変）
*：ある特定の国・地域でまれならずみられる. *M. leprae* は培養不能. "*M. visibilis*" は培養困難.
#：Runyon 分類.

これらのうち，起病性を有する抗酸菌には日本で一般的にみられる菌種，日本ではまだ分離されていないか，まれにしか分離されないが，ある特定の国・地域ではまれならずみられる菌種，あるいは世界でも極めてまれにしかヒトの疾患の原因菌とならない菌種があり，それらのなかには最近新種として記載されたものもある.

3. 臨床材料中に見い出される主要な抗酸菌

ヒトの臨床材料，特に肺結核や肺結核類似症の喀痰から分離される抗酸菌種について簡単に説明する.

a）遅発育抗酸菌

（1）結核菌群（*Mycobacterium tuberculosis* complex）

結核菌，ウシ菌，アフリカ菌，ネズミ菌，カネッティ菌，カプレ菌，アシカ菌を含む. いずれもヒトの疾患の原因菌となる.

①*M. tuberculosis*（結核菌）

ヒトの（肺）結核の主要な原因菌であり，日本における全

抗酸菌感染症の約70%を占める．HIV感染者の結核は肺外結核の頻度が高く，リンパ節結核および播種型が多い．

②M. bovis（ウシ菌）

ヒトの感染は主として非殺菌汚染牛乳の摂取による．今日ではまれであるが，今もって欧米では成人，子どもの肺感染例が報告されている．エイズ患者合併症例もみられている．BCGは弱毒ウシ菌である．

③M. africanum（アフリカ菌）

アフリカ原住民（主に西アフリカ）の肺結核から分離され，結核菌とウシ菌の中間的な性状を示す．日本では分離されていない．

④M. microti（ネズミ菌）

英国の野ネズミの流行性結核から分離されたが，最近，英国，オランダからこの菌によるヒトの播種性ならびに肺結核が報告されている．S状，鉤状の細長い桿菌で発育にグリセリンを必要とせず，結核菌よりも発育は緩徐で，ナイアシン陽性である．

⑤M. canettii（カネッティ菌）

van Soolingen（1997年）によりソマリアで小児の頸部リンパ節から分離されたS型の一抗酸菌株（So93）が，1969年Canettiによりフランスで分離されたS型の結核菌と同一の特異糖脂質と遺伝学的性状を有することが明らかにされ，これに対してM. canettiiの種名が与えられた．

⑥M. caprae（カプレ菌）

Aranazら（1999年）はヤギの病理組織サンプルより分離され，M. bovisに似て非なる，M. tuberculosis complexのほかのメンバーから区別される菌をM. tuberculosis subsp. capraeと命名したが，Niemannら（2002年）は正しい学名はM. bovis subsp. capraeであるとし，さらにProdingerら（2005年）は，結核菌群の一独立菌種とし，M. capraeと命名した．欧州，特にドイツにこの菌によるヒト感染症がみられている．

⑦M. pinnipedii（アシカ菌）

Cousinsら（2003年）によりオーストラリア，ウルグアイ，アルゼンチン，英国，ニュージーランドのアザラシの結核より分離され，またアザラシの調教師よりの分離も報告されている．

（2）非結核性抗酸菌

遅発育の非結核性抗酸菌はⅠ群菌（光発色菌 photochromogens），Ⅱ群菌（暗発色菌 scotochromogens）およびⅢ群菌（非光発色菌 nonphotochromogens）に分類される．

［Ⅰ群菌］

集落は暗所内培養では灰白色ないしクリーム色であるが，増殖期の菌の集落に光を当て，再び暗所に戻して培養を続けると24時間以内にレモン黄色に発色する（光発色性）菌群である．

①M. kansasii

主としてヒトの肺結核類似症を引き起こすが，エイズ患者ではまれに播種性感染を起こす．日本では非結核性抗酸菌感染症の原因菌の約5%を占め，M. avium complexに次ぐ第2位の座を占める．国あるいは地域によって分布を異にする．最近，日本では一般に減少傾向にある．

②M. marinum

本来は魚の病原菌である．ヒトでは主として熱帯魚の飼育水槽やプールで受けた擦過傷から，汚染した魚，水との接触によって皮膚に感染病巣をつくる．病巣は一般的に限局性であるが，リンパ管型スポロトリクス症類似病巣，また極めてまれに全身播種性病巣を生じることもある．発育至適温度は30℃前後である．

③M. simiae

最初サルから分離された菌であり，まれにヒトに肺結核類似症を引き起こす．日本では確かな症例の報告はない．集落は一見，M. avium complexを疑わせるが，ナイアシンおよびウレアーゼ陽性であり，M. tuberculosis complexとの鑑別にも留意すべきである．

④M. asiaticum

最初サルから分離された菌である．M. gordonae（暗発色菌）とよく似た培養・生化学的性状を示す．ヒトの肺疾患の原因菌としてオーストラリア，米国からの報告がある．

［Ⅱ群菌］

集落が，暗所内培養でも黄色ないしオレンジ色に着色している菌群である．

①M. scrofulaceum

日本において，かつては非結核性抗酸菌肺感染症の原因菌として第2位の座を占めていたが，最近ではその分離はまれとなっている．子どもの頸部リンパ節炎の原因菌として知られていた．

②M. szulgai

M. scrofulaceumとよく似た菌であるが，集落は37℃では暗発色性，25℃では光発色性という特徴がある．まれにヒトの肺結核類似症を引き起こす．

③M. xenopi

一般には肺結核類似症を引き起こすが，まれながら易感染宿主に肺外および播種性感染症を引き起こす．欧州（英国，フランス，デンマーク）での分離頻度が高いが，日本でもまれに分離される．若い培養菌は非光発色性あるいは淡黄色であるが，日を経るに従って着色は増強する．発育至適温度は42℃で，集落は鳥の巣状で，顕微鏡下で"棒状突起"（stick-like projection）がみられる．最近日本で分離されたM. heckeshornenseはM. xenopi，M. botnienseに極めて近似した諸性状を示し，DDHテストではM. xenopiと判定される．三者は16S rDNA配列によって鑑別できる．

④M. gordonae

土壌，水に広く分布し，かつては"tap water scotochromogen"と呼ばれ，臨床検査室においてしばしば見い出される雑菌性抗酸菌である．まれにヒトの肺結核類似症を引き起こす．

⑤M. ulcerans

熱帯，亜熱帯，特に西アフリカおよびオーストラリアでみられる，ヒトに進行性慢性皮膚潰瘍を起こす菌である．アフリカではBuruli潰瘍，オーストラリアではBairnsdale潰瘍と呼ばれる潰瘍を通常下肢につくる．最近アフリカで増加の傾向にあり，再興感染症として注目されている．本菌は菌体外毒素マイコラクトンを産生する．M. shinshuense

(Tsukamura & Mikoshiba, 1982年)は M. ulcerans に極めて近似した諸性状を有し，同様の皮膚疾患を引き起こす．ともに DDH テストでは M. marinum と判定される．

⑥M. interjectum

Springer ら（1993年）により子どもの慢性頸部リンパ節炎病巣から分離された．M. scrofulaceum に似た培養・生化学的性状を示す．特異な 16S rDNA 配列を有する．日本でも分離されている．

⑦M. lentiflavum

Springer ら（1996年）によってヒトの脊椎椎間板炎病巣から分離された．本菌は喀痰，胃液，尿などの臨床検体からも，偶然分離されることがある．日本での分離例もまれではない．

⑧M. intermedium

Meier ら（1993年）により肺疾患患者喀痰から分離，命名された．I 群菌として報告されたが，II 群菌である．16S rDNA 配列に基づく系統樹では，迅速発育菌と遅速発育菌の中間に位置する．最近日本でも分離されている．

[III群菌]

集落は灰白色ないしクリーム色で，光発色性を欠く菌群である．

①M. avium complex（MAC）

MAC のメンバーには M. avium（これには subsp. avium, subsp. paratuberculosis, subsp. silvaticum および subsp. hominissuis の4亜種が提案されている）と M. intracellulare が含まれている．これら両菌種は培養・生化学的性状では明確に区分できないため MAC と一括して呼ばれてきたが，分子遺伝学的に鑑別可能となった．従来は M. avium はやブタなどの家禽動物に，また M. intracellulare はヒトに対する起病性を有する菌と考えられていたが，ヒトの肺結核類似症から分離された MAC は特異 DNA プローブにより半数は M. avium であることが明らかになった．M. avium 感染症は近畿地方を含めた東日本に多く（M. avium：M. intracellulare＝70％：30％），西日本では M. intracellulare 感染症が多い（M. avium：M. intracellulare＝30％：70％）といわれてきたが，最近では全国的に M. avium 感染症の占める比率のほうが高くなってきている．MAC は一般に諸種抗菌薬に対して耐性であるが，近年ニューマクロライド薬（クラリスロマイシン，アジスロマイシン）の有効性が認められている．非エイズ患者では，多くは肺に基礎疾患を有する個体に肺結核類似症を引き起こし，日本では非結核性抗酸菌感染症の約80％は MAC によるものである．近年では中年女性における一次感染型肺 MAC 症の増加が注目されている．他方，エイズ患者ではしばしば全身播種性感染症を引き起こし，そのほとんどが M. avium によるものである．また，米国において MAC は 12 歳以下の子どもの抗酸菌性頸部リンパ節炎の主要原因菌となっている．

②M. malmoense

一般には肺結核類似症を引き起こすが，まれながら肺外および播種性感染症を引き起こす．英国，スコットランド，ウェールズ，スウェーデン，フランスでは本菌感染症は増加している．分離培養に 8～12 週を要する菌株もある．発育至適温度は 30℃である．最近日本でも肺感染症例が報告されている．

③M. haemophilum

Sompolinsky ら（1978年）によって，Hodgkin 病の免疫抑制治療中に全身性皮膚肉芽腫および皮下膿瘍を併発した患者の病巣膿より分離された．発育にヘモグロビン，ヘミン，またはクエン酸鉄アンモンを要求，25～30℃で発育可能，カタラーゼ陰性といった特徴がある．最近世界的に増加傾向にあり，易感染宿主における皮膚・皮下感染，敗血症性関節炎，骨髄炎，肺炎や免疫正常児のリンパ節炎などが報告されている．最近日本でも，易感染宿主における皮膚感染症の2例が報告されている．

④M. shimoidei

空洞性肺疾患を有する 56 歳の日本人男性患者から 11 年間にわたって分離された菌で，Tsukamura（1975年）によって独立菌種として報告された．M. nonchromogenicum complex に近似の性状を有するが，特異な 16S rDNA 配列を有する．その後，ドイツ，イタリア，カナダ，マダガスカル，フランス，オーストラリア，スイス，スウェーデンからも分離の報告がある．日本でも肺結核類似症が報告されている．

⑤M. celatum

Butler ら（1993年）によって報告され，M. xenopi に最も近似したミコール酸の高速液体クロマトグラフィ（HPLC）パターンを示す III 群菌である．本菌感染症例の過半数は HIV 抗体陽性者である．米国，フィンランドおよびソマリアで分離されている．最近日本でも 3 例の肺結核類似症の報告がある．

⑥M. genavense

Böttger ら（1993年）によりスイス，オーストリア，ドイツ，米国でエイズ患者における播種性感染の原因菌として血液から分離された III 群菌である．その後，本菌はペットの鳥，免疫正常女性の重症なリンパ節炎からも分離されている．本菌は卵や寒天をベースとした抗酸菌培地には発育せず，初代分離には 7H12（BACTEC12B），または 7H13（BACTEC13A）培地を用いて，8 週間以上培養する．また，継代ではマイコバクチン J 加 7H11 寒天培地を用いて，極めて微弱な発育がみられる．最近日本でも，複数患者における肺感染例が報告されている．

⑦M. conspicuum

Springer ら（1995年）により播種性疾患患者から分離，命名された III 群菌である．22℃，31℃で発育し，37℃では発育不能である．

⑧M. branderi

Brander ら（1992年）により，新種（"Helsinki group"）として提案されたヒトに起病性のある III 群菌で，95 年，Koukila-Kähkölä らによって M. branderi と命名された．本菌は M. xenopi，MAC，M. shimoidei に近似した培養・生化学的性状を有するが，16S rDNA 配列により明らかに鑑別される．最近日本でも分離されている．

⑨M. triplex

Floyd ら（1996年）によりヒトの頸部リンパ節，喀痰，髄

液より分離された．MAC プローブと反応せず，*M. simiae* と近似した HPLC パターンを示すが，特異な 16S rDNA 配列を有する．米国国内に広く分布している．最近，日本でも塵肺を有する患者の肺炎の原因菌として分離されている．

⑩*M. nonchromogenicum* complex

M. nonchromogenicum, *M. terrae* および *M. triviale* はそれぞれが独立菌種として承認されているが，これら 3 菌種は近似した諸性状を有するため，一括して *M. nonchromogenicum* complex あるいは *M. terrae* complex とも呼ばれている．命名の優先権より前者の呼び名が合法的である．雑菌性であるが，ヒトの肺，腱鞘あるいは腸管感染の原因菌として分離されたとの報告がある．

⑪*M. gastri*

ヒトの疾患の原因となることは極めてまれで，今までに 3 例の報告例があるに過ぎない．日本では確かな分離例はない．*M. kansasii* と近似した諸性状を示すが光発色性を欠く．

b）迅速発育抗酸菌（Ⅳ群菌）

菌種により集落は S 型または R 型，着色または非着色で，光照射に対する反応性も異なるが，培養 1 週以内に成熟集落に達する菌群である．60 種以上の菌種があり，大多数が雑菌性であるが，以下の菌種はヒトに対して起病性を発揮する場合がある．

（1）*M. fortuitum* complex

①*M. fortuitum*，②*M. peregrinum*，③*M. chelonae*，④*M. abscessus*，⑤*M. mucogenicum* はそれぞれが独立菌種として承認されているが，近似した諸性状を有し，一括して *M. fortuitum* complex と呼ぶことがある．また①と②を *M. fortuitum* グループ，③〜⑤を *M. chelonae* グループと呼ぶこともある．これらの菌はヒトの軟部組織，骨，肺などに近似した感染症を引き起こす．

（2）*M. smegmatis*

古くは雑菌性抗酸菌の代表的菌種とみなされていたが，Ⅳ群菌によるヒトの感染症のうち *M. fortuitum* complex に次いで多いといわれている．外傷や外科的手術後の軟部組織の感染報告がある．

（3）その他

M. thermoresistible，*M. flavescens*，*M. neoaurum*，*M. mageritense* によるヒトの感染症例の報告もある．

4．分離抗酸菌の同定

同定の流れを図 8〜12 に示した．詳細については参考文献[9〜24]を参照されたい．なお，太枠内の検査は必ず行い，ほかは必要に応じて行えば同定はより確かなものとなる．

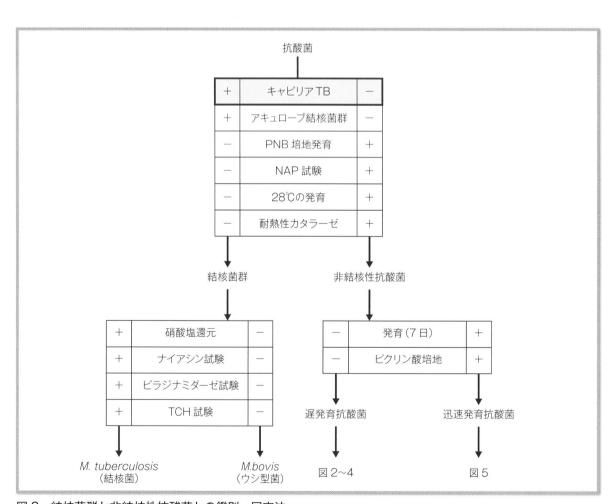

図 8　結核菌群と非結核性抗酸菌との鑑別・同定法
（結核菌検査指針 2007）

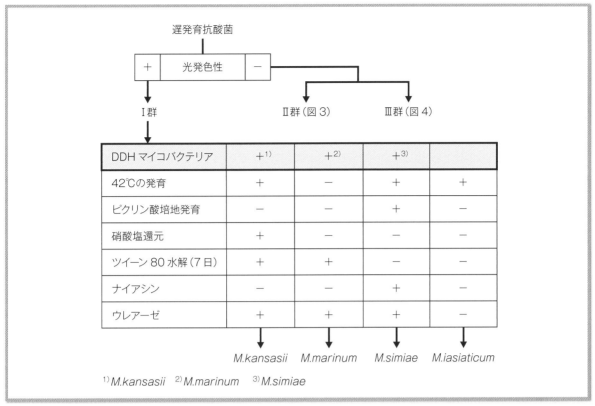

DDH マイコバクテリア	+[1]	+[2]	+[3]	
42℃の発育	+	−	+	+
ピクリン酸培地発育	−	−	+	−
硝酸塩還元	+	−	−	−
ツイーン80水解（7日）	+	+	−	−
ナイアシン	−	−	+	−
ウレアーゼ	+	+	+	−
	M.kansasii	M.marinum	M.simiae	M.iasiaticum

[1] M.kansasii [2] M.marinum [3] M.simiae

図9　Ⅰ群抗酸菌の鑑別・同定法
（結核菌検査指針 2007）

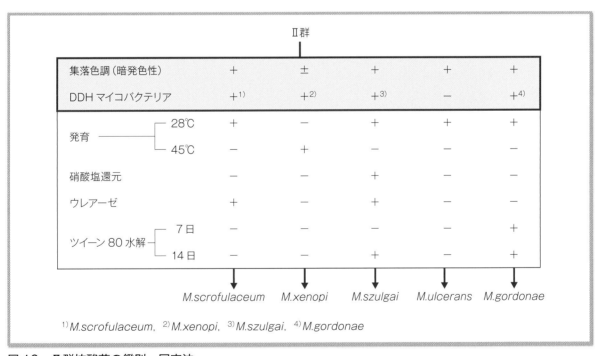

	Ⅱ群				
集落色調（暗発色性）	+	±	+	+	+
DDH マイコバクテリア	+[1]	+[2]	+[3]	−	+[4]
発育 ─ 28℃	+	−	+	+	+
発育 ─ 45℃	−	+	−	−	−
硝酸塩還元	−	−	+	−	−
ウレアーゼ	+	−	+	−	−
ツイーン80水解 ─ 7日	−	−	−	−	+
ツイーン80水解 ─ 14日	−	−	+	−	+
	M.scrofulaceum	M.xenopi	M.szulgai	M.ulcerans	M.gordonae

[1] M.scrofulaceum, [2] M.xenopi, [3] M.szulgai, [4] M.gordonae

図10　Ⅱ群抗酸菌の鑑別・同定法
（結核菌検査指針 2007）

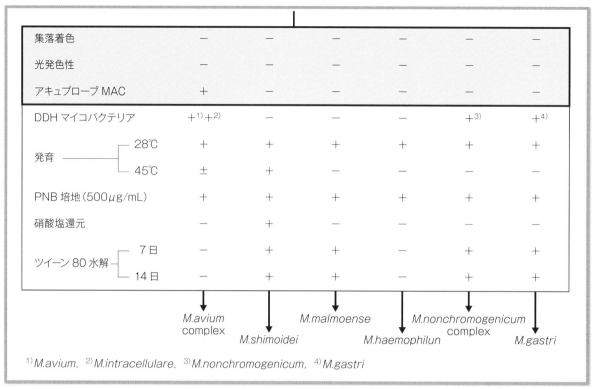

	M.avium complex	M.shimoidei	M.malmoense	M.haemophilun	M.nonchromogenicum complex	M.gastri
集落着色	−	−	−	−	−	−
光発色性	−	−	−	−	−	−
アキュプローブ MAC	+					
DDH マイコバクテリア	+[1]+[2]	−	−	−	+[3]	+[4]
発育 ── 28℃	+	+	+	+	+	+
── 45℃	±	+	−	−	−	−
PNB 培地（500μg/mL）	+	+	+	+	+	+
硝酸塩還元	−	+	−	−	−	−
ツイーン 80 水解 ── 7日	−	+	+	−	+	+
── 14日	−	+	+	−	+	+

[1]M.avium, [2]M.intracellulare, [3]M.nonchromogenicum, [4]M.gastri

図11　Ⅲ群抗酸菌の鑑別・同定法
（結核菌検査指針 2007）

Ⅳ群

	M.fortuitum グループ		M.chelonae グループ		その他の抗酸菌種
DDH マイコバクテリア	+[1]	+[2]	+[3]	+[4]	
アリルスルファターゼ（3日法）	+	+	+	+	∓
PAS 分解	±	+	+	+	−/+
硝酸塩還元	+	+	−	−	∓
鉄取込み	+	+	−	−	−/+
ピクリン酸培地発育	+	+	−	+	
5%食塩培地発育	+	+	−	+	−/+
42℃発育	+	−	−	+	
クエン酸ソーダ利用	−	−	+	−	−/+
マンニット酸産生	−	+	−	−	±
	M.fortuitum	M.peregrinum	M.chelonae	M.abscessus	

図12　Ⅳ群抗酸菌の鑑別・同定法
（結核菌検査指針 2007）

5. 抗酸菌の性状

臨床材料中に証明される主要な抗酸菌の一般性状は，一括して表11に示した．

6. 検査の実際

一般の臨床検査室における抗酸菌の同定は，集落形態，核酸の相同性ならびに培養・生化学的性状によってなされる．ガス液体クロマトグラフィ（GLC）およびHPLCによる脂質組成分析は抗酸菌同定上有用な方法ではあるが，機器が高価であるうえ，データの分析が煩雑なため一般検査室向きではない．

従来，抗酸菌の同定は主としてその培養・生化学的性状に基づいてなされてきたが，検査が煩雑で，同定に3～4週という日時を要し，また同一菌種のなかでも定型的な性状を示さない菌株もあり，抗酸菌の同定にはある程度の熟練を要する．近年の分子遺伝学の進歩は抗酸菌検査法の長足な進歩をもたらし，菌の同定に核酸の相同性や増幅法を利用した迅速検査法が開発され，すでに臨床検査室における日常検査に用いられている．これらの方法は正確性，迅速性のうえからも極めてすぐれていることに異論を挟む余地はないが，あくまでも菌同定上の一手段であることを十分認識し，さらに各菌種同定上，有用な培養・生化学的性状検査をも併せ行い，それらの結果を総合判断して分離菌を同定することが肝要である．

他方，ヒトの抗酸菌感染症，特に非結核性抗酸菌症の多くは一種の日和見感染と考えられており，ヒトに対して起病性があるとされている菌種がたまたま臨床材料から分離されたり，また逆に元来雑菌性と考えられている菌種が，極めてまれながらヒトに病原的態度をとったりする場合もある．したがって，分離菌の意義づけは菌種名もさることながら排菌の量と持続性，あるいはそれらと病態の動きとの関連，病巣からの分離などの点に留意して，個々の症例について検討すべきである．

a）核酸の相同性を利用した同定

これについては次項に記載されるので，以下簡単にその原理の説明にとどめる．

（1）DNAプローブ（アキュプローブ）テスト

Gen-Probe社（米国）で *M. tuberculosis* complex，*M. avium* complex，*M. kansasii*，*M. avium*，*M. intracellulare* および *M. gordonae* の迅速診断用のDNAプローブ（AccuProbe）が開発された．日本では前二者が導入されている．

この方法は核酸の液相ハイブリダイゼーションに基づく同定法である．すなわち，菌のrDNA配列のなかで前述菌種，あるいは菌群に特異的な部分をプローブとし，これをアタリジニウムエステル（AE）で標識し，被検菌体から抽出したrRNAとの間のDNA-RNAハイブリダイゼーションを行う．次いで，このAE標識DNA-RNAハイブリッドをテトラホウ酸ナトリウムで加水分解し，未反応のDNAプローブのAE基のみを選択的に分解，失活させ，ハイブリッド内にインターカレートされているAE基からの化学

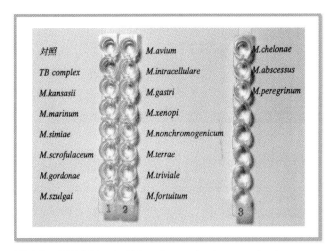

図13　DDHテスト（*M. tuberculosis* complex）

発光をルミノメーターで計測する．

（2）マイクロプレートハイブリダイゼーション（DDHマイコバクテリア）法（図13）

菌ゲノムを用いてのDNA-DNAハイブリダイゼーションに基づく迅速同定法である．すなわち，被検菌から抽出したDNAをフォトビオチンで標識し，一本鎖DNAとし，これとあらかじめマイクロプレート各ウェルに固定してある抗酸菌18菌種および大腸菌（対照）の各基準株より抽出・精製した一本鎖DNAとの間でDNA-DNAハイブリダイゼーションさせる．そして形成されたハイブリッドの標識ビオチンに特異的に結合するペルオキシターゼ・ストレプトアビジンを加えて酵素標識し，これに発色基質（3,3',5,5'-テトラメチルベンチジン）を加えて発色（青色）させ，被検菌DNAと最もよく反応したウェルの菌種を被検菌と同定する．「DDHマイコバクテリア'極東'」の名でキットとして市販されている．

b）培養・生化学的性状による同定

（1）供試菌

前培養：発育至適温度（通常37℃，菌によっては30℃，42℃）下で2％小川培地では遅発育菌は2～3週，迅速発育菌は3～5日培養菌を，またMiddlebrook 7H9培地では前者は5～7日，後者は3日培養菌を用いる．

菌量：必ずしも厳密を要せず，白金耳（内径3mm）で小川培養菌を採取し，冷蒸留水を入れた試験管内壁で撹拌をして調製した微濁菌浮遊液，あるいはMiddlebrook 7H9培地培養菌を必要に応じて適宜希釈して用いる．

（2）検査項目と方法

①発育速度

分離培養時，毎週観察して判定するが，確認のために以下のような検査を行う．

検査法：微濁菌浮遊液を蒸留水で10倍に希釈し，その1白金耳を2％小川培地に塗抹接種する．37℃（菌によっては30℃，42℃）で培養し，3～7日目，その後は毎週1回観察する．

表 11　日本でヒトの疾患の原因菌として分離されたことのある抗酸菌の一般性状

群別	菌群	菌種	MTD MTCプローブ	発育温度(℃) 28	37	45	発育速度	集落性状	集落の着色 暗所	光照射	キャピリアTB試験	ナイアシン試験
	結核菌群	*M. tuberculosis*	+	−	+	−	2〜3週	R	−	−	+	+
	I群	*M. kansasii*	−	+	+	−	2〜3週	SR/S	−	黄	−	−
		M. marinum	−	+	−	−	2〜3週	S/SR	−	黄		
	II群	*M. scrofulaceum*	−	+	+	−	2〜3週	S	橙	橙		
遅発育抗酸菌		*M. szulgai*	−	+	+	−	2〜3週	S	橙(37℃) 白(25℃)	橙 黄		
		M. xenopi	−	−	+	+	3〜4週	S	黄	黄		
		M. ulcerans	−	+	−	−	3〜4週	R	黄	黄		
		M. lentiflavum	−	+	+	−	2〜3週	S	橙	橙		
		M. gordonae	−	+	+	−	2〜3週	S	橙	橙		
	III群	*M. avium*	−	+	+	−	2〜3週	S				
		M. intracellulare	−	+	+	−	2〜3週	S				
		M. shimoidei	−	+	+	−	2〜3週	R				
		M. haemophilum	−	+	+	−	2〜3週	R				
		M. nonchromogenicum	−	+	+	−	2〜3週	S				
抗酸菌迅速発育	IV群	*M. fortuitum*	−	+	+	−	＜3日	S/R				
		M. abscessus	−	+	+	−	＜3日	S/R				
		M. chelonae	−	+	+	−	＜3日	S/R				−／+
		M. thermoresistibile	−	+	+	+	＜7日	R	淡黄	淡黄	−	−

MTC：*M. tuberculosis* complex，MA：*M. avium*，MI：*M. intracellulare*，MAC：*M. avium* complex
＋/−：多くは陽性，時に陰性，−/＋：多くは陰性，時に陽性
＋*：DDH で *M. marinum* と反応
（斎藤　肇，2007 より改変）

判定：集落発生までの所要日数を記録する．37℃，7日以内に発育のみられるものを迅速発育菌，7日以上の日数を要するもの（多くは 14 日以内）を遅発育菌とする．

注意：遅発育菌でも大量の菌を接種すれば 7 日くらいで発育がみられるし，迅速発育菌でも分離培養時には集落発生までに 2 週間以上を要することもある．

②発育温度

検査法：微濁菌液の 1 白金耳を 3 本の 2％小川培地に塗抹接種し，各 28℃，37℃および 45℃（必要に応じて 30℃，42℃，および 52℃も用いる）の孵卵器中で迅速発育菌は 7 日間，遅発育菌は 2〜3 週間培養する．

判定：膜状発育を示したものを陽性とする．大多数の菌が 28〜37℃で発育する．*M. xenopi*，*M. heckeshornense*，*M. botniense* は 42℃，*M. marinum*，*M. haemophilum*，*M. ulcerans*，*M. shinshuense*，*M. chelonae* は 30℃が発育至適温度である．

③集落性状

検査法：初代分離菌，あるいは前記（1）発育速度検査時の発育菌について観察する．

判定：S 型，R 型またはその移行型（SR 型，RS 型）．

注意：継代を重ねた菌では性状が変わってくることがあるので，初代分離菌について記載することが望ましい

④色素産生と光発色試験

試験法：微濁菌液を 3 本の 2％小川培地に接種し，2 本の試験管は別々にアルミホイルに包んで遮光し，残りの 1 本は遮光しないで，37℃（菌によっては 25℃，30℃，42℃）で培養する．非遮光の試験管に発育がみられたら（約 10 日），遮光した試験管のうち 1 本はそのままとし（対照），ほかの 1 本はアルミホイルを除いて発育と集落着色を観察する．集落に着色がみられなかった場合には試験管のキャップを少し緩め（色素の合成には酸素を必要とする），60 W のタングステン電球（または蛍光灯）の光を 30 cm の距離から 1 時間照射する．次いで再度アルミホイルで遮光して 37℃，24 時間培養し，対照の集落色調と比較する．

判定：遅発育菌のうち，遮光培養対照試験管の灰白色ないしクリーム色をした集落が光照射によってレモン黄色に

硝酸塩還元試験	半定量カタラーゼ試験	カタラーゼ（68℃）試験	アリルスルファターゼ（3日法）試験	ウレアーゼ試験	ツイーン80水解試験	NAP試験	ピクリン酸培地発育能	PAS分解試験	PNB培地（500μg/mL）発育能	アキュプローブテスト MTCプローブ	MACプローブ	MAプローブ	MIプローブ	DDHテスト
+	−	−	−	+	−	−	−	−	−	+	−	−	−	+
+	+	+	+	+	+	+	−	−	+	−	−	−	−	+
−	−	−/+	+	+	+	+	−	−	+	−	−	−	−	+
+	+	+	+	+	+	+	−	−	+	−	−	−	−	+
−	−	+	+	−	+	+	−	−	+	−	−	−	−	+
−	−	+	+	−	+	ND	−	−	−	−	−	−	−	+*
						ND	ND	ND						−
												+		−
												+	+	
						ND								
+	+	+	+		+	+	+	+/−	+	−	−	−	−	+
−	+	+	+		+	+	+	+	+	−	−	−	−	+
−	+	+	+		+	+	+							+
+	+	+	+	−	+	+	+	+	−	+	−	−	−	−

なる（光発色性陽性）菌群はⅠ群菌（光発色菌 photochromogens），遮光（暗所）培養ですでに集落が黄色ないしオレンジ色に着色している菌群はⅡ群菌（暗発色菌 scotochromogens），遮光培養対照試験管の灰白色ないしクリーム色をした集落が光照射によって発色しない菌群はⅢ群菌（非光発色菌 nonphotochromogens）である（図14）．

注意：①M. simiae の光発色性の発現には6〜24時間の光照射を要する．②M. szulgai は37℃では暗発色性，25℃培養では光発色性である

⑤ナイアシン試験

試験管法と試験紙法：ナイアシン試験の従来法（試験管法）ではブロムシアン，芳香族アミン（ベンジジン，アニリン）といった毒性あるいは発癌性のある試薬が用いられていたが，今日ではクロラミンT，チオシアン酸カリウム，パラアミノ安息香酸ナトリウムを含む試験紙を用いたより安全かつ簡便な検査法が一般に行われている．

試験法：小川培地上中等大集落50個以上あるいは培地の1/3以上を覆う程度に発育した4週間培養菌に沸騰水1.5mLを加え，試験管を傾け，培地表面を水平に保って，培地全面が覆われるようにして約5分間静置する（ナイアシン抽出）．抽出液の1mLをスクリューキャップ付き小試験管（13×75mm）に移し，これにナイアシン試験紙（極東ナイアシンテスト）をピンセットで先端が尖っているほうを下にして入れ，直ちに密栓する．試験管を傾けたりすることなく，立てたまま静置して試験紙の上端まで自然に吸水させる（約2分）．その後，ときどき試験管を軽く振り，15分間反応させる．

判定：試験に用いたと同一規格の小試験管に，キットに含まれている陽性コントロール液を10滴入れ，この色調と抽出液の発色色調を比較する．陽性コントロールと同程度以上に着色（黄色）したものを陽性と判定する（図15）．

結核菌（若干の例外を除く）ならびに M. simiae の多くの菌株が陽性で，その他の抗酸菌では陰性であるが，BCG，M. africanum，M. marinum，M. ulcerans，M. chelonae のなかには陽性を示す菌株のあることが知られている．

抗酸菌はすべてナイアシン（ニコチン酸）を産生するが，

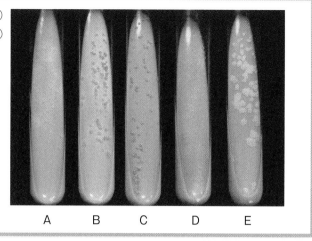

A. *M. kansasii*（光照射前）
B. *M. kansasii*（光照射後）
C. *M. scrofulaceum*
D. *M. intracellulare*
E. *M. fortuitum*

図14　諸種非結核性抗酸菌の小川培地上の集落性状

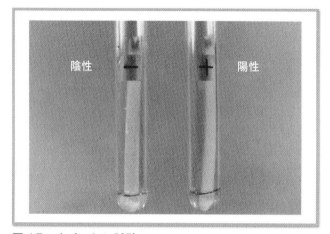

図15　ナイアシン試験

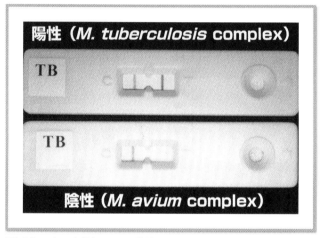

図16　キャピリア TB 試験

結核菌などのナイアシン試験陽性菌ではフリーのナイアシンがニコチン酸モノヌクレオチドになる代謝経路がブロックされているため，ナイアシンが菌体内に蓄積し，培地中に分泌されるものと考えられている．

⑥キャピリア TB 試験（図16）

検体：小川培地培養菌を用いる場合には，その1白金耳（1μL）を生食水または0.1％ツイーン80加1/15Mリン酸緩衝液（pH 7.0）200μLへ浮遊し，撹拌をして調製した菌浮遊液を用いる．液体培地培養菌を用いる場合には，微濁発育培養液を用いる．本テスト用の液体培地としてはMGITが最も適していると思われるが，分離培養時，陽性シグナルを示した培養液を用いる．

試験法：テストプレートの試料滴下部へ上記いずれかの検体100μLを滴下する．

判定：15分後にテストプレートの判定部T（テスト）と判定部C（コントロール）の両方に赤紫色のラインを認めたものを陽性，TにラインがみられずCのみに赤紫色のラインが認められたものを陰性と判定する．この方法は結核菌群特異分泌蛋白MPB64に対する単クローン抗体を用いたイムノクロマトグラフィである．結核菌群に特異的に陽性（極

めて例外的に陰性株がある）で，その他の抗酸菌では *M. marinum*，*M. ulcerans* に疑陽性反応がみられる場合があるほかは陰性である．キャピリア TB-Neo ではこの問題は解決されている．この方法の試験結果はアキュプローブ，DDH，PCR，ナイアシンの各試験結果とよく一致する．

⑦硝酸塩還元試験

基質液：硝酸ナトリウム0.085gを1/45Mリン酸緩衝液（pH 7.0）100mLに溶解（1/100M溶液）し，121℃・15分間高圧滅菌後，4℃で保存する．

試薬：

①2倍希釈塩酸溶液：蒸留水50mLに濃塩酸50mLを注意深く加える

②0.2％スルファニルアミド水溶液：蒸留水100mLにスルファニルアミド0.2gを溶解する

③0.1％N-ナフチルエチレンジアミン水溶液：蒸留水100mLにN-ナフチルエチレンジアミン二塩酸塩0.1gを溶解する

試験法：スクリューキャップ付き小試験管（16×125mm）に蒸留水0.2mLを分注し，これに1白金耳の菌を浮遊させる．基質液2mLを加え，キャップを締めて軽く振る．37℃

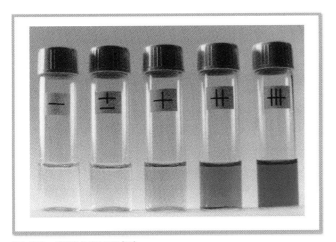

図17　硝酸塩還元試験

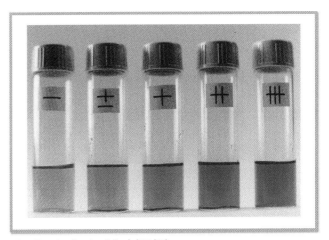

図18　ツイーン80水解試験

の温浴中に2時間保つ．温浴から取り出し，試薬①を0.1mL，②を0.2mL，③を0.2mL加え，軽く振る．

判定：反応液が直ちに赤色～赤紫色に変化したものを陽性，まったく変化しない微桃色に変化したものを陰性とする（図17）．反応陰性のものは少量の亜鉛末を加えて赤色に変化するのを確かめる．

結核菌（陽性）とウシ菌（陰性），M. avium complex（陰性）とM. nonchromogenicum complex（陽性），M. fortuitum グループ（M. fortuitum, M. peregrinum）（陽性）とM. chelonae グループ（M. chelonae, M. abscessus, M. mucogenicum）（陰性）の鑑別に役立つ．

⑧カタラーゼ試験

培地：2%小川培地5mLを滅菌スクリューキャップ付き試験管（18×180mm）に入れ，垂直位で85℃・90分間凝固滅菌する．

試薬：10%ツイーン80水溶液（温蒸留水90mLにツイーン80を10mLを加える）を121℃・15分間高圧滅菌後，4℃に保存する．使用時，10%ツイーン80水溶液と30%過酸化水素（4℃保存）を等量混和する．

試験法：Middlebrook 7H9培養液の0.1mL，または小川培地上培養菌の1白金耳を高層培地表面に接種し，37℃（菌によっては30℃，42℃）で2～3週間培養する．

判定：菌苔表面に試薬1mLを加え，5分後の泡沫の高さを計測し，45mm以上の泡沫産生（高カタラーゼ）菌，45mm以下の泡沫産生（低カタラーゼ）菌に分ける．低カタラーゼ菌には，結核菌群，M. marinum, M. avium complex, M. xenopi, M. malmoense, M. haemophilum および M. gastri がある．INH高度耐性結核菌およびウシ菌，M. gastri はカタラーゼ活性を欠く．M. kansasii には病原的意義がないと考えられる低カタラーゼ菌と，ヒトの疾患の原因菌として分離される高カタラーゼ菌とがある．その他の抗酸菌種は通常高カタラーゼ菌であるが，低カタラーゼ菌もある．

⑨耐熱性（68℃）カタラーゼ試験

試薬：前述7）におけると同様に調製する．

試験法：スクリューキャップ付き小試験管（16×125mm）に1/15M リン酸緩衝液（pH 7.0）0.5mLを入れ，これに数

白金耳の培養菌を分散させ，68℃恒温槽または加熱ブロック中に20分間保つ．水冷後，ツイーン80水溶液と30%過酸化水素の等量混合液の0.5mLを加える．緩くキャップを締める．

判定：発泡があれば陽性とする．少量の泡の発生の場合，液の表面に泡を形成しないで管底から小さい泡が上がってくるのがみられる．20分経っても発泡のみられないものは陰性とする．結核菌群，M. gastri, M. haemophilum は陰性であるが，他菌種にも菌株によって陰性のものがある．

⑩ツイーン80水解試験

基質液：1/15M リン酸緩衝液（pH 7.0）100mLにツイーン80を0.5mL および0.1%ニュートラルレッド水溶液2mLを加え，混和後スクリューキャップ付き小試験管に2mL宛分注し，121℃・10分間高圧滅菌後，4℃に保存，2週間以内に使用する．

試験法：基質液に1白金耳の培養菌を分散させ，琥珀色の基質液が薄赤色～赤色に変わったものを陽性とし，陽性となるに要した日数も記録する．観察14日後もこのような着色の変化のみられないものは陰性と判定する（図18）．管底に沈殿した菌体が赤色に着色し，基質液が琥珀色をしている場合，あるいは菌接種試験管の基質液の褪色がみられた場合，ともに反応陰性と判定する．

反応陰性の病原性Ⅱ群菌およびⅢ群菌（M. malmoense, M. shimoidei などを除く）と，反応陽性の雑菌性Ⅱ群菌およびⅢ群菌の鑑別上有用である．

⑪アリルスルファターゼ試験（Wayne 3日法）（図19）

基質含有培地：溶解したMiddlebrook 7H11 寒天100mLにグリセリン1mL，トリポタシウムフェノールフタレイン二硫酸塩65mgを加え，2mL宛スクリューキャップ付き平底バイアル（18×160mm）に分注し，高圧滅菌後まっすぐ立てて固める．

試験法：微濁蒸留水菌浮遊液の1滴を培地表面に接種し，37℃，3日培養後，2N炭酸ナトリウム*0.3mLを加え，30分後に色調の変化を観察する．

*：蒸留水100mLに炭酸ナトリウム10.6gを溶解する

判定：培地表層が赤色になったものを陽性，色調の変化

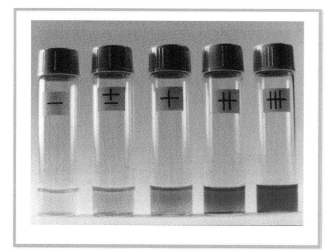

図 19　アリルスルファターゼ試験

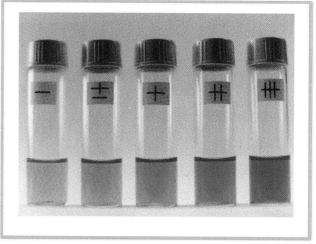

図 20　ウレアーゼ試験

のないもの，または微桃色に変化したものを陰性とする．陽性の *M. fortuitum* complex と，陰性のその他の迅速発育菌との鑑別・同定に有用である．

⑫ピラジナミダーゼ試験

基質含有培地：Middlebrook 7H11 寒天 2.1 g をグリセリン 0.5 mL 加蒸留水 90 mL に加え，加熱溶解する．これにピラジナミド（PZA）0.01 g とピルビン酸ナトリウム 0.2 g を加え，撹拌し，121℃・10 分間高圧滅菌する．55℃に保温し，OADC 10 mL を加え，静かに撹拌後，スクリューキャップ付き試験管（16×125 mm）に 5 mL 宛分注し，立てたまま固める．4℃で数ヵ月保存できる．

試験法：小川培地上培養菌の多量を 2 本の基質含有培地に接種し，2 本の非接種培地（対照）とともに 37℃，非 CO_2 環境下で培養する．4 日培養後，菌接種ならびに非接種培地各 1 本に，使用時調製した 1％硫酸第一鉄アンモニウム溶液の 1 mL を加え，室温に 30 分間放置後，培地表層の桃色ないし褐色のバンドの有無を判定する．陰性試験管は 4℃にてさらに 4 時間放置後，再度判定する．前述 4 日法が陰性もしくは疑陽性の場合には，7 日培養菌について前述したと同様の検査を行う．色調は室内灯落下光線で，白色のバックグラウンドにかざしてみると検出が容易である．

判定：基質含有培地表層に桃色～褐色のバンドがみられたら陽性，みられなかったら陰性と判定する．

この試験は結核菌（陽性）とウシ菌（陰性），*M. marinum*（陽性）と *M. kansasii*（陰性）の鑑別に役立つ．また，結核菌が PZA 耐性となると，ピラジナミダーゼ（PZA を分解しピラジノ酸を産生する酵素）陰性となることから，PZA 耐性結核菌の検出にも有用である．

⑬ウレアーゼ試験

基質液：121℃・15 分間高圧滅菌した 1/100M リン酸緩衝液（pH 6.8）100 mL に尿素 3.0 g，0.1％フェノールレッド水溶液 1 mL を加え，スクリューキャップ付き小試験管（16×125 mm）へ 2 mL ずつ分注する．

試験法：小川培地上培養菌の 1 白金耳を基質液に浮遊させ，37℃，3 日間保つ．

判定：基質液が赤色になったものを陽性とする（図 20）．*M. avium* complex の着色株（陰性）を *M. scrofulaceum*（陽性）から，また結核菌群（陽性）を病原性・非病原性 III 群菌（陰性）から鑑別するのに役立つ．

⑭パラニトロ安息香酸（PNB）培地発育能

PNB 液：PNB 250 mg をプロピレングリコール 10 mL に溶解する（25 mg/mL）．

PNB 培地：2％小川培地 100 mL に PNB 液 2 mL を加え（終濃度 500 µg/mL），混和後，スクリューキャップ付き試験管（18×180 mm）に 7 mL ずつ分注し，斜面で 90℃・1 時間凝固滅菌する．

試験法：小川培地上培養菌に白金耳を軽く触れ，小川培地（対照）ならびに PNB 培地に菌塊が残らないように丹念に塗抹接種し，37℃（菌種によっては 30℃，42℃）で 4 週間培養する．

判定：PNB 培地にまったく発育しないか，わずかな孤立集落の発育しかみられないものを陰性，対照培地におけると同程度，あるいはそれよりも悪いが培地全面に膜様発育の認められるものを陽性とする．

結核菌群は発育陰性，*M. kansasii* は大多数が発育陽性，その他の抗酸菌は発育陽性であり，結核菌群をその他の抗酸菌から鑑別するのに有用である．

⑮TCH 感受性試験

TCH 培地：小川培地 100 mL に TCH100 および 1,000 µg/mL 水溶液 1 mL を加え，混和後，スクリューキャップ付き試験管（18×180 mm）へ 7 mL 宛分注し，斜面で 90℃・1 時間凝固滅菌する．TCH 濃度は 1 および 10 µg/mL となる．

試験法：微濁菌液の 10 倍希釈液の 0.1 mL を接種して 37℃（菌種によっては 30℃，42℃）で培養する．

判定：結核菌は 10 µg/mL 含有培地でも発育するが，ウシ菌では 1 µg/mL 含有培地でも発育しない．*M. africanum* subtype II は株によって発育する場合がある．

⑯ピクリン酸培地発育能

培地の組成：0.2％ピクリン酸を含む変法 Sauton 寒天培

地を下記のようにして調製する.

〔変法 Sauton 寒天培地〕

グルタミン酸ナトリウム…………4g

クエン酸………………………2g

リン酸二水素カリウム……………0.5g

硫酸マグネシウム………………0.5g

クエン酸鉄アンモニウム…………0.05g

グリセリン………………………30mL

ピクリン酸………………………2g

蒸留水……………………………970mL

溶解して pH 7.0 に修正後,精製寒天 15g を加え,加温溶解する.スクリューキャップ付き試験管(18×180mm)に7mL 宛分注し,121℃・15 分間高圧滅菌後,斜面に固める.

試験法:小川培地上培養菌に白金耳を軽く触れ,菌塊が培地面に残らないように丹念に塗抹接種し,37℃(菌種によっては 33℃,42℃)で 1〜2 週間培養する.

判定:前出⑬に準ずる.遅発育菌は発育しない.迅速発育菌では,M. fortuitum complex のうち M. chelonae は陰性,M. peregrinum,M. abscessus は陽性である.

⑰パラアミノサリチル酸ナトリウム(PAS)分解試験

PAS 培地:2%小川培地 100mL に PAS 200mg/mL 水溶液 1mL を加え,混和後,スクリューキャップ付き試験管(18×180mm)に 7mL 宛分注し,斜面で 90℃・1 時間凝固滅菌する.

試験法:小川培地上培養菌の 1 白金耳を PAS 培地に塗抹接種し,37℃(菌種によっては 30℃,42℃)で 7 日間培養する.

判定:培地が黒変したものを PAS 分解陽性とする.遅発育菌は陰性,迅速発育菌では,M. fortuitum complex の菌種の大部分が陽性である.

⑱鉄取り込み

培地:2%小川培地にクエン酸鉄アンモニウム 2g を加え,軽く振盪,溶解後,滅菌スクリューキャップ付き試験管(18×180mm)へ 7mL 宛分注し,斜面で 90℃・1 時間凝固滅菌する.M. fortuitum complex のうち,M. fortuitum グループ(M. fortuitum および M. peregrinum)は陽性,M. chelonae グループ(M. chelonae,M. abscessus,M. mucogenicum)は陰性,その他の迅速発育菌のほとんどは陽性である.

⑲食塩耐性

培地:2%小川培地 100mL に食塩 5g を加え,滅菌スクリューキャップ付き試験管(18×180mm)へ 7mL 宛分注し,斜面で 90℃・1 時間凝固滅菌する.

試験法:小川培地上発育の若い培養菌から調製した微濁菌液の 0.1mL を食塩含有ならびに非含有対照培地に接種し,37℃で培養する.週 1 回観察,4 週間後に最終判定をする.

判定:対照培地に多数の集落が発育し,食塩含有培地上に 50 個以上の集落の発育がみられた場合を陽性とする.

ほとんどの迅速発育菌が発育する.M. fortuitum complex のうち M. chelonae(発育陰性)と M. fortuitum および M. abscessus(発育陽性)との鑑別に役立つ.遅発育抗酸菌では

M. triviale のみが発育する.

7. 同定不能抗酸菌の取り扱い

これについては,下記の専門施設の担当者にお問い合わせいただきたい.

(公財)結核予防会結核研究所抗酸菌部細菌科

〒204-8533　東京都清瀬市松山 3-1-24

TEL:042-493-5711(代表)　FAX:042-492-4600

本項の「 3 生化学同定」は,「結核菌検査指針 2007」(結核予防会発行)において故 斉藤肇先生が執筆した部分に基づいて概説したものである.

文献

1) Wayne LG, et al. Report of the ad hoc committee on reconciliation of approaches to bacterial systematics. Int J Syst Bacteriol 1987; **37**: 463-464

2) Riojas MA, et al. Phylogenomic analysis of the species of the *Mycobacterium tuberculosis* complex demonstrates that *Mycobacterium africanum*, *Mycobacterium bovis*, *Mycobacterium caprae*, *Mycobacterium microti* and *Mycobacterium pinnipedii* are later heterotypic synonyms of *Mycobacterium tuberculosis*. Int J Syst Evol Microbiol 2018; **68**: 324-332

3) Gupta RS, et al. Phylogenomics and Comparative Genomic Studies Robustly Support Division of the Genus *Mycobacterium* into an Emended Genus *Mycobacterium* and Four Novel Genera. Front Microbiol. 2018 Feb 13;9:67. doi: 10.3389/fmicb.2018. 00067. eCollection 2018

4) Woese CR. Bacterial evolution. Microbiol Rev 1987; **51**: 221-271

5) Stackebrandt E, Goebel BM. A place for DNA-DNA reassociation and 16S rRNA sequence analysis in the present species definition in bacteriology. Int J Syst Bacteriol 1994; **44**: 846-849

6) Stackebrandt E, Ebers J. Taxonomic parameters revisited:tarnished gold standards. Micorbiology Today 2006; **33**: 148-155

7) Yamada-Noda M, et al. *Mycobacterium* species identification: a new approach via dnaJ gene sequencing. Syst Appl Microbiol 2007; **30**: 453-462

8) Tortoli E. Standard operating procedure for optimal identification of mycobacteria using 16S rRNA gene sequences. Stand Genomic Sci 2010; **28**: 145-152

9) 斎藤 肇. 非定型抗酸菌の分類. 臨と細菌 1982; **9**: 35-43

10) 斎藤 肇,ほか. 抗酸菌同定用キットの開発第 1 報—実室株を用いてのキットの有用性の評価. 臨検 1982; **26**: 1539-1544

11) 斎藤 肇,ほか. 抗酸菌同定用キットの開発第 2 報—臨床分離株を用いてのキットの有用性の評価. 臨検 1983; **27**: 1188-1192

12) 極東製薬工業株式会社「極東抗酸菌鑑別キット」説明書,東京

13) 斎藤 肇. 非定型抗酸菌とその類似菌の鑑別,同定法. 臨検 1985; **29**: 394-404

14) Kent PT, Kubica GP. Identification test techniques: culture examination and identfication. Public Health Mycobacteriology: A guide for the Level III Laboratory, US Department of Health and Services, Public Health Service, Atlanta, CDC, 1985: p71-157

15) 工藤祐是,ほか. 結核菌. 微生物検査必携細菌・真菌検査,第 3 版,厚生省(監修),日本公衆衛生協会,東京,1987: pF90-133

16) 斎藤 肇. 抗酸菌. 検と技 1989; **17**: 837-842

17) 阿部千代治. 抗酸菌の同定. JATA ブックス No.1 抗酸菌の検査,結核予防会,東京 1993: p37-55

18) Vincent V, et al. Mycobacterium: phenotypic and genotypic identification. 8th ed. Manual of Clinical Microbiology, Murray PR, et al (eds), American Society for Microbiology, Washington DC, 2003: p560-584

19) Witebsky FG, Kruczak-F P. Identification of mycobacteria by conventional methods. Clinics in Laboratory Medicine, Clinical Mycobacteriology, Heifets LB (ed), WB Saunders, Philadelphia, 1996: p569-601

20) 斎藤 肇. 抗酸菌の分類学—その歴史と進歩. 日臨微誌 1997; 7: 39-46

21) 斎麗 肇. 同定法. 抗酸菌検査法—遺伝子技術による迅速診断, 第1版, 斎藤 肇, 阿部千代治 (監修), 医歯薬出版, 東京, 1997: p25-40

22) Della-L P. Mycobacteriology and antimycobacterial susceptibility testing. Clinical Microbiology Procedures Handbook, 2nd Ed, Isenberg HD (ed), American Society for Microbiology, Washington DC, 2004: 7.1.2.1-7.5.3

23) 阿部千代治. 結核菌群抗原精密測定. モダンメディア 2004; 48: 9-13

24) Saiki RK, et al. Primer-directed enzymatic amplification of DNA with a thermostable DNA polymerase. Science 1988; 239: 487-491

23) Lots A, et al. Rapid identification of mycobacterial whole cells in solid and liquid culture media by matrix-assisted laser desorption ionization-time of flight mass spectrometry. J Clin Microbiol 2010; 48: 4481-4486

24) El Khechine A, et al. Matrix-assisted laser desorption/ionization time-of-flight mass spectrometry identification of mycobacteria in routine clinical practice. PLoS One 2011; 6: e2470

25) Shitikov E, et al. Mass spectrometry based methods for the discrimination and typing of mycobacteria. Infect Genet Evol 2012; 12: 838-845

9 抗酸菌の遺伝子検査

1 目的

抗酸菌の同定は古くは培養法を中心とした生化学的性状検査で行われてきた．しかし，多くの抗酸菌は遅発育性であり，小川培地などの固形培地においては培養に少なくとも1ヵ月を要し，比較的発育良好とされる MGIT（Mycobacteria Growth Indicator Tube）などの液体培地を用いたとしても数日～数週間は必要である．また，抗酸菌のなかには通常の培養条件では発育できず，特定の培養温度や pH 条件下でのみ発育する菌種，さらにはまったく培養不可能な菌種も存在する．このように培養法を中心とした抗酸菌同定法の最大の問題点は迅速性の欠如である．特に結核症と非結核性抗酸菌（non-tuberculosis mycobacteria：NTM）症の鑑別を迅速に行うことはその後の治療方針の決定や院内感染対策上非常に重要である．このような背景から現在では様々な核酸技術を応用した迅速・簡便かつ高感度な遺伝子検出法が開発され，日本において体外診断用医薬品として発売されている．

2 コンテンツアウトライン

1. イントロダクション
2. 方法の内容：国内の体外診断用医薬品として保険収載されているキットの多くは臨床検体から直接抗酸菌遺伝子を検出できるが，専用の機器やサーマルサイクラーなどが必要となる．体外診断用キットの検出対象菌種は結核菌群と *Mycobacterium avium* complex（MAC）であり，その他の抗酸菌に関しては検出不可能である．体外診断用キットのなかには結核治療薬であるリファンピシン（RFP），イソニアジド（INH）およびピラジナミド（PZA）に対する耐性を迅速に測定できるものもある．
3. 結果の解釈と限界：遺伝子検査にとって最も重要なのは核酸抽出であり，正しく採取された検体から，いかに質のよい核酸を抽出できるかによって，その後の結果が大きく左右される．
4. 注意事項（バイオハザード・設備）：遺伝子検査を行う際に気をつけなければならないことは増幅産物による汚染である．そのため，検査室は①増幅試薬などを調製する部屋，②結核菌群を含む臨床検体あるいは分離株から核酸を抽出するための安全キャビネットを有する部屋，③増幅・検出の部屋（測定機器）の3つの区域（部屋）に分けて厳重に行う必要がある．
5. トラブルシューティング
6. 内部精度管理および外部精度評価
7. その他の抗酸菌遺伝子検査（研究的検査）：結核菌群と

MAC 以外の多くの抗酸菌の検出・同定は研究的な検査（シークエンスなど）に頼らざるを得ない．遺伝子検査は迅速・簡便であるが，核酸抽出工程はまだマニュアルで行っており，本当の意味での全自動化はこれからの課題である．

3 方法の解説

1. イントロダクション

表1に2018年現在，国内において体外診断用医薬品として保険収載されている主な遺伝子検査キット一覧を掲載した．アキュプローブ結核菌群同定，DDH マイコバクテリア '極東' は分離菌株を対象としており，臨床検体から直接検出は不可能であるが，専用機器を必要としない．一方，その他のキットに関しては臨床検体から直接検出可能であるが，核酸増幅法を原理とするため，専用の機器やサーマルサイクラーなどが必要となる．また，検出対象菌種は結核菌群と MAC であり，その他の抗酸菌に関しては検出不可能である．以下に表1に掲載した各種キットについて詳細に解説する．

2. 方法の内容

a) コバス TaqMan MTB, コバス TaqMan MAI

（1）測定原理

本キットはリアルタイム polymerase chain reaction（PCR）法を応用し，抗酸菌に共通の 16S rRNA 遺伝子領域をターゲットに核酸増幅および測定の操作を連続的に繰り返し，各サイクルの PCR 産物をリアルタイムにモニターしながら抗酸菌 DNA を検出する．コバス TaqMan MTB/MAI ではそれぞれの菌種に特異的な蛍光標識 DNA プローブを用いることで，結核菌群，*M. avium* および *M. intracellulare* DNA を判別して検出することが可能である．

（2）検出対象菌種

・結核菌群（コバス TaqMan MTB）
・*M. avium* および *M. intracellulare*（コバス TaqMan MAI）

（3）検出対象材料

胸水，胃液，喀痰，尿検体などの体液，組織，気管支洗浄液および培養液

（4）測定時間

約5時間（用手法による核酸抽出を含む）

（5）操作手順

N-アセチル-L-システイン・水酸化ナトリウム（NALC-NaOH）処理済み検体から溶菌試液を用いて核酸抽出後，結核菌群（MTB）および MAC に対するプライマーおよびプローブを含むマスターミックスと混和させて専用機器コバ

表1　国内において体外診断用医薬品として保険収載されている主な遺伝子検査キット一覧

製品名	発売元	対象菌種（耐性遺伝子）	検出原理	検査対象臨床検体	保険点数*
コバス TaqMan MTB	ロシュ・ダイアグノスティックス	結核菌群	TaqMan PCR	○	410
コバス TaqMan MAI		*M. avium, M. intracellulare*			421
TRCRapid M.TB/TRCReady M.TB	東ソー	結核菌群	TRC	○	410
TRCRapid MAC/TRCReady MAC		MAC			421
Loopamp 結核菌群検出試薬キット	栄研化学	結核菌群	Lamp 法	○	410
ジーンキューブ MTB	東洋紡	結核菌群	Qprobe 法	○	410
ジーンキューブ MAC		MAC			421
Xpert MTB/RIF「セフィエド」	ベックマン・コールター	結核菌群	Hemi-nested real-time PCR	○	410
ミュータスワコー MTB	富士フイルム和光純薬	結核菌群	PCR-CE	○	410
ミュータスワコー MAC		*M. avium, M. intracellulare*			421
DDH マイコバクテリア '極東'	極東製薬工業	結核菌群を含む 18 菌種	DDH	×	410
ジェノスカラー・Rif TB Ⅱ	ニプロ	結核菌群 RFP 耐性遺伝子	PCR + LiPA	○	850
ジェノスカラー・PZA TB		結核菌群 PZA 耐性遺伝子			
ジェノスカラー・INH TB		結核菌群 INH 耐性遺伝子			

*：2018 年現在

MAC：*M. avium* complex，PCR：polymerase chain reaction，DDH：DNA-DNA hybridization，TRC：transcription-reverse transcription concerted reaction，LAMP：loop-mediated isothermal amplification，Qprobe：quenching probe，HPA：hybridization protection assay，LiPA：line probe assay

ス TaqMan48 にて測定する．

（6）性能評価[1]

コバス TaqMan MTB と既承認品であるコバスアンプリコアとの全体一致率，陽性一致率および陰性一致率は塗抹陽性，陰性を合わせた全検体でそれぞれ 99.1％（764/771），97.4％（148/152）および 99.5％（616/619）であった（表2）．アンプリコアとコバス TaqMan MAI の全体一致率，陽性一致率および陰性一致率は全検体でそれぞれ 99.0％（773/781），99.2％（127/128）および 98.9％（646/653）であった（表3）．交差反応性について結核菌群 4 菌種（*M. tuberculosis, M. bovis, M. microti, M. africanum*）および非結核菌群 30 菌種から抽出した核酸試料について試験を行ったところ，標的とする菌以外の微生物との交差反応は認められなかった．

（7）本キットの特徴

本キットにはマイコバクテリウムマスターミックスにウラシル N-グリコシラーゼ（UNG）が添加されており，DNA に必要な基質のひとつである dTTP の代わりに dUNP を用いて PCR を行う．このため，増幅 DNA のキャリーオーバーコンタミネーションによって生じる誤判定を最小限に抑制することができる．また，内部コントロールを検出することにより妨害物質による PCR の阻害の有無を確認することが可能である．さらに本キットは *M. avium* および *M. intracellulare* をそれぞれ別々に検出できることが，ほかのキットにはない大きなメリットである．

b）TRCRapid M.TB，TRCReady M.TB / TRCRapid MAC，TRCReady MAC

（1）測定原理

インターカレーター性蛍光色素であるオキサゾールイエローが標識された DNA プローブと一定温度 RNA 増幅法を

表2　コバス TaqMan MTB の比較検討結果

		コバスアンプリコア	
		陽性	陰性
コバス TaqMan MTB	陽性	148	3
	陰性	4	616
全体一致率		99.1%	

表3　コバス TaqMan MAI の比較検討結果

		コバスアンプリコア	
		陽性	陰性
コバス TaqMan MAI	陽性	127	7
	陰性	1	646
全体一致率		99.0%	

組み合わせて，結核菌群 16S rRNA を 1 ステップで増幅・リアルタイム検出する TRC（transcription reverse-transcription concerted reaction）法を原理とした遺伝子増幅検出キットである．また，TRCReady M.TB/TRCReady MAC は核酸精製，増幅，検出工程が自動化された専用機器用キットである．

（2）検出対象菌種

・結核菌群（TRCRapid M.TB，TRCReady MTB）

・*M. avium* complex（TRCRapid MAC，TRCReady MAC）

（3）検出対象材料

体液，組織，気管支洗浄液および培養液

（4）測定時間

30〜60 分（用手法による核酸抽出を含む）

（5）操作手順

NALC-NaOH 処理済み検体から溶菌試液を用いて核酸抽

表4 結核菌群における TRCReady M.TB と TRCRapid M.TB との比較			
		TRCRapid M.TB	
		陽性	陰性
TRCReady M.TB	陽性	82	1
	陰性	1	141
全体一致率		99.1%	

表5 結核菌群における TRCReady M.TB とコバス TaqMan MTB との比較			
		コバス TaqMan MTB	
		陽性	陰性
TRCReady M.TB	陽性	77	5
	陰性	2	138
全体一致率		96.8%	

出後, 結核菌群 (TRCRapid M.TB/TRCReady MAC) および MAC (TRCRapid MAC/TRCReady MAC) に対するプライマーおよびプローブを含むマスターミックスと混和させて専用機器にて測定する.

（6）性能評価

社内データ（東ソー）によると, 結核が疑われる患者由来の検体から核酸抽出した試料を用いて, 本キットと既承認 TRC キットあるいは PCR 法を用いた従来法との相関の結果は表4および表5に示す. 既承認 TRC 法キットとの相関性試験は, 体液 171 検体（喀痰 109, 胸水 25, 胃液 17, 血液 5, 尿 5, 腹水 3, 耳漏 3, リンパ穿刺液 2, 糞便 2）, 組織 8 検体, 気管支洗浄液 16 検体および培養液 30 検体で実施したところ, 全体一致率は 99.1%（223/225）であった（表4）. また, 既承認リアルタイム PCR 法キットとの相関性試験では, 体液 168 検体（喀痰 109, 胸水 25, 胃液 17, 血液 2, 尿 5, 腹水 3, 耳漏 3, リンパ穿刺液 2, 糞便 2）, 組織 8 検体, 気管支洗浄液 16 検体および培養液 30 検体で実施しとところ, 全体一致率は 96.8%（215/222）であった（表5）.

（7）本キットの特徴

検体の前処理・核酸抽出処理の後は, サンプル中の結核菌群 16S rRNA を最大 30 分で増幅・検出・同定することができ迅速性にすぐれた検査法である. また, TRCRapid システムでは増幅や検出の反応が密閉された 1 本のチューブ内で実施されることから, 増幅産物のキャリーオーバーコンタミネーションによる偽陽性が起きにくい. また, 試薬中の内部コントロールにより臨床材料に由来する反応阻害を検知することができ, 偽陰性を防ぐことができる.

c）Loopamp 結核菌群検出試薬キット[2]

（1）測定原理

LAMP 法（loop-mediated-isothermal amplification）は, 標的遺伝子の 6 つの領域に対して 4 種類のプライマーを設定し, 鎖置換反応を利用して増幅させる新しい核酸増幅法である. プライマーは, 結核菌郡ゲノム DNA gyrase subunit B（gyrB）および insertion sequence IS6110（IS）内に設計してある. サンプルとなる核酸, プライマー, 鎖置換型 DNA 合成酵素, 基質などを混合し, 一定温度で保温することによって反応が進み, 検出までの工程を 1 ステップで行うことができる. 核酸増幅の検出は, 反応副産物であるピロリン酸マグネシウム（白色沈殿物質）の濁度の有無を測定して行う. また, 試薬中に含まれているカセインは, 反応前にはマンガンイオンと結合して消失しているが, LAMP

反応が進行すると生成するピロリン酸イオンにマンガンイオンを奪われ, 蛍光を発するようになるため, 紫外線装置を用いた目視判定も可能である.

（2）検出対象菌種

・結核菌群

（3）検出対象材料

喀痰（NALC-NaOH 処理した喀痰を使用することも可能）, 体液成分（胃液, 胸水または尿など）および組織

（4）測定時間

DNA 抽出は Loopamp PURE DNA 抽出キットを用いて 10 分で行うことができる. DNA の増幅・検出時間は約 40 分であり, 全工程を合わせても 1 時間以内で結果が判定・報告することができる.

（5）操作手順

NALC-NaOH 処理済み検体から図 1 に示す PURE 法にて DNA を抽出したのち, DNA 抽出液を反応チューブに滴下する（反応チューブ内に試薬を乾燥して固層してあるため, マスターミックス調製の必要がない）. その後, LAMP 法専用のリアルタイム濁度機器にて測定する.

（6）性能評価[2]

未処理喀痰 LAMP および処理済喀痰 LAMP と PCR 法の全体一致率は, それぞれ 91.5%（291/318）, 92.1%（293/318）であった. また, TRC 法との全体一致率は, それぞれ 94.3%（230/244）, 93.0%（227/244）であった（表6）. 最小検出感度は 0.38 ゲノム相当/テストであった.

（7）本キットの特徴

NALC-NaOH で前処理した喀痰のみならず, 未処理の喀痰から直接結核菌群の検出可能である. 遺伝子増幅反応が等温で進行するため, サーマルサイクラーを必要としない. 6 領域を認識する 4 種類のプライマーを使用するため特異性が高い. 増幅効率が高く, DNA を 15 分〜1 時間程度で 10^9〜10^{10} 倍にまで増幅することができる. 短時間で増幅可能であり, 簡易検出にすぐれている. 喀痰だけでなく胃液や胸水などの体液成分も新しく検査対象材料として保険収載されている.

d）ジーンキューブ MTB[3], ジーンキューブ MAC[4]

（1）測定原理[3]

遺伝子検査に要求される 3 つの工程, すなわち核酸抽出, 増幅, 検出までのすべての工程を, 全自動かつ短時間で行うことのできるシステム（図 2）. PCR 法による標的核酸増幅と蛍光標識プローブ（QProbe）を用いた標的核酸検出を原理としている. 具体的には結核菌群の dnaJ 遺伝子領域を

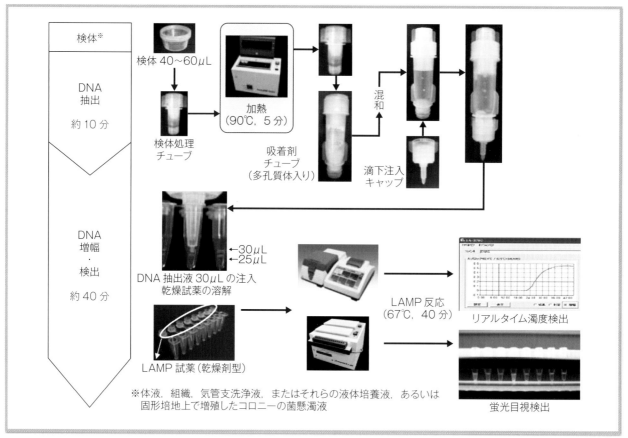

図1　操作手順簡易マニュアル

表6　Loopamp 結核菌群検出試薬キット性能評価					
			PCR 法		全体一致率
			陽性	陰性	
Loopamp 結核菌群検出試薬キット	未処理喀痰	陽性	196	7	91.5%（291/318）
		陰性	20	95	
	処理済喀痰	陽性	194	3	92.1%（293/318）
		陰性	22	99	
			TRC 法		全体一致率
			陽性	陰性	
Loopamp 結核菌群検出試薬キット	未処理喀痰	陽性	163	5	94.3%（230/244）
		陰性	9	67	
	処理済喀痰	陽性	157	2	93.0%（227/244）
		陰性	15	70	

ターゲットに KOD DNA ポリメーラーゼを用いることにより，高速で正確な核酸増幅を行ったあと，増幅核酸と結核菌群に特異的な配列を持つ QProbe をハイブリダイゼーションさせて蛍光の変化を解析することで DNA 検出を行う．QProbe とは，蛍光消失現象（quenching phenomenon：QP）を利用した核酸プローブであり，リアルタイム PCR でのプローブまたはプライマーとして使用することで，簡便に高精度な遺伝子の検出・定量が行うことができる．

（2）検出対象菌種
・結核菌群（ジーンキューブ MTB）
・M. avium complex（ジーンキューブ MAC）

（3）検出対象材料
喀痰

（4）測定時間
1 時間以内（全自動）で行うことができる．

（5）操作手順
NALC-NaOH 処理済み検体，試薬および消耗品を GENECUBE のタッチパネルに表示される指示に従って装置にセットしたあと，測定する．

（6）性能評価
・ジーンキューブ MTB[2]：臨床検体 122 例（喀痰）を試料に測定を行ったところ，既承認品であるコバスアンプリコアマイコバクテリウムツベルクローシスとの一致率は 99.2%であった．また，培養同定法との一致率は 99.2%であった（表7）．最小検出感度は 15 コピー/テストであった．
・ジーンキューブ MAC[4]：臨床検体 138 例（喀痰）を試料

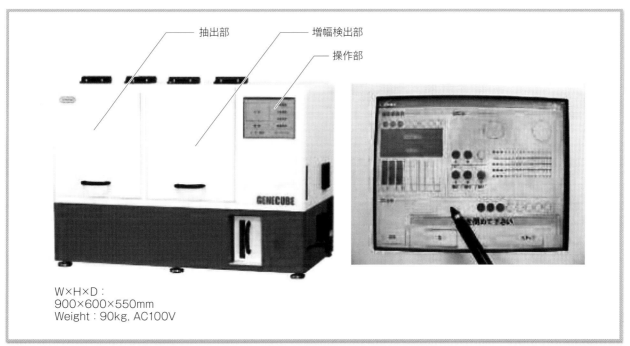

図2　ジーンキューブの機器概要

表7　ジーンキューブとコバスアンプリコアとの相関性							
MTB：コバスアンプリコアとの相関試験成績				MAC：コバスアンプリコアとの相関試験成績			
		コバスアンプリコア				コバスアンプリコア	
		陽性	陰性			陽性	陰性
ジーンキューブ	陽性	60	1	ジーンキューブ	陽性	67	1
	陰性	1	61		陰性	1	69
MTB：培養同定検査法との相関試験成績				MAC：培養同定検査法との相関試験成績			
		コバスアンプリコア				コバスアンプリコア	
		陽性	陰性			陽性	陰性
ジーンキューブ	陽性	59	1	ジーンキューブ	陽性	65	3
	陰性	0	62		陰性	7	63

に測定を行ったところ，既承認品であるコバスアンプリコアマイコバクテリウムアビウム，イントラセルラーとの一致率は98.6％であった．また，培養同定法との一致率92.8％であった（表7）．最小検出感度は15コピー/テストであった．

（7）本キットの特徴

容器を開封せずに増幅検出を行うホモジニアス系のため，キャリーオーバーコンタミネーションを防止し，偽陽性の発生を抑えることができる．また，内部コントロールが反応系に組み込まれており，臨床検体中の増幅反応阻害物質による偽陰性を知ることができる．さらに，核酸抽出，増幅，検出までのすべての工程が全自動・短時間で行われるため，簡便かつ分子生物学的知識や技術を必要としない．プライマーとQProbeを標的遺伝子に合わせて自由に設計することによって様々な遺伝子を独自に検出することができる．

e）Xpert MTB/RIF「セフィエド」

（1）測定原理[5]

Hemi-nested real-time PCR法を原理とし，結核菌群DNAの検出および結核菌群 rpoB 遺伝子内の変異（リファンピシン耐性）を検出する．核酸抽出は機器内で超音波処理により自動的に行う．標的遺伝子の増幅および検出は4つのプライマーおよび rpoB 遺伝子内の5つの標的配列に相補的な Molecular Beacon と呼ばれるプローブ（蛍光物質と消光物質を標識している）を用いて，2段階の核酸増幅により行う．

（2）検出対象菌種

・結核菌群

（3）検出対象材料

喀痰または N-アセチル-L-システイン・水酸化ナトリウム（NALC-NaOH）処理済み喀痰

（4）測定時間

約2時間（自動核酸抽出）

（5）操作手順

NALC-NaOH 処理済み検体 0.5 mL に対し，1 mL の検体前処理用試薬を添加する．ボルテックスミキサーで 10〜15 回混和したあと，室温（22〜28℃）で 15 分インキュベートする．インキュベートの途中で，数回激しく混和する．その後，試薬カートリッジの蓋を開け，前処理済み検体を添加し，蓋を閉める．検体を添加したカートリッジを専用機器にセットし，測定を行う．また，喀出痰を用いる場合には検体に対し 2 倍量の検体前処理用試薬を添加し，前述の NALC-NaOH 処理済み検体と同様の手順を行う．

（6）性能評価

結核菌群の同定：培養同定法との全体一致率は 91.4%（383/419），感度 87.1%（203/233），特異度 96.8%（180/186）であった[5]．感度が低くなった原因として結核菌の菌量が少ない検体であったことが考えられた．また，リファンピシン耐性遺伝子の検出においては，薬剤感受性試験結果との全体一致率 98.5%（197/200），感度 100%（23/23），特異度 98.3%（174/177）であった[5]．最小検出感度は 1,000 CFU/mL であった[5]．

（7）本キットの特徴

本キットは NALC-NaOH 処理を行っていない喀痰から検査が可能であることや，リファンピシン耐性の有無も同時に検出できることが，他の検査キットにない大きな特長である．また，モノタイプで完全自動化システムのため，機器にセットする前の工程が極めて簡便である．機器は一度に最大 2,4,8 検体を同時に測定できる各機種がある．

f）ミュータスワコー MTB，ミュータスワコー MAC

（1）測定原理[6]

機器内で検体中の核酸を精製したあと，結核菌群に特異的な挿入配列である Insertion sequence (IS) *6100* 遺伝子を標的に PCR を行う．その後，蛍光標識された増幅産物をキャピラリー電気泳動にて，分離し蛍光検出を行う．

（2）検出対象菌種

・結核菌群（ミュータスワコー MTB）

・*M. avium* および *M. intracellulare*（ミュータスワコー MAC）

（3）検出対象材料

喀痰（NALC-NaOH 処理済み）および培養液

（4）測定時間

約 45 分（自動核酸抽出）

（5）操作手順

添付の抗酸菌前処理液に NALC-NaOH 処理済み検体 200 μL を添加する．2〜3 回転倒混和後，3 分以上室温で放置する（殺菌のため）．次に，試薬カートリッジとチップ核酸精製キットおよび前処理後の検体を分析装置にセットし，測定開始する．

（6）性能評価

ミュータスワコー MTB．：臨床検体 147 例（喀出痰：107 例，培養液：40 例）における本品と既存品（PCR 法）との相関性を検討したところ，全体一致率 98.6%（145/147 例），陽性一致率 100%（66/66 例），陰性一致率 97.5%（79/81

例）であった[6]．また，臨床検体 172 例（喀出痰：132 例，培養液：40 例）における本品と既存品（RNA 増幅法）との相関性を検討したところ，全体一致率 97.1%（167/172 例），陽性一致率 100%（112/112 例），陰性一致率 91.7%（55/60 例）であった[6]．最小検出感度は 1,000 コピー/mL（*M. bovis* BCG）であった[6]．

ミュータスワコー MAC．：*M. avium* 臨床検体 364 例（喀出痰：244 例，培養液：120 例）における本品と既存品（PCR 法）との相関性を検討したところ，全体一致率 97.8%（356/364 例），陽性一致率 96.9%（126/130 例），陰性一致率 98.3%（230/234 例）であった[6]．また，*M. intracellulare* 臨床検体 364 例（喀出痰：244 例，培養液：120 例）における本品と既存品（PCR 法）との相関性を検討したところ，全体一致率 98.1%（357/364 例），陽性一致率 96.7%（116/120 例），陰性一致率 98.8%（241/244 例）であった[6]．最小検出感度は *M. avium* および *M. intracellulare* のいずれも 750 コピー/mL であった[6]．

（7）本キットの特徴

本キットは核酸抽出・増幅・検出までを約 45 分で行うことができる．また，機器にセットする前の工程が簡便である．機器は一度に最大 4 検体まで同時測定が可能である．

g）DDH マイコバクテリア ‘極東’[7]

（1）測定原理[8]

ビオチン標識した被検菌 DNA とあらかじめマイクロプレートに固定した各種抗酸菌 DNA をハイブリダイゼーション（DNA-DNA Hybridization）させたあと，ハイブリッドを形成した DNA の比率をビオチン−ストレプトアビジンの検出系を用いて吸光度を測定することで，菌種を同定する．

（2）検出対象菌種

M. bovis BCG（*TB complex*），*M. kansasii*，*M. marinum*，*M. simiae*，*M. scrofulaceum*，*M. gordonae*，*M. szulgai*，*M. avium*，*M. intracellulare*，*M. gastri*，*M. xenopi*，*M. nonchromogenicum*，*M. terrae*，*M. triviale*，*M. fortuitum*，*M. chelonae*，*M. abscessus*，*M. peregrinum* の全 18 菌種．

（3）検出対象材料

小川培地などの固形培地で純培養した分離菌株を用いる．本法は臨床検体を用いて直接検出することはできない．

（4）測定時間

約 3〜4 時間（DNA 抽出→DND の標識と一本鎖化→ハイブリダイゼーション→検出）

（5）操作手順および判定基準

小川培地などの固形培地で純培養した分離菌株からフェノール・クロロホルム法にて DNA を抽出する．抽出 DNA をビオチンで標識し，一本鎖 DNA としたあと，あらかじめマイクロプレートに固定した各種抗酸菌基準株の一本鎖 DNA とハイブリダイゼーションを行う．その後 2 時間 55℃のウォーターバスでインキュベートしたあと，洗浄を行う．そして発色酵素液（ペルオキシダーゼストレプトアビジン）を添加し，37℃で 10 分間インキュベートおよび洗浄後，発色基質液（3,3',5,5'-テトラメチルベンジジン＋過酸

化水素水)を添加し，室温放置後630 nmにおける吸光度を測定する．

【判定基準】
①最も発色したウエルの吸光度(Max. Abs.)が対照ウエル(ウエル No.1)の吸光度(Blank Abs.)の1.9倍以上であること．
②2番目に強く発色したウエルの吸光度(2nd. Abs.)の相対類似度が70%以下であること．また，肉眼的に明らかに発色が確認できる場合には，吸光度を測定せずにそのウエルの菌種と同定してもよい．

相対類似度(%)
= 2nd.Abs.-Blank Abs./Max.Abs.- Blank Abs.×100

(6) 性能評価

抗酸菌236株において生化学的性状試験による同定法と本キットの一致率は84%(199/236)であった．また，本法の同定率は89%(211/236)であった．同定不能であった25株の内訳は，*M. scrofulaceum* 7株(7/26)，*M. gordonae* 4株(4/15)，*M. nonchromogenicum* complex 11株(11/23)，*M. fortuitum* 2株(2/29)，*M. chelonae* 1株(1/10)であった．これら以外の菌種においては一致率および同定率は100%を示した．

(7) 本キットの特徴

生化学的性状検査による同定法では数週間〜数ヵ月を要するのに対して，本キットでは3〜4時間でMAC以外の抗酸菌を同定できる．また，同定に専用の機器を必要としないため，初期投資も少なく，多くの施設で検査可能である．本キットは核酸を用いた検出法であるが，その他多くの核酸増幅法とは異なり，分離培養株を対象としているため，当然のことながら，培養できない菌種においては同定できない．また，同定対象菌種が18菌種に限られているため，対象外の菌種の同定はできない．

h) ジェノスカラー・Rif TB II

(1) 測定原理

RNAポリメラーゼのβサブユニットをコードしている遺伝子(*rpoB* 遺伝子)を標的に特異プローブを用いたハイブリダイゼーション法による結核菌群の検出とリファンピシン(RFP)耐性に関与している *rpoB* 遺伝子変異の検出．

(2) 検出対象菌種および耐性遺伝子

・結核菌群(*M. tuberculosis*, *M. bovis*, *M. africanum*, *M. microti*)の検出およびリファンピシン(RFP)耐性に関与している *rpoB* 遺伝子

(3) 検出対象材料

喀出痰または固形培地および液体培地での分離株

(4) 測定時間

約4時間

(5) 操作手順および判定基準

NALC-NaOH処理済み喀出痰，または菌株から熱処理法にて核酸を抽出したのち，増幅試液Rおよびポリメラーゼ溶液を用いてPCRを行う．そして，結核菌群検出用プローブ1本とRFP感受性判定用プローブ9本が固定されたプローブ結合ストリップにアルカリ変性させたビオチン標識増幅検体(1本鎖DNA)を含むハイブリダイズ液を62℃で30分間反応させる．リンス液で振盪しながら洗浄後，アルカリホスファターゼ標識ストレプトアビジンを含むコンジュゲート試液と室温で30分反応させたのち，再度リンス液および精製水で振盪しながら洗浄する．最後に基質試液を加えて30分反応させ，酵素反応により発色させる．

【結果判定】

プローブ結合ストリップ内の10種のプローブの発色パターンをもとに，*rpoB* 遺伝子変異の有無を確認し，最終的にRFP耐性を判定する．

①コントロールラインの確認：増幅操作および検出操作が正しく行われた場合には，増幅コントロールおよび発色コントロールがそれぞれ発色する．
②結核菌群の検出：検体が結核菌群であれば，プローブTBが発色する．
③*rpoB* 遺伝子型の判定：プローブ S1〜S5内に変異がある場合にはそれぞれのプローブの箇所は発色しない．
一方，プローブ R2(D516V)，R4a(H526Y)，R4b(H526D)，R5(S531L)は高頻度にみられる4種の変異に対応し，これらの変異がある場合には発色する．なお，野生型の場合にはプローブ S1〜S5のすべてに発色が認められる．
④RFP感受性の判定：*rpoB* 遺伝子型が変異型の場合にはRFP耐性と判定する．野生型の場合にはRFP感受性と判定する．

(6) 性能評価

ジェノスカラー・Rif TB IIとの一致率は，喀痰検体例を用いた検討[9]では結核菌群検出の陽性一致率が98.2%(54/55)，陰性一致率が96.2%(51/53)であった．また，RFP耐性検出の陽性一致率が100%(5/5)，陰性一致率が100%(49/49)であった．一方，分離株333例(固形培地202例，液体培地131例)の検討[10]では結核菌群検出の陽性一致率は固形培地で100%(182/182)，液体培地で100%(111/111)，陰性一致率は固形培地で100%(20/20)，液体培地で100%(20/20)であった．また，RFP耐性検出の陽性一致率は固形培地で100%(42/42)，液体培地で100%(46/46)，陰性一致率は固形培地で100%(140/140)，液体培地で100%(65/65)であった．

薬剤感受性試験とのRFP耐性検出の陽性一致率は97.7%(86/88)，陰性一致率は97.9%(238/243)であった．

また，本キットの最小検出感度は5コピー(ゲノムDNA)であった．

(7) 本キットの特徴

本キットはサーマルサイクラー以外に特に専用の機器を必要としないことから，多くの検査室で実施可能な検査であり，結核菌群のRFP耐性を判定できる体外診断用医薬品である．また，喀出痰から直接検出可能であることから，迅速性にもすぐれている．本キットの測定原理から，RFP耐性結核菌の約95%は検出可能とされているが，残りの5%は本キット対象外の領域に変異があるとされていることから，これらの変異がある菌においてはRFP感性と判定される．

i) ジェノスカラー・PZA TB

（1）測定原理

特異プローブを用いたハイブリダイゼーション法による結核菌群のピラジナミド（PZA）耐性に関与している *pncA* 遺伝子変異の検出.

（2）耐性遺伝子

結核菌群のピラジナミド（PZA）耐性に関与している *pncA* 遺伝子

（3）検出対象材料

喀出痰または固形培地および液体培地での分離株

（4）測定時間

5〜6時間

（5）操作手順および判定基準

NALC-NaOH 処理済み喀出痰, または菌株から熱処理法にて核酸を抽出したのち, 材料が喀出痰の場合には dNTPs, ビオチン標識プライマーセットおよび塩化マグネシウムを含む増幅キット Z1, Z2 および Taq DNA ポリメラーゼ（別途準備）を用いて 2 回 PCR を行う. 一方, 菌株の場合には増幅キット Z2 および Taq DNA ポリメラーゼ（別途準備）を用いて PCR を 1 回行う. そして, *pncA* 遺伝子の 47 本のプローブを固定させた結合ストリップにアルカリ変性させたビオチン標識増幅検体（一本鎖 DNA）を含むハイブリダイズ液を 62℃で 30 分間反応させる. リンス液で振盪しながら洗浄後, アルカリホスファターゼ標識ストレプトアビジンを含むコンジュゲート試薬室温で 30 分反応させたのち, 再度リンス液で振盪しながら洗浄する. そして, 基質を加え, 30 分反応させたのち, 酵素反応により発色させる.

【結果判定】

プローブ結合ストリップ内の 47 本のプローブの発色の有無をもとに, *pncA* 遺伝子変異を確認し, 最終的に PZA 耐性を判定する.

①コントロールラインの確認：測定操作が正しく行われた場合には, コントロールラインが発色する.

②*pncA* 遺伝子型の判定：*pncA* 遺伝子に変異がある場合にはそれぞれのプローブの箇所は発色しない. 一方, 野生型の場合には 47 本のすべてのプローブに発色が認められる.

③PZA 感受性の判定：*pncA* 遺伝子型が変異型の場合には PZA 耐性と判定する. 野生型の場合には PZA 感性と判定する.

④結核菌群陰性または非結核性抗酸菌の場合：コントロールライン以外のすべてのプローブ（1〜47）に発色が認められない.

（6）性能評価[11]

喀痰検体 73 例のうち, 培養陽性で PZA の感受性が得られた 56 例における本キットの感度および特異度はそれぞれ 100%（4/4）, 100%（52/52）であった. また, 臨床分離株 316 例においては感度 89.7%（52/58）であり, 不一致の 6 株は本品では野生型（変異なし）で塩基配列解析でもすべて変異は認められなかった. 一方, 特異度は 96.0%（240/250）であり, 不一致の 10 株は本キットではすべて変異が認められ,

塩基配列解析でも同様に 10 株すべてに変異を認めた. 本キットの最小検出感度は 5 コピー（ゲノム DNA）であった.

（7）本キットの特徴

本キットはサーマルサイクラー以外に特に専用の機器を必要としないことから, 多くの検査室で実施可能な検査であり, 結核菌群の PZA 耐性を判定できる体外診断用医薬品としては唯一のキットである. さらに, 喀出痰から直接検出可能であることから, 迅速性にもすぐれている. 本キットの測定原理から, PZA 耐性結核菌の 72〜97%が検出可能とされているが, 残りの数%は本キット対象外の領域に変異があるとされていることから, これらの変異がある菌においては本検査では PZA 感性と判定される. また, 結核菌群に属する *M. africanum* および *M. microti* の *pncA* 遺伝子配列は *M. tuberculosis* と完全に一致するため, 本品ではこれらの菌種の鑑別はできない. 一方, *M. bovis* BCG は 1 塩基異なり, 変異型と判定される. つまり, *M. tuberculosis* の変異型（Δ15-Δ16）と *M. bovis* BCG の鑑別はできない.

j) ジェノスカラー・INH TB

（1）測定原理

特異プローブを用いたハイブリダイゼーション法による結核菌群のイソニアジド（INH）耐性に関与している *inhA* 遺伝子, *fabG1* 遺伝子および *katG* 遺伝子変異の検出.

（2）耐性遺伝子

結核菌群のイソニアジド（INH）耐性に関与している *inhA* 遺伝子, *fabG1* 遺伝子および *katG* 遺伝子

（3）検出対象材料

喀出痰または固形培地および液体培地での分離株

（4）測定時間

5〜6時間

（5）操作手順および判定基準

NALC-NaOH 処理済み喀出痰や小川培地などの固形培地および MGIT などの液体培地で分離された菌株から熱処理法にて核酸を抽出したのち, キット専用試薬である増幅キット（dNTPs, ビオチン標識プライマーセット, 塩化マグネシウムを含む）A1（*inhA*, *fabG1*, *katG*）および B1（*katG*）と Taq DNA ポリメラーゼ（別途準備）を用いて, PCR 法により核酸増幅を行ったあと, さらに増幅キット A2 および B2 を用いて再度 PCR を行う. そして, *inhA* 遺伝子の 2 本のプローブ, *fabG1* 遺伝子の 2 本のプローブおよび *katG* 遺伝子の 40 本のプローブを固定させた結合ストリップにアルカリ変性させたビオチン標識増幅検体（一本鎖 DNA）を含むハイブリダイズ液を 62℃で 30 分間反応させる. リンス液で振盪しながら洗浄後, アルカリホスファターゼ標識ストレプトアビジンを含むコンジュゲート試薬室温で 30 分反応させたのち, 再度リンス液で振盪しながら洗浄する. そして, 基質を加え, 30 分反応させたのち, 酵素反応により発色させる.

【結果判定】

ストリップ内のプローブの発色の有無をもとに, *inhA* 遺伝子, *fabG1* 遺伝子および *katG* の遺伝子変異を確認し, 最終的に INH 耐性を判定する.

①コントロールラインの確認：測定操作が正しく行われた場合には，コントロールラインが発色する．

②*inhA*遺伝子，*fabG1*遺伝子および*katG*の遺伝子型の判定：各遺伝子において変異がある場合には，それぞれのプローブの箇所は発色しない．一方，野生型の場合には各遺伝子すべてのプローブに発色が認められる．

③INH感受性の判定：各遺伝子のいずれかひとつ以上に変異がある場合にはINH耐性と判定する．野生型の場合にはINH感性と判定する．

④結核菌群陰性または非結核性抗酸菌の場合：コントロールライン以外のすべてのプローブに発色が認められない．

（6）性能評価[11]

臨床分離株316例においては感度90.6％（125/138）であり，不一致の13株のうち，10株は本キットにおいて野生型（変異なし）で塩基配列解析でもすべて変異は認められず，残りの3株は変異が認められた．一方，特異度は100％（176/176）であった．本キットの最小検出感度は100コピーであった．

（7）本キットの特徴

本キットはサーマルサイクラー以外に特に専用の機器を必要としないことから，多くの検査室で実施可能な検査であり，結核菌群のINH耐性を判定できる体外診断用医薬品キットである．さらに，喀出痰から直接検出可能であることから，迅速性にもすぐれている．本キットの測定原理から，INH耐性結核菌の約91％は検出可能とされているが，残りの数％は本キット対象外の領域に変異があるとされていることから，これらの変異がある菌においては本検査ではINH感性と判定される．また，結核菌群に属する*M. bovis* BCGとも反応するので，両菌種の鑑別はできない．

3．遺伝子検査における結果の解釈と限界

核酸増幅法における遺伝子検査は，①核酸抽出，②核酸増幅，③検出の3ステップから構成される．②の核酸増幅ステップでは検体中に含まれる微量な核酸を数100万倍にまで増幅することができるため，非常に感度が高い．また③の検出ステップでは数塩基の違いを見分けることができる様々なプローブ法を用いることによって，特異度も高い．このように核酸増幅検査は感度および特異度にすぐれている．しかし，①のステップにおいて臨床材料から目的とする鋳型（テンプレート）の核酸が採取できなければ，正しい検査結果は生み出されない．遺伝子検査にとって最も重要なことは①の核酸抽出であり，正しく採取された検体から，いかに質の高い核酸を抽出できるかによる．そこではじめて本検査の有用性が高まる．

4．注意事項（バイオハザード・設備）

結核菌群はBSL（Biosafety Level）3に属する病原体であり，取り扱いは安全キャビネット内で行う．原則P（Physical containment）3施設に限られる．また，安全キャビネットは少なくともクラスII以上のものを使用しなければならない．安全キャビネットに似たクリーンベンチという装置があるが，クリーンベンチはベンチ内を無菌に保つが，作業者の安全を守るための機能はないので，絶対に使用してはならない．

核酸増幅法による遺伝子検査で最も気をつけるべきことは試薬および検体の汚染（コンタミネーション）である．一番問題になるのは増幅産物による汚染である．増幅産物は微量な核酸サンプルを数百万倍にまで増やした核酸であり，分子サイズも極めて小さいため，ひとたび空気中に拡散するとその部屋の汚染除去は困難である．最終的には別の部屋に移動しなければならない場合もある．そうならないためには，①増幅試薬などを調製する部屋，②結核菌群を含む臨床検体あるいは分離株から核酸を抽出するための安全キャビネットを有する部屋，③増幅・検出の部屋（測定機器）の3つの区域（部屋）に分けて厳重に行う．さらに，施設内の空調にも配慮する必要がある．少なくとも①の試薬を扱う部屋はほかの部屋とは異なる空調（独立空調）であることが望ましい．各部屋では部屋専用の器具を使用する．また，物品の移動は必ず①→②→③の順番で行うことが大事である．測定後の増幅サンプルはむやみにチューブを開封せず，そのまま0.5％次亜塩素酸ナトリウム液に浸し，処分する．

5．トラブルシューティング

a）増幅阻害による偽陰性の問題

臨床材料中に血液成分や酵素物質，あるいは薬剤などが過剰に含まれている場合には，核酸増幅がうまく行われずに，見かけ上陰性（偽陰性）になるといった問題がある．表1に示す多くの検査法では偽陰性を確認できるように，内部コントロールが設けられている．結果の解釈に関してはこの内部コントロールの結果を必ず指標にして判断する必要がある．

b）結核菌群内の菌種鑑別

表1に示した核酸増幅を原理とする検査法は検出標的が16S rRNA遺伝子であるため，結核菌群を検出することができるが，結核菌群内の鑑別，すなわち*M. tuberculosis*，*M. bovis*，*M. africanum*，*M. microti*，*M. caprae*，*M. canettii*および*M. pinipedii*の鑑別はできない．これは16S rRNA遺伝子の塩基配列がこれらの菌ではほとんど同じであるためである．これらの菌種鑑別が問題となるのは，小児のBCG（*M. bovis* BCG株）接種後の症例や膀胱癌治療中の患者においてである．したがって，これらの菌を鑑別するためにはほかの遺伝子を標的にしなければならない．

6．内部精度管理および外部精度評価

a）内部精度管理

遺伝子検査の内部精度管理で重要なことは，遠心分離機や測定機器が正しく作動していることを確認，点検することである．次に操作手技の際に起こるコンタミネーションによる偽陽性や増幅阻害などの偽陰性の見落としを防ぐことにある．特に核酸増幅検査は感度が高いため，ほんのちょっとしたことでも結果に影響を及ぼすおそれがある．

そのためには検体コントロール（陽性および陰性）とキットコントロールの両方を用いる必要がある．陽性コントロールは試薬の劣化や試薬の入れ忘れなどの確認に有用であるし，陰性コントロールは検体や汚染試薬からのコンタミネーションの確認に有用である．そして最も注意しなければならないことは，結果入力の際の人為的な記入ミスや検体の取り違えである．これを防ぐためには結果の判定や入力時にはダブルチェックを行うことが必要である．特に結核症は遺伝子検査の結果で確定診断となることも少なくなく，人為的なミスはあってはならない．

b）外部精度評価

外部精度評価においては日臨技臨床検査精度管理（http://www.jamt.or.jp/contact/）や PCR 感染症研究会（http://www.roche-ivd.jp/news/2013/）が毎年，結核菌群を対象に遺伝子検査サーベイを行っている．平成 25 年度の日臨技臨床検査精度管理には全国から 196 施設の参加があり，全施設における正解率は 99.5％で 1 施設を除く 195 施設で正解率 100％であった．また，PCR 感染症研究会は例年 300 施設以上の参加があり，全施設における正解率は 100％とはならず，依然として偽陰性や偽陽性，転記ミスや検体の取り違えによる不正解が起こっている．

7．その他の抗酸菌遺伝子検査（研究的検査）

表 1 に示した核酸増幅を原理とする検査法（体外診断用医薬品）の検出対象は結核菌群および MAC である．これら以外の抗酸菌の検出・同定は DDH マイコバクテリア‘極束’で行うことができる．しかし，分離培養が必要であること，また，対象菌種が 18 菌種に限られていることから，培養で発育が認められない場合や 18 菌種以外の抗酸菌の可能性がある場合には，塩基配列解析（シークエンス）法による菌種の検出・同定が必要となることもある．

シークエンス法のなかで最も汎用されているのは，ダイレクトシークエンス法である．本法は PCR 増幅産物を用いて直接塩基配列を解析する方法であり，BLAST（Basic Local Alignment Search Tool）などのプログラムを利用して多くの菌種の同定ができる非常に精度の高い方法である．しかし，シークエンサーと呼ばれる高価な測定機器と高価な試薬が必要であり，手技も煩雑で熟練を必要とする．現在では PCR 産物まで準備すれば外部委託（Eurofins Genomics，Sigma-Aldrich，Takara-Bio）で，しかも安く検査ができる．測定機器が使えない施設では利用するのもよいかもしれない．

ただし，本法は複数菌種が混在するようなサンプルでは，うまくいかないことが多く，工夫が必要である．

抗酸菌の迅速検査法は，まさに遺伝子検出技術の進歩とともに発展し，臨床に大きな貢献をもたらしてきた．しかし，核酸抽出を含む全自動化という点においては，まだ課題が残っている．ここ数年，次世代型とよばれる全自動遺伝子検査機器が欧米を中心に導入され，その市場は拡大しつつある．これらの全自動遺伝子検査機器は核酸抽出・核酸増幅・検出の 3 ステップをひとつの機器ですべて行うことができるため，これまでの遺伝子検査機器にはない簡便性と迅速性を備えている．国内においては GENECUBE（TOYOBO），海外では GeneXpert（Cepheid）がよく知られている．GENECUBE では結核菌群と MAC が約 1 時間で検出可能であり，GeneXpert では約 2 時間で結核菌群の検出と同時にリファンピシン耐性の有無も検出できる．今後は多くの抗酸菌種の同定のみならず，多くの薬剤耐性遺伝子も同時にしかも全自動で検出できるようになると思われる．このように遺伝子検査の重要性は今後もますます高まっていくものと思われる．

われわれはこのような遺伝子検査の原理と限界を正しく認識し，特徴を踏まえたうえで従来法の培養検査や生化学的性状検査を含めた，抗酸菌検査体系の再構築を積極的に進めていく必要性が，今後求められるであろう．最後に日本結核病学会予防・治療合同委員会ならびに日本結核病学会治療・社会保険・抗酸菌検査法検討合同委員会から提言されている勧告を以下に記す．

平成 7 年 9 月 20 日
「核酸増幅法による結核菌検査の利用に際しての留意点（勧告）[12]」

1）核酸増幅法による結核菌の検査法（以下「本検査」という）を用いて結核菌の検出を行う場合には，必ず塗抹検査および培養検査を併行して行うこと．

2）結核疑いの患者の検査で在来の菌検査法の所見が陰性で，本検査のみで陽性の場合には，常に偽の陽性の可能性を考慮し，臨床所見や X 線所見などを併せた総合的な検討を慎重に行って判断すること．

3）結核の治療中の経過判定のために本検査法を用いないこと．ただし重大な悪化や再発を思わせる臨床的な変化があるような場合には 2）に準じること．

4）気管支内視鏡検査など，検査材料の採取に用いる器具が以前の検査で結核菌成分により汚染される可能性があるような場合には，本検査法による結核菌陽性所見の解釈は慎重に行うこと．

5）あらゆる段階での検査精度の確保に努めること．検査の実施を外部施設に委託する場合にも疑わしい結果については施設担当者と十分検討を行うなど，施設での精度管理にも注意すること．

平成 12 年 9 月
「新しい結核菌検査法の臨床での利用について」[13]

核酸増幅法

（1）診断時の使い方

初回診断時の 3 日間の塗抹および培養検査に加え，核酸増幅法による検査を 1 回保険診療で行うことができる．喀痰塗抹陽性の場合，患者管理のうえで結核か非結核性抗酸菌症かを早急に鑑別する必要があり，検体の入手後 1〜2 日で結果が得られる核酸増幅法による検査は有効である．検査の精度を確保するために，良質な検体が得られない場合は 2 日分または 3 日分を一緒に混ぜて検査することを勧める．

（2）治療中の follow-up

前記の予防・治療合同委員会勧告 [12] にも示されているように，核酸増幅法を治療中の患者の経過判定には使用しない．培地の項でも触れたように入院患者の退院時期は塗抹検査と小川培地による培養検査で判断されており，これまで問題は生じていない．

（3）*M. avium* および *M. intracellulare* 試験

結核菌が陰性の場合，多くの施設で塗抹陽性・塗抹陰性の別なく機械的に *M. avium* および *M. intracellulare* 試験が行われている．しかし現在市販されているキットは定性検査であり，検体中の菌量を知ることはできないことから，非結核性抗酸菌症の診断基準 [14] との関連を考えたときに塗抹陰性検体への使用は留意すべきである．

文献

1) 米丸 亮. ほか. リアルタイム PCR を用いた抗酸菌群検査キット（コバス TaqMan®）の精度評価. 日呼吸会誌 2009; 47: 1070-1076
2) Loopamp 結核菌群検出試薬キット添付文書
3) マイコバクテリウム核酸キット ジーンキューブ MTB 添付文書
4) マイコバクテリウム核酸キット ジーンキューブ MAC 添付文書
5) Xpert MTB/RIF「セフィエド」添付文書
6) ミュータスワコー MTB/ミュータスワコー MAC 添付文書
7) DDH マイコバクテリア"極東"添付文書
8) Kusunoki S, et al. Application of colorimetric microdilution plate hybridaization for rapid genetic identification of 22 Mycobacterium species. J Clin Microbiol 1991; 29: 1596-1603
9) ジェノスカラー・RFP-TB 添付文書
10) 阿部千代治, ほか. Line Probe Assay（LiPA）によるリファンピシン耐性結核菌の検出. 結核 2000; 75: 575-581
11) Mitarai S, et al. Comprehensive Multicenter Evaluation of a New Line Probe Assay Kit for Identification of Mycobacterium Species and Detection of Drug-Resistant *Mycobacterium tuberculosis*. J Clin Microbiol 2012; 50: 884-890
12) 日本結核病学会予防・治療合同委員会. 核酸増幅法による結核菌検査の臨床での利用について. 結核 1995; 70: 711-712
13) 日本結核病学会治療・社会保険・抗酸菌検査法検討合同委員会. 新しい結核菌検査法の臨床での利用について. 結核 2000; 75: 681-684
14) 日本結核病学会非定型抗酸菌症対策委員会. 肺非結核性抗酸菌症診断に関する見解. 結核 2003; 78: 569-572

10 抗酸菌の遺伝子型別解析

1 目的

病原体の遺伝子型別は，感染源や感染経路の特定，検査室内交差汚染の検出，流行株の検出，および耐性菌のモニタリングなどに活用されている．結核菌では，現在，polymerase chain reaction（PCR）法を活用した反復配列数多型解析法（variable numbers of tandem repeats, VNTR 解析法）が遺伝子型別法の主流となっている．また，VNTR 解析法は，結核菌のほかにも，*Mycobacterium avium*, *M. intracellulare*, *M. abscessus*, *M. ulcerans* などの抗酸菌の型別方法としても普及しつつある．それぞれの菌種に合わせたプライマーセットを用いるという点を除けば，解析の手技は結核菌 VNTR 解析法と同じである．

本項では，結核菌 VNTR 解析法の原理と解析方法ならびにデータの解釈について解説する．臨床や公衆衛生の現場での抗酸菌遺伝子型別解析の実施やデータの有効活用を促したい．

2 コンテンツアウトライン

1. イントロダクション
   ・結核菌 VNTR 解析法の原理
   ・臨床，公衆衛生現場での活用
2. 方法の内容
   ・解析方法の手技
3. 結果の解釈
4. 注意事項
   ・国内法と国際標準法の相違
   ・データの解釈と注意点
5. トラブルシューティング
6. 精度管理

3 方法の解説

1. イントロダクション

異なる患者から分離された菌株間の関連性を調べるためには，DNA 配列の多様性を利用した，遺伝子型別解析が必要となる．代表的な方法としては，パルスフィールドゲル電気泳動法があり，ほかの病原体と同様，抗酸菌の遺伝子型別にも利用されてきた．結核菌や *M. avium* では，挿入配列の数と挿入位置をサザンハイブリダイゼーション法で検出する restriction fragment length polymorphism（RFLP）法が 1990 年代に普及した．2000 年代に入ると，PCR 法により少量の DNA から迅速・簡便に，そして再現性高く遺伝子型別結果を得ることのできる VNTR 解析法が開発され，現在結核菌を中心に広く利用されている．

a) 結核菌 VNTR 解析法の原理

VNTR 解析法の原理を図 1 に示した．結核菌染色体上に多数存在する繰り返し配列の反復回数の違いを利用した方法である．数十 bp の塩基配列を 1 ユニットとした反復配列領域を PCR 増幅し，ユニットの繰り返し数を求める．この操作を，複数の領域で繰り返し，菌株の遺伝子型を VNTR プロファイルという数字データで表す．菌株ごとのプロファイルを比較することで，菌株間の異同性が判断できる．文字データとして得られるプロファイルをデータベース化することで，過去の解析結果や他施設の結果との比較が容易であるという利点を持つ．VNTR 解析での PCR 反応の感度は，コバス TaqMan MTB などの診断キットでの感度に比べて低いため，通常は分離培養された菌株を用いて解析を行う．ある程度多量に排菌している患者喀痰，たとえば，塗抹検査で 3+ 以上のような検体であれば，培養を介さずに，検体から直接，遺伝子型別解析が可能な場合もある．

解析の目的が，同時に比較する複数株間の異同性の判別だけであれば，必ずしもプロファイル化の必要はない．電気泳動像の一致・不一致を目視判定することで菌株間の異同性が判別できる．したがって，通常 VNTR 解析法を実施していない施設でも，PCR 用の試薬とプライマーを準備しておくことで，突発的な事象への対応が可能になるものと思われる．

結核菌での VNTR 領域の標準的な組み合わせと，その特徴を表 1 に，各領域を増幅するために，当研究所で使用しているプライマー配列とリピート数換算のルールを表 2 にまとめた．なお，後述するが，リピート数の換算方法には，国内ルールと国際的に使用されている方法との間に一部相違があるので注意を要する．本項では国内ルールに従った．また，PCR 増幅に用いるプライマーも複数提唱されているので，使用するプライマーに合わせたリピート数換算表を用いる必要がある．日本では，VNTR 解析法で用いる解析対象領域は，結核研究所より提案された Japan Anti-Tuberculosis Association（JATA）12 という 12 領域（あるいは JATA 15 という 15 領域）が一般的であり [1]，必要に応じて，より変異速度の速い超多型領域の解析を組み合わせるという方法が取られている [2,3]．JATA セットは，国内の結核菌の大多数（約 8 割）を占める北京型株 [4] の型別解析を，少ない解析領域で効率的に行うために選択された VNTR 領域の組み合わせである．世界的には，Supply 15 という 15 領域（あるいは Supply 24 という 24 領域）を対象にした方法が標準法として提唱されている [5]．

日本の結核菌の約 8 割を占める北京型株は，遺伝的均質性の高い遺伝系統群であり，ほかの遺伝系統群と比べて VNTR による遺伝子型別分類の精度が劣るようである [3]．この問題に対処するために，最近，国内施設を含む 7 施設

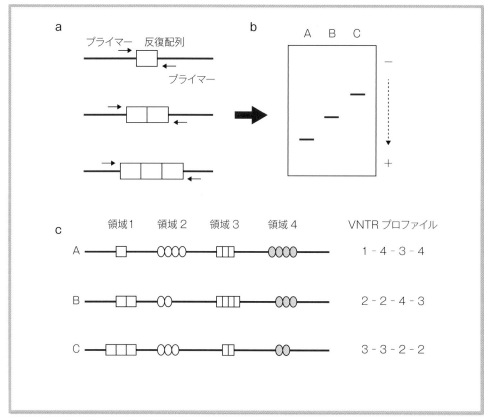

図1　VNTR 法の原理

a：反復配列の外側の定常領域にプライマーを設計して PCR 増幅する.
b：電気泳動で PCR 産物の分子量を測定する.
c：解析対象とする VNTR 領域すべてについて, a, b を繰り返し, 各領域の反復数を算出し, VNTR プ
　　ロファイルとして株ごとの遺伝型別を特定する. VNTR プロファイルの違いから株を分類する.

VNTR 領域 セット名称	対象領域数	分類	用途	特徴	文献
JATA 12	12	国内法	一次スクリーニング	下記 Supply 15 と 8 領域共通.	1
JATA 15	15	国内法	一次スクリーニング	下記 Supply 15 と 9 領域共通. 超多型領域 2 領域を含む（1 領域は, 下記標準化超多型領域と共通）.	1
Supply 15	15	国際標準法	一次スクリーニング	Supply 24 と同等の型別力.	5
Supply 24	24	国際標準法	一次スクリーニング・遺伝系統分類	遺伝型別に加えて遺伝系統分類にすぐれている.	5
標準化超多型領域（hypervariable：HV）	4	国際標準法	二次解析（北京型株に最適化）	変異速度の速い領域であり, 上記セットと組み合わせて使用することで, 型別力が向上する. QUB 18, QUB 3232, VNTR 3820, VNTR 4120 の 4 領域が標準化された.	2

表1　主な VNTR 領域セットと特徴

による国際共同研究[2] が実施され, 4つの超多型領域を用いた二次解析により, 北京型結核菌の遺伝子型別分類の精度は大きく向上することが確認された. 日本のように北京型株が優占する地域では, JATA あるいは Supply セットを標準的 VNTR セットとした一次スクリーニングのあとに, 二次解析として4つの超多型領域の解析を行うことで, より精度の高い遺伝子型別解析が可能となる.

b）VNTR 解析法の臨床, 施設内感染制御, 公衆衛生への活用について
（1）患者管理（臨床）
内因性再燃による再発と外来性再感染による再発を区別

できる. すなわち, 結核再発時に分離された株と過去の分離株の遺伝子型別が一致すれば内因性再燃による発病と判断できる. 一方, 両者が異なる場合は, 再感染による発病と判断できる. 特に, 薬剤耐性結核菌を排菌している患者との接触歴がある場合には, 遺伝子型別結果が治療法の選択に直結することがある.
（2）施設管理（感染拡大防止）
病院内・施設内で複数の結核患者が発生した場合には, VNTR 解析を行うことにより, 施設内感染か否かを科学的に判別できる. すなわち, VNTR 解析の結果は, 感染拡大防止策の立案における科学的エビデンスとなる. また, 検査室内交差汚染の調査にも活用でき, 不必要な治療や入院

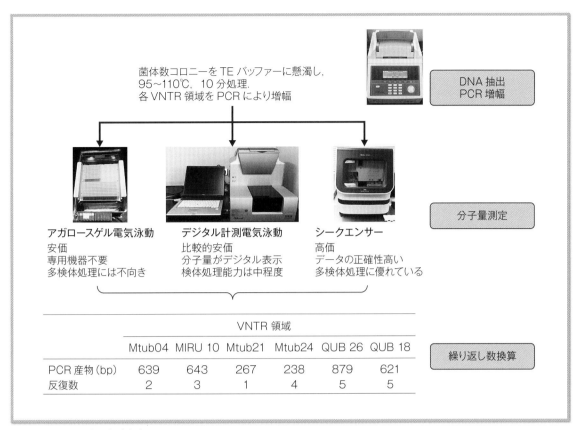

菌体数コロニーを TE バッファーに懸濁し，
95〜110℃，10 分処理．
各 VNTR 領域を PCR により増幅

DNA 抽出
PCR 増幅

アガロースゲル電気泳動
安価
専用機器不要
多検体処理には不向き

デジタル計測電気泳動
比較的安価
分子量がデジタル表示
検体処理能力は中程度

シークエンサー
高価
データの正確性高い
多検体処理に優れている

分子量測定

	VNTR 領域					
	Mtub04	MIRU 10	Mtub21	Mtub24	QUB 26	QUB 18
PCR 産物(bp)	639	643	267	238	879	621
反復数	2	3	1	4	5	5

繰り返し数換算

図 2　VNTR 法の解析手順

延長などが回避できる．

（3）地域内感染管理（公衆衛生）

VNTR 解析結果は，集団感染を裏づける科学的論拠となる．VNTR プロファイルをデータベースとして管理することで，高精度な結核菌サーベイランスシステムが構築でき，未知の伝搬経路の検出や地域内蔓延株の特定が可能である．

2．方法の内容

VNTR 解析は，DNA 抽出→PCR 反応→分子量測定→反復配列の繰り返し数換算という手順で行う（図 2）．

a）DNA 抽出

VNTR 解析は PCR 反応を利用した解析法なので，用いる DNA は精製する必要はなく，粗抽出液でよい．ここでは，粗抽出液の作製方法について述べる．固形培地に発育した菌体を数コロニー相当分白金耳で採取し，200〜500 μL の pH 8.0 の TE バッファー（滅菌水での代用可能）を入れた 1.5 mL スクリューキャップチューブ内に添加する．菌量は厳密でなくてもよい．液体培地に発育した菌を用いる場合は，使い捨てトランスファースポイトを用いて菌液 500 μL 程度を 1.5 mL スクリューキャップチューブに移し取り，5,000 rpm で 10 分遠心後，上清を破棄し，pH 8.0 の TE バッファー（滅菌水での代用可能）を 200〜500 μL 添加する．菌懸濁液を含んだ 1.5 mL スクリューキャップチューブをオートクレーブ器あるいはヒートブロックを用いて 100℃ 程度（95〜110℃）で 10 分間加熱する．遠心機で 13,000 rpm，10

分間遠心し，上清を新たなチューブに分取し，PCR の鋳型 DNA として使用する．DNA 粗抽出液は，−20℃ 以下で保存すれば，数年間は VNTR 解析に使用できる．喀痰などの臨床検体からの DNA 抽出は，抗酸菌の遺伝子検査の用途で実施している方法により抽出したものを，VNTR 解析に使用すればよい．

b）PCR 増幅

PCR 反応は，用いる試薬やサーマルサイクラーの機種によって増幅効率が異なることがある点，留意すること．種々の検討から結核菌の VNTR 分析では，Takara Ex Taq HS version と Takara GC buffer I を使った場合が最も効率よく PCR 産物が得られたので，ここでは，本試薬を用いた場合の条件を記載する．

（1）試薬の組成

表 2 に示した VNTR 解析領域に対応するプライマーミックスを 5 μM で調製しておく．

各試薬名	1 反応あたりの液量
Takara 2x GC buffer I	10 μL
2.5 mM dNTPs	1.6 μL
5 μM プライマーミックス	1.6 μL
Takara ExTaq HS version	0.1 μL
鋳型 DNA	1.0 μL
純水（H$_2$O）	5.7 μL
合計	20 μL

表2　主なVNTRセットで用いられるVNTR領域とプライマーセット

Locus (×1,000bp)	領域名	繰り返し単位塩基数	H37Rv株 PCR産物長 (bp)	繰り返し数	リピート数n の理論値 (bp)	JATA12	JATA15	Supply15	超多型領域[1]
424	Mtub04	51	639	2	537 + 51n	×	×	×	
960	MIRU 10	53	643	3	484 + 53n	×	×	×	
1955	Mtub21	57	267	1	210 + 57n	×	×	×	
2074	Mtub24	56	238	4	14 + 56n	×	×		
2163b	QUB 11b	69	547	5	202 + 69n	×	×		
2372	VNTR 2372	57	360	2	246 + 57n	×			
2996	MIRU 26	51	438	3	285 + 51n	×	×	×	
3155	QUB 15	54	287	4	71 + 54n	×			×
3192	MIRU 31	53	651	3	492 + 53n	×	×	×	
3336	QUB 3336	59	666	8	194 + 59n	×			×
4052	QUB 26	111	879	5	324 + 111n	×	×	×	
4156	QUB 4156	59	367	3	190 + 59n	×	×	×	
1982	QUB 18	78	621	5	231 + 78n		×		×
2163	QUB 11a	69	309	2	171 + 69n		×		×
2165	ETR A	75	420	3	195 + 75n		×	×	
577	ETR C	58	276	4	44 + 58n			×	
580	MIRU 4	77	353 [2]	3'	175 + 77n			×	
802	MIRU 40	54	408	1	354 + 54n			×	
1644	MIRU 16	53	671	2	565 + 53n			×	
2401	Mtub30	58	363	2	247 + 58n			×	
3690	Mtub39	58	562	5	272 + 58n			×	
3232	QUB 3232	56	406	4	182 + 56n				×
3820	VNTR 3820	57	444	3	273 + 57n				×
4120	VNTR 4120	57	447	2	333 + 57n				×

[1]：QUB 18，QUB 3232，VNTR 3820，VNTR 4120の4領域が標準化セットとされた（文献2）．QUB 15，QUB 3336は型別能力向上への寄与が低い，QUB 11aはPCR増幅不良率が高いとの理由から，標準化セットの対象外となった．

[2]：H37RvのMIRU04は，53base短いため，3'と表現する．通常3リピートのPCR産物長は406baseとなる．

Mtub：M. tuberculosis，MIRU：mycobacterial interspersed repetitive units，QUB：Queen's University of Belfast，ETR：exact tandem repeat

（2）PCR反応条件：

95℃ 3分‐［95℃ 1分‐65℃ 1分‐72℃ 1分（35サイクル）］‐72℃ 7分．

（3）分子量測定

繰り返し配列の反復数を算出し，VNTRプロファイルとして遺伝子型を文字情報化するためには，電気泳動結果から，PCR産物の分子量を測定する必要がある．VNTR解析法での分子量測定には，アガロースゲル電気泳動法，マイクロチップなどを使用したデジタル計測電気泳動法，そしてシーケンサーによるキャピラリー電気泳動法が利用されている（図2）．それぞれに，長所・短所があり，各施設の実情に合わせた方法を使用すればよい．アガロースゲル電気泳動は，通常ミニゲルでの解析（2%アガロース，50V，60〜120分）で対応できるのだが，解析対象（特に超多型領域）によっては，1,000塩基長を超える場合もある．このような場合は，数10塩基の違いを判別することが困難であり，より低濃度（0.8〜1%）で大きなサイズのアガロースゲルを使用する必要がある．いずれの方法を用いる場合においても，電気泳動結果は必ずしも理論値とは完全一致しないので，解析には必ずH37Rv株などの反復配列数が既知であるサンプルをコントロールとして電気泳動し，反復数算出のための基準値として用いる必要がある．

（4）反復数換算

得られた分子量から，表2のルールに基づき，各VNTR領域での繰り返し配列の反復数を算出する．たとえば，MIRU 10の領域では，繰り返し配列の外側にある定常領域の長さは484塩基長であり，繰り返し単位の1ユニットの長さは53塩基長である．したがって，PCR産物が696塩基長であれば，(696−484)÷53＝4となり，反復数は4と換算される．H37Rv株などの反復数が既知のものを基準値として，相対的な違いにより反復数を算出するとよい．つまり，反復配列1ユニットの長さが53塩基長であるMIRU 10領域を例とした場合，解析対象サンプルのPCR産物長がH37Rv（基準値）よりも約100塩基程度長ければ，反復数は基準値よりも2ユニット（53×2）多いと判定できる．なお，解析結果を文字情報化する必要がなく，同時に解析した菌株間の異同性のみが鑑別できればよいのであれば，電気泳動像の目視比較だけで十分である．

3. 結果の解釈（基準値）

a）遺伝子型別一致の考え方

偶発的なVNTRパターンの変動により，疫学的関連性を持つ同一株間でもVNTRパターンが異なる場合がありうる．Supplyらは，そのような偶発性が菌株の異同性判断に及ぼ

Primer 1 (5'-3')	Primer 2 (5'-3')
CTTGGCCGGCATCAAGCGCATTATT	GGCAGCAGAGCCCGGGATTCTTC
GTTCTTGACCAACTGCAGTCGTCC	GCCACCTTGGTGATCAGCTACCT
AGACGTCAGATCCCAGTT	ACCCGACAACAAGCCCA
TGTGTCACCTGACGATTTCAAGG	TGGCCGGCAAATAATGGATGC
CCGATGTAGCCCGTGAAGA	AGGGTCTGATTGGCTACTCA
AGGTGAGGATCGGGTTGG	ACCACGCTTCAAGAACCAG
TAGGTCTACCGTCGAAATCTGTGAC	CATAGGCGACCAGGCGAATAG
GCCAGCCGTAACCCGACCAG	GGGCCGGAAATTCGCAGTGG
ACTGATTGGCTTCATACGGCTTTA	GTGCCGACGTGGTCTTGAT
CCACCGCGATCCAGGAAT	CGGGATTCACCACGATCTC
GAGGTATCAACGGGCTTGT	GAGCCAAATCAGGTCCGG
CGTCCGAGCGACATCAC	AGGATCGAGCGGTCCAG
ATCGTCAGCTGCGGAATAGT	AATACCGGGGATATCGGTTC
CGTGATGTTGATCGGGATGT	ACCCTGGAGTCTGGCATC
AAATCGGTCCCATCACCTTCTTAT	CGAAGCCTGGGGTGCCCGCGATTT
GTGAGTCGCTGCAGAACCTGCAG	GGCGTCTTGACCTCCACGAGTG
GCGCGAGAGCCCGAACTGC	GCGCAGCAGAAACGTCAGC
GGGTTGCTGGATGACAACGTGT	GGGTGATCTCGGCGAAATCAGATA
TCGGTGATCGGGTCCAGTCCAAGTA	CCCGTCGTGCAGCCCTGGTAC
CTTGAAGCCCCGGTCTCATCTGT	ACTTGAACCCCCACGCCCATTAGTA
CGGTGGAGGCGATGAACGTCTTC	TAGAGCGGCACGGGGGAAAGCTTAG
CCCCAGCCTTACGACTGA	GTCGGGCTTGGTGAAGG
ACCTTCATCCTTGGCGAC	TGCGCGGTGAATGAGACG
GTTCACCGGAGCCAACC	GAGGTGGTTTCGTGGTCG

す影響を国際共同研究のなかで検討し，次のとおり，結論づけた[2,5]．①疫学的関連性を持つ菌株間では，VNTR パターンが2領域以上異なることは，極めてまれである．②疫学的関連性が不明の菌株間（患者間の接触履歴，同一患者由来株，検査室交差汚染疑いなどの背景情報なし）では，1領域違いを許容して同一株と判断した場合の誤判定，すなわち，疫学的関連性のない株が同一株と判定される危険性は，完全一致を判定基準とした場合に同一株を見落とす危険性に比べてはるかに大きいと報告した[2,5]．この結論は，一次スクリーニングに用いる標準的な VNTR セットだけではなく，超多型領域を含めた北京型株の二次解析においても確認されている[2]．

上述のとおり，菌株間の関連性を担保する背景情報がない場合は，VNTR 型別解析に用いた領域のうち1箇所でも反復数が異なれば，菌株不一致と判断するのが国際的なコンセンサスといえる．ただし，日本のように，遺伝的均質性の高い遺伝系統群である北京型株が優占する地域では，標準的 VNTR セット（JATA12，JATA15，Supply 15，Supply 24）での完全一致のみで疫学的関連性不明である菌株間の同一性を判断するのは極めて危険である[6]．このような場合は，超多型領域を用いた二次解析データを加えることで，菌株異同性判別の精度を高める必要がある．超多型領域は，ほかの標準的領域と比べて反復数が多く，PCR 産物の分子量が大きいため，結果の再現性確保のためには高いレベルの技術が要求される．このため，超多型領域を単独で使用すると，技術的要因による誤判定の可能性が高まる．したがって，超多型領域は，ほかの標準的な VNTR セットでの型別解析の実施を前提とした二次解析に使用するべきであること，留意願いたい[2]．

一方，菌株間の関連性を担保する背景情報がある場合は，VNTR プロファイルが一致しなくても，同一菌株である可能性を否定できない．このような場合は，反復数が異なる領域の数や菌株の背景情報，さらには追加領域の解析結果などを総合的に判断する必要がある．田丸らは，菌株間の関連性が疫学情報で支持されているのであれば，標準的 VNTR セット（JATA12）のプロファイルが一致すれば同一菌株であると判断して，ほぼ間違いないと報告している[7]．

b）ラダー状のバンドパターン

VNTR 領域を対象とした PCR 産物を電気泳動すると，図3のようなラダー状の泳動パターンが得られることがある．このような泳動パターンは反復数が多い（分子量が大きい）ときや反復ユニットのサイズが大きい領域で起こりやすい．反復配列を増幅する場合に出現する現象であり，stutter

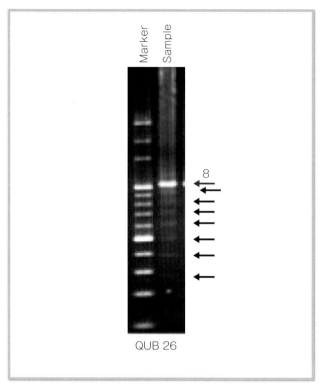

図3　stutter peak の例
　黒矢印の部分に stutter peaks が検出されており，反復数を逆算できることがわかる．QUB 26 領域の反復数 8 と判定．

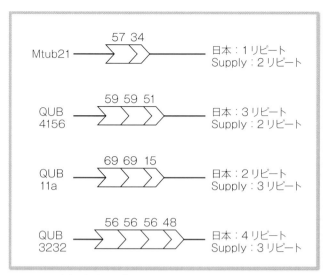

図4　反復数換算のずれによる型別判定の誤差
　これら 4 領域については，日本で用いている換算表と国際標準で違いが認められる．施設間データ比較の場合，対象となる結核菌株（H37Rv 株など）と各領域の反復数換算ルールを相互に一致させることで，換算のずれに起因する型別判定の誤りを防ぐ必要がある．

peak と呼ばれている[3]．本来の目的とする増幅産物は，アガロースゲル電気泳動では通常最も明るくみえ，stutter peak との判別は容易である．図3に示しているとおり，この stutter peak は反復数算出に有効活用できる．

c）同一領域に複数のバンドが検出される場合

　上記のラダー状に出現する stutter peak とは異なり，ひとつの VNTR 領域内に，輝度が明瞭なバンドが 2 本検出される場合がある（ダブルバンド）．ダブルバンドが全 VNTR 解析領域（たとえば，JATA12 の場合は 12 領域）のなかの 1 領域のみで検出される場合は，単一の株が，患者体内で偶発的に獲得した変異を反映していると考えてよいであろう．したがって，VNTR プロファイルとしては，ダブルバンドを検出した領域で区別した 2 パターンのプロファイルを単一の分離株に割り当てることになる．一方，2 本以上のバンドが複数領域（通常 3 領域以上）で検出された場合は，複数株による感染（ポリクローナル感染）の可能性が極めて高いと判断できる．

4．注意事項
a）多施設間での型別比較時の注意

　文字データとして表示できる VNTR 型別データは，多施設間でのデータ比較が容易という利点がある．ただし，PCR 産物からの反復数換算ルールを共通化しておかなければならない点，十分に注意する必要がある．反復数配列には，図4に示したように，不完全な領域を含むものがある．

このような不完全な領域を反復数として換算するか否かについては，今のところ統一的な見解は出されていない．国際標準法と国内法で異なる換算ルールが適応されている領域を，図4に記載した．VNTR プロファイルの比較を行うときには，使用する反復数換算ルールを統一し，共通の結核菌株（H37Rv 株などを用いるとよい）に対する各領域の反復数が施設間で一致することを確認しておけば，換算のずれに起因する誤判定を避けることができる．

b）VNTR 領域の欠落，挿入配列の挿入の影響

　VNTR 解析対象領域のうち，特定の領域で PCR 増幅産物が得られない，あるいは，1.5 kb を超える大きな産物が上述の stutter peak を伴わずに出現する場合がある．前者は，解析対象となる VNTR 領域が欠落した場合，後者は，対象となる領域に挿入配列が挿入した場合に起こる．特に Queen's University of Belfast（QUB）11a は，これらの状況が起こりやすい領域であることがわかっており，全解析株の約 5％程度が欠落や挿入配列の挿入を示すといわれている[2]．一方，PCR 増幅不良が多数の領域で認められる場合は，鋳型として用いた DNA の質の問題や PCR の誤操作などが考えられるので，DNA 抽出からの再解析を行う必要がある．

c）超多型領域の解析

　国際共同研究では超多型領域として QUB 11a，QUB 15，QUB 18，QUB 3232，QUB 3336，VNTR 3820，VNTR 4120 の 7 領域を評価し，QUB 18，QUB 3232，VNTR 3820，VNTR 4120 の 4 領域を標準化セットと結論づけた（表2）．QUB 15，QUB 3336 は型別能力向上への寄与が低いことから，標準化セットの対象外となった．QUB 11a は，

PCR 増幅不良が起きやすい領域であることから，標準化セットから除外された．超多型領域は，精度管理に高度な技術を要求される領域であり，この領域を単独で使用すると誤判定の可能性が高まる．JATA 12 や Supply 15 などの標準的な VNTR セットでの型別解析の実施を前提とした二次解析に使用するべきである

5. トラブルシューティング

a）PCR 増幅不良

鋳型 DNA の品質が悪い可能性がある．このような場合は，DNA 抽出を再度行う．また，PCR 反応に用いる試薬の劣化の可能性もあるため，プライマーを含めて，新たな試薬で再度 PCR を実施するとよい．

b）電気泳動でのバンドが弱く検出が困難

PCR 反応のサイクル数を 40 サイクルに増やす．

c）1,000bp 以上の分離が悪い．

アガロースゲルの濃度を 0.8～1% 程度にし，できる限り大きなサイズのゲルを用いる．さらに，必要に応じて，電気泳動時間を延長する．

6. 精度管理

反復配列数が既知の PCR 産物を加えて電気泳動を行うことで，解析の精度を保つことができる．反復数が既知の PCR 産物を複数混合し，幅広いレンジの反復数をカバーできるものを各領域ごとに作製し，反復数マーカーとして使用すれば精度管理しやすくなる．

文献

1) 前田伸司，ほか．国内結核菌型別のための迅速・簡便な反復配列多型（VNTR）分析システム．結核 2008; **83**: 673-678

2) Caroline Allix-Béguec, et al. Proposal of a consensus set of hypervariable mycobacterial interspersed repetitive-unit-variable number tandem-repeat loci for subtyping of *Mycobacterium tuberculosis* Beijing isolates. J Clin. Microbiol 2014; **52**: 164-172

3) Iwamoto T, et al. Hypervariable loci that enhance the discriminatory ability of newly proposed 15-loci and 24-loci variable-number tandem repeat typing method on *Mycobacterium tuberculosis* strains predominated by the Beijing family. FEMS Microbiol Lett 2007; **270**: 67-74

4) Iwamoto T, et al. Population structure dynamics of *Mycobacterium tuberculosis* Beijing strains during past decades in Japan. J Clin Microbiol 2009; **47**: 3340-3343

5) Supply P, et al. Proposal of standardization of optimized mycobacterial interspersed repetitive unit-variable-number tandem repeat typing of *Mycobacterium tuberculosis*. J Clin Microbiol 2006; **44**: 4498-4510

6) 和田崇之，ほか．複数自治体をまたぐ広域的結核分子疫学の基盤構築-JATA（12）—VNTR 型別に基づくクラスター形成とその傾向．結核 2013; **88**: 393-398

7) 田丸亜貴ほか．JATA（12）—VNTR 型別による結核集団発生事例の菌株異同調査．結核 2013; **88**: 399-403

11 薬剤感受性試験 — ❶ 結核菌

結核菌の薬剤耐性は長年にわたる抗結核化学療法の結果であり，治療精度の反映でもある．2012〜2013年の結核療法研究協議会の全国調査によると，INH，RFP，SMあるいはEBに対する耐性率（any resistance/combined）はINH 5.3%，RFP 1.6%，SM 7.2%，EB 1.9%である[1]．これらの数字は世界的にみて比較的低値であるが[2]，無視できるほどの値ではないうえ，2007年の同調査と比較して上昇傾向にある．また，INHとRFPの両方に耐性を持つ多剤耐性結核や，多剤耐性結核に加えて注射薬やニューキノロン薬に耐性を有する超多剤耐性結核も存在する．高精度の薬剤感受性試験情報は結核治療上必須といえる．

1 目的

結核の治療は基本的に標準化された多剤併用療法であり，治療開始時に対象菌の薬剤感受性が既知であることはまれである．個々の事例での結核菌の性質や患者における薬物の生体利用は異なるため，本当は治療してみないと実際の効果はわからない．しかし，集団としての患者群を考えた場合，薬剤感受性試験の結果は治療結果と相関する．薬剤感受性試験とは治療効果の統計的事前推定技術である．

2 コンテンツアウトライン

1. 固形培地による比率法
2. 液体培地による方法
3. PZAの薬剤感受性試験
4. 遺伝子による感受性試験

薬剤感受性試験とは，生体内での薬剤-病原体-生体間の相互作用と，その結果としての「臨床効果」を試験管内で再現・推定するための方法である．したがって，「薬剤投与量」「MIC（最小発育阻止濃度）などの菌側のパラメーター」「薬剤血中・組織中濃度などの生体側パラメーター」「免疫の関与」などを臨床的に評価し，薬剤と病原体のin vitroでの関連性と臨床効果の相関が示されてはじめて感受性試験として成立する．具体的には，MICなどにより一定の基準値を設定したとしても，その基準値前後で薬剤の臨床的効果が異なっている（効果がある・ない）ことが臨床的に明示されていなければ，その基準値には意味がないことになる．結核菌の場合も同様であり，その精度は薬剤によって異なる[3]．現在抗結核薬として認められている（あるいは事実上使用されている）薬剤は，イソニアジド（INH），リファンピシン/リファブチン（RFP/RBT），ピラジナミド（PZA），ストレプトマイシン（SM），エタンブトール（EB），カナマイシン（KM），エンビオマイシン（EVM），エチオナミド（TH），サイクロセリン（CS），パラアミノサリチル酸カルシウム水和物（PAS）およびレボフロキサシン（LVFX）である[4]．その他にアミカシン（AMK）やモキシフロキサシン（MFLX），リネゾリド（LZD），クロファジミン（CLF），ベダキリン（BDQ）あるいはデラマニド（DLM）も特に多剤・超多剤耐性結核菌などを対象に使用される[5]．これらのうちINH，RFP/RBT，EB，SM，PZA，KM/AMK，LVFX/MFLXなどは比較的高精度（感度・特異度が高い）であるが，その他の薬剤では元々試験精度が低いことが報告されている[6]．

日本では長く小川培地を用いた絶対濃度法が行われていたが，この方法は技術的困難性などの問題点が多くの研究者から指摘されていた．そこで日本結核病学会は薬剤耐性検査検討委員会を組織し，1997年に10種の抗結核薬の薬剤濃度を見直し，比率法の導入を提案した．これは1999年，厚生省（現 厚生労働省）告示（第235号）となり「新結核菌検査指針2000」以降薬剤感受性試験の標準法として記載されている[7]．本ガイドラインでも基本的に比率法を薬剤感受性試験の標準的方法として解説する．

薬剤感受性試験の方法には大まかに，分離した結核菌を薬剤に曝露してその発育の有無・程度を評価する表現型試験と，薬剤作用に関連する遺伝子の変異を評価する遺伝子型試験がある．後者も基本的には遺伝子の変異や挿入/欠失の情報を基準となる表現型試験結果と比較したものである．したがって，遺伝子型の精度も基本的に表現型の精度に依存している．表現型試験の方法は，これも大まかに固形培地によるものと液体培地によるものに大別される．一般的に液体培地による方法が迅速である[8,9]．

3 方法の解説

この項では結核菌の感受性試験のみを対象とし，非結核性抗酸菌の感受性試験法は別に記載（2. 非結核性抗酸菌の薬剤感受性試験）する．以下に述べる方法は結核菌について標準化された方法であり，非結核性抗酸菌には適用されない．ただし，*M. kansasii*のRFPに対する試験結果と臨床効果は相関するといわれており，比率法やMICを使用して構わない．日本で市販されている薬剤感受性試験用の製品を表1にまとめた．

表現型薬剤感受性試験に用いられる比率法は，結核菌の集団中に含まれる耐性菌（ある一定濃度の薬剤に耐性を示す結核菌）の比率を測定するものである．これは「薬剤の効果があると思われる患者集団」と「薬剤効果がないと思われる患者集団」から得られた結核菌群を，最も効率的に区分可能な基準濃度と比率を組み合わせて設定したカットオフ値で評価する生体外・試験管内試験であり，その原理上基本的に定性的である[10]．

表1　日本で市販されている薬剤感受性試験用体外診断薬					
診断薬	メーカー	培地	所用日数	対象薬剤	概要
結核菌感受性ビットスペクトル-SR	極東製薬工業	STC 添加 1%小川培地	2～3 週間	INH，SM，RFP，EB，KM，EVM，TH，CS，PZA，LVFX	マイクロタイターによる比率法
ミジットシリーズ　ストレプトマイシン，イソニアジド，リファンピシン，エタンブトール	日本ベクトン・ディッキンソン	Middlebrook 7H9	4～12 日	SM，INH，RFP，EB	MGIT 自動培養システムを用いた比率法　自動判定
ミジットシリーズ　ピラジナミド	日本ベクトン・ディッキンソン	Middlebrook 7H9	4～21 日	PZA	MGIT 自動培養システムを用いた比率法　自動判定
結核菌感受性 PZA 液体培地	極東製薬工業	Middlebrook 7H9	7～14 日	PZA	液体培地希釈法
ブロスミック MTB-I	極東製薬工業	Middlebrook 7H9	7～10 日	SM，EB，KM，INH，RFP，RBT，LVFX，CPFX	マイクロプレートでの微量液体希釈法による最小発育阻止濃度測定
ジェノスカラー・Rif TB II	ニプロ		5～6 時間	RFP	臨床検体あるいは分離菌を用いたラインプローブアッセイ
ジェノスカラー・INH TB	ニプロ		5～6 時間	INH	
ジェノスカラー・PZA TB	ニプロ		5～6 時間	PZA	
Xpert MTB/RIF	セフィエド		2 時間	RFP	モレキュラービーコンを使用した rpoB 遺伝子変異検出

1．固形培地による比率法

a）イントロダクション（検査の目的やタイミングなど）

　結核と診断され，結核菌が分離された時点で実施する．ただし，治療後 3 ヵ月以内は治療効果が認められる場合であっても抗酸菌培養が陽性となることがあるため，この間に結核菌が分離されても再試験の必要はない．しかし，4 ヵ月目以降にも結核菌が培養陽性となった場合は耐性化を疑って，直近の分離菌について薬剤感受性試験を行う[4]．

b）方法の内容

　1%小川培地による標準比率法（試験管法）は種々の簡易法開発の基準として用いられている．しかしながら，現在では市販品が存在しないため，実施にあたっては自作の必要がある．ウエルパック培地 S（日本ビーシージー製造）[11] やビットスペクトル-SR（極東製薬工業）[12] などの簡易マイクロタイター法も基本原理は同じである．

（1）試験用培地と薬剤濃度

　結核菌の薬剤感受性試験には様々な基礎培地が使用される．日本で標準的に使用されているのは 1%小川培地である．このほかにも Löwenstein-Jensen（L-J）培地，Middlebrook 7H9/10/11 などの人工培地（寒天あるいは液体）がある．対象薬剤を一定濃度で含んだこれらの培地に，濃度調製した結核菌を接種し，一定時間培養したあとに発育の程度を定量的に評価する．表 2 に比率法を実施する際のそれぞれの培地における薬剤の基準濃度（Critical Concentration）を示す[13]．一般に基礎培地を作製し，高濃度の薬液を添加して目的濃度に調製する．たとえば SM の場合，力価が 780mg/g だとすると 400μg/mL の水溶液 10mL を得るのに 0.4（mg/mL）×10（mL）/0.78＝5.1（mg）となる（表3）．この水溶液を 198mL の 1%小川培地（焼成前）に加え，よく混合してから 90℃で 1 時間焼成すると，2.0mg/mL の SM を含有した培地が完成する[14]．一部の薬剤は水に難溶性である．

（2）薬剤含有 1%小川培地の作製法

　基礎となる 1%小川培地の作製の詳細は培養検査の項に譲る．注意点として，鶏の餌に抗生物質が含まれている場合があるので，使用する鶏卵に残留していないことを確認する．使用する抗結核薬の原液を滅菌蒸留水で希釈し，100倍量の小川培地に添加して規定濃度になる様に調製する．スクリューキャップ付き中試験管（18mm×165mm）あるいは培地用プラスチックボトルに 6mL ずつ分注し，斜面台上に並べて 90℃で 1 時間焼成する．作製した培地は一部を 37℃で 24～48 時間培養し，汚染がないことを確認する．

（3）菌液調製と培地への接種

　薬剤感受性試験には，菌の含まれている臨床検体（喀痰など）を利用する直接法と，分離培養した結核菌を用いて菌液を調製する間接法がある．一般には間接法が臨床検査として推奨されている．

①直接法

　直接法では，塗抹陽性（1＋以上）の検体を用いる．検体を NALC-NaOH で前処理し，再懸濁後の菌液を原液として使用する．塗抹結果が 3＋の場合，接種菌量が多過ぎる（10^5～10^6）可能性があるので，10～100 倍希釈して，これを原液とする．原液をリン酸バッファー（PB：pH 6.8）などで 100 倍希釈し，この 100 倍希釈液を薬剤を含まない対照（コントロール）培地と薬剤含有培地に 0.1mL ずつ接種する．一方，原液 0.1mL も対照培地に接種し，37℃で 4～6 週間培養する．

　直接法では分離培養期間が短縮されるため，結果が早く得られるのが利点である．また，培養を経ていないので，検体中の結核菌の性質（感受性菌と耐性菌の構成比率など）が直接反映されるのも利点である．しかしながら，菌の活性状態が不明（喀痰中の結核菌は生菌と死菌の混合物）であること，接種菌量の調製が困難であること，雑菌汚染により結果が得られない場合もあること，純粋な結核菌であることの保証がないことなどの理由により，一般には推奨されていない．しかしながら，うまくいけば感受性試験の結

表2　薬剤感受性試験用培地と薬剤の基準濃度（Critical Concentration）

薬剤	薬剤濃度（μg/mL）					
	1%小川培地	L-J 培地	7H10	7H11	MGIT 960/320	ブロスミック MTB-I
INH	0.2, 1.0	0.2	0.2	0.2	0.1	0.03～32
RFP	40	40	1.0	1.0	1.0	0.03～32
RBT	—	—	—	—	—	0.004～8
EB	2.5	2.0	5.0	7.5	5.0	0.06～128
PZA	—	—	—	—	100	—
SM	10	4.0	2.0	2.0	1.0	0.06～128
KM	20	30	4.0	6.0	2.5	0.06～128
AMK	—	30	2.0	—	1.0	—
CPM [1]	—	40	4.0	—	2.5	—
OFLX [2]	—	4.0	2.0	2.0	2.0	0.03～32
LVFX	1.0	—	1.0		1.0	0.03～32
MFLX	—	—	$0.5^{cc}/2.0^{cb}$	0.5	$0.25^{cc}/1.0^{cb}$	
GFLX [3]	—	0.5	1.0		0.25	
TH	20	40	5.0	10	5.0	
CS	30	30	—		—	
PAS	0.5	1.0	2.0	8.0	4.0	
LZD			1.0	1.0	1.0	
CLF [4]	—	—	—		1.0	
BDQ [5]	—	—	—	0.25	1.0	
DLM [6]	—	—	—	0.016	0.06	

[1]：capreomycin, [2]：ofloxacin, [3]：gatifloxacin, [4]：clofazimine, [5]：bedaquiline, [6]：delamanide
cc：critical concentration, cb：clinical breakpoint
（文献13より引用）

表3　薬剤の力価（1,000mg あたり）*

薬剤	力値	溶液調製
INH	1,000	滅菌蒸留水
RFP	1,000	プロピレングリコール，DMSO，メチルアルコールなどに溶解後滅菌蒸留水で希釈
RBT	1,000	プロピレングリコール，DMSO，メチルアルコールなどに溶解後滅菌蒸留水で希釈
SM（硫酸塩）	777	滅菌蒸留水
EB（塩酸塩）	740	滅菌蒸留水
KM（硫酸塩）	710	滅菌蒸留水
EVM（硫酸塩）	790	滅菌蒸留水
TH	1,000	プロピレングリコール，DMSO，メチルアルコールなどに溶解後滅菌蒸留水で希釈
PAS（ナトリウム塩）	724	滅菌蒸留水
CS	1,000	滅菌蒸留水
LVFX	1,000	少量の 0.1N NaOH で溶解し滅菌蒸留水で調製

＊薬剤の力価は製品により異なることがあるのでロットごとに確認する.

果を数週間早く得ることができるので，一考する価値がある．また，近年では直接法を用いた迅速感受性試験法（microscopic observation drug susceptibility：MODS）（後述）も開発されており，高精度を示すとの報告がある [15]．

②間接法

間接法では，分離培養した結核菌を用いる．基本的に，培養4週以内の活性の高い菌を使用する．培地上のコロニーが結核菌のみの純培養であることを確認する．培地上に発育している結核菌は感受性菌と耐性菌の混在状態である可能性があるため，菌液調製を目的として菌をかき取るときには全体からまんべんなく採取する．

【固形培地に発育したコロニーを用いる方法】

ガラスビーズ入りスクリューキャップ付き試験管（分散チューブ [16] などの市販品で可）などを用いて菌液を調製する．結核菌は凝集しやすいが，菌液調製に用いる器具や滅菌蒸留水をあらかじめ氷冷しておくことにより，ある程度の菌の再凝集を防ぐことができる．

①ガラスビーズ入りスクリューキャップ付き試験管などを用いて菌液を調製する．滅菌 10% ツイーン 80 液（ツイーン 80 を含む Middlebrook 7H9 液体培地でも可）を 2～3 滴入れ，容器をあらかじめ冷やしておく．

②培地全面から約1/2～1白金耳の菌を採取し，①の冷却

した試験管に入れ，密栓して間欠的に30〜60秒ボルテックスし，菌塊を乳化させる．菌塊がみられる場合にはさらに30〜60秒ミキシングを繰り返す（過度のボルテックス操作は菌にダメージを与える）．分散の悪い菌液を用いた場合は不正確な検査結果を招く．1〜2回のボルテックスで均一な菌液が得られなかった場合には，さらに繰り返す．この場合には20〜30秒ごとにミキシングを約10秒間中止し，丁寧に行う．

③菌が分散して乳白色の液となったら，エアロゾールの飛散を防ぐため試験管のキャップを閉じたまま安全キャビネット内に30分静置しておく．

④その後，静かにフタをあけ，冷蒸留水を加える．冷蒸留水の量は菌量により加減が必要であるが，最終的にマクファーランドNo.1程度の濁度を得るため，通常は1〜2mL程度を加える．再度フタをして軽くボルテックスし，大きな菌塊を沈殿させるため30分間静置しておく．

⑤滅菌ピペットを用いて④の菌液の上清を別の滅菌試験管に移し，濁度を測定する（原液を直接希釈してもよい）．さらに冷蒸留水を用いてマクファーランドNo.1の濁度（OD 530 nm ＝ 0.2 程度）に調製する．この濁度はおよそ1mg/mLの湿菌濃度に相当する．塩化バリウムと硫酸を用い，マクファーランドNo.1濁度（1％塩化バリウム0.1 mL＋1％硫酸9.9 mL）の標準懸濁液を作製し，その濁度と肉眼であわせる方法でもよい．ラテックス粒子を使用したマクファーランド濁度標準品も市販されている．このマクファーランドNo.1の菌液を原液とする．

【液体培地培養菌を用いる方法】

①液体培地はミドルブルック7H9培地などが用いられる．菌の接種は白金耳（あるいは使い捨てループ）で菌塊を採り培地試験管の管壁ですりつぶして接種する．さらに30秒〜1分ボルテックスミキサーで混合してから培養する．固形培地を用いる場合と同様に，ガラスビーズ入りスクリューキャップ付き試験管を用いて菌を分散してから接種してもよい．OD 530 nm 0.05 程度の低濃度から培養を開始する．

②1日1回ボルテックスミキサーで培地を混和する．振盪培養を行ってもよい．マクファーランドNo.1の濁度が得られるまで増菌培養する．

③菌液濃度が目的の濃度に達したら，培地を30秒〜1分ボルテックスする．その後，菌塊を沈殿させるため30分間静置する．

④滅菌ピペットで上清を別の滅菌試験管に移す．

⑤液体培地で対数増殖期にある菌ではOD 530 nm 値が0.1 程度で1mg/mLに相当する生菌単位が得られる．そこで液体培地で増菌した場合はOD 値を0.1 に調製した菌液を原液とする．

（4）菌液の接種と培養

①冷蒸留水で菌原液（1mg/mL）の100倍および10,000倍希釈液を作製する．この100倍濃度差が1％の比率を測定するうえで精度上重要であり，正確に希釈する

（逆をいえば，100倍濃度差が明確であれば必ずしも100倍と10,000倍である必要はない．低希釈側の対照培地に20以上の計数可能なコロニーが発育することが重要である）．

②対照として，薬剤含有培地と同時に作製した薬剤を含まない（コントロール）培地2本を準備する．対照培地の1本に10,000倍希釈液0.1 mLを接種する．次いで薬剤含有培地と残りの対照培地のそれぞれに100倍希釈液0.1 mLずつを接種する．比率法の場合，コロニー数が計数可能であることが重要であり，接種量が等量であれば必ずしも0.1 mLずつである必要はない．

③培地を傾けて菌液を培地全面に拡げ，斜面台に並べて36 ± 1℃で培養する．培地表面が水平になるようにする．培地表面が乾燥するまでは，キャップを緩めた状態にして培養する（3〜7日程度）．表面が乾燥したら，キャップを閉める．培養はそのまま斜面台上で行っても，立てて行ってもよい．

（5）培養期間

培養4週以内で，対照培地に十分な菌の発育が認められた時点で判定する（通常は3週から4週）．なお，4週で発育が不十分な場合は6週まで培養を延長する．6週以後も菌の発育が認められない場合や発育不良で判定できない場合は，直ちに原因を追及し，再検査を実施する．これは，6週以上の培養による薬剤力価の低下を考慮し，偽耐性の可能性を防止するためである．

c）結果の解釈（基準値）

100倍希釈液を接種した対照培地に100個未満のコロニーしか発育していない場合，方法論的に正確な比率が測定できていないと思われる．したがって，この場合は結果を判定せずに再検査を行う．

判定は4週が基準であり，6週判定は「参考」とする．

比率法の耐性基準は，基準濃度の薬剤に対して1％以上の耐性を示すこととされている．間接法の場合，10,000倍希釈液を接種した対照培地のコロニー数と比較して，薬剤含有培地上に発育したコロニー数が同じかそれよりも多ければ，耐性菌の割合が1％以上と判定する．10,000倍希釈液を接種した対照培地のコロニー数と比較して，薬剤含有培地上に発育したコロニー数が10倍以上であれば，耐性菌の割合が10％以上と判定する．基準濃度に対する耐性菌の割合が1％以上であれば「耐性（resistant：R）」，1％未満であれば「感受性（susceptible：S）」と判定する．10％の場合も同様である．なお10％耐性は，多剤耐性結核菌の場合などに参考として利用する．

比率法の場合，10,000倍希釈液を接種した対照培地と，100倍希釈液を接種した薬剤含有培地上に発育したコロニー数が計数可能であることが判定の条件となる．しかし，10,000倍希釈液を接種した対照培地にコロニーが大量に発育した場合であって，薬剤含有培地にコロニーの発育が認められない場合には「感受性（S）」と判定して差し支えない．

d）注意事項

①初期分離培養菌数が 10 コロニーを下回るような場合，正確な耐性比率が測定できない可能性がある．このような場合は，基本的に感受性試験を行わない．感受性試験を実施した場合であっても，報告する際には得られた結果に対して使用コロニー数が少ないことを明示すべきである．

②薬剤含有培地を自己調製する場合，必ず力価の明確な原抹を使用する．原抹は適切な条件下（湿度，温度，遮光など）で保管し，使用法を厳守する．使用期限は示されていない場合がほとんどなので，適切な菌株による精度管理を行う．

③薬剤含有培地中の薬剤の力価は次第に低下するので，培地が乾燥しないように注意しながら冷暗所（4℃）で保管する．培地作製後は基本的に 2 ヵ月以内に使用する．

④薬剤感受性試験キットを購入する場合，保存条件と使用期限に注意する．

⑤薬剤感受性試験に古い菌（長期培養）を使用すると，濁度調整した際に死菌が多くなり，結果として適切なコロニー数が得られないことがある．

⑥接種する菌液に非結核性抗酸菌が混入すると，偽耐性の結果になることがある．PNB 培地に同時に接種するなどして，非結核性抗酸菌の混入がないか確認する．

⑦薬剤感受性試験はエアロゾール発生が起こるので周囲を汚染させないよう細心の注意が必要である．作業者はバイオハザード対応施設のなかで，十分な装備のもと，クラスⅡ以上の安全キャビネット内で作業する[17]．

⑧培地表面が水平でないと，コロニー数が計数できない場合がある．また，凝固水中に菌が発育し，コロニー数が計数できないことがある．そういった場合は再試験となる．

⑨実際には市販の薬剤感受性試験キットを購入する場合がほとんどであり，希釈系列の作製や接種量はキットごとに異なる．重要な点は，菌の適正な分散状態を確保し，希釈菌液の 100 倍濃度差を正確に作製することにある．

⑩一部の STC 加薬剤感受性試験培地では，培地面の赤色化した面積で比率の判定を行うため，観察が 1 日異なることで耐性を過剰に判定する傾向がある[18]．このようなキットでは毎日観察を行うことが重要である．

e）トラブルシューティング

①対照培地のコロニー数が少ない場合，菌原液の濃度が十分でない場合が多い．

②ほとんどの耐性菌は 100％耐性菌で構成されているが，まれに 1％前後の耐性率で試験ごとに結果が異なる場合がある．このような場合は，基本的に耐性の結果を採用するが，同時に比率の情報を臨床側に伝える．

③培地の蓋に水滴が付着して観察が困難な場合は，インキュベーターの上段で培養すると曇りがとれることがある．

f）（方法上の）精度管理

①インキュベーターの温度管理を行う．

②市販のキットを使用する際は，輸送状況，保管状態，使用期限などに注意する．

③使用した薬剤感受性培地の精度が問題ないこと，および検査成績が正しいことを示すため，検査バッチごとに全感受性株（H37Rv など）を使用して，精度管理を実施する．

2．液体培地による方法

a）イントロダクション（検査の目的やタイミングなど）

検査の目的や実施のタイミングは，基本的に固形培地の場合と同様である．培養検査の項に示されている様に，初期分離培養は液体培地が迅速であるので，液体培養に引き続いて液体培地による感受性試験を実施すると，表現型としての結果は最も迅速に得られる．

b）方法の内容

液体培地を利用した薬剤感受性試験には，大きく分けて 2 つの方法がある．ひとつは固形培地の場合と同じ比率法であり，もうひとつは最小発育阻止濃度（minimal inhibitory concentration：MIC）を測定する方法である．基本的に Middlebrook 7H9 液体培地を基礎としたものが多い．比率法の場合は固形培地と同様基準濃度に対する 1％（あるいは 10％）耐性率をみるものであり，MIC は被験菌の微量液体希釈法による発育阻止濃度の測定である．

（1）液体培地による間接法

培養分離した結核菌を用いて液体培地による感受性試験を行うものである．液体培養法は複数あるものの，日本で薬剤感受性試験キットとして利用できるのは現時点でバクテック MGIT 960/320 抗酸菌システム（日本ベクトン・ディッキンソン）を利用したミジットシリーズ ストレプトマイシン，イソニアジド，リファンピシン，エタンブトール（MGIT 960 SIRE キット）およびピラジナミド（MGIT PZA AST）のみである．

①薬剤調製と菌液調製

MGIT 960 SIRE キットで実施できる感受性試験薬剤は，INH，RFP，SM および EB のみである[19]．各薬剤（バイアル）を無菌的に 4 mL の滅菌蒸留水で完全に溶解し，100 μL ずつ MGIT チューブに分注すると，規定の薬剤濃度が得られる（表 2）．同キットには結核菌の発育に必要な SIRE サプリメントが同梱されているので，各チューブに 0.8 mL ずつ分注する．

菌液の調製には，MGIT 培養陽性検体から直接調製する方法と，固形培地に発育した結核菌から調製する方法がある．培養を継続していることを前提として，MGIT 培養陽性となった翌日（第 1 日）あるいは翌々日（第 2 日）は，培養菌液を直接原液として使用できる．培養をそのまま継続すると菌量が増加し過ぎるため，第 3〜5 日の培養検体は滅菌生理食塩水で 5 倍希釈する．それよりも培養期間が長くなった場合は再継代する．比率法の原則に従い，結核菌を

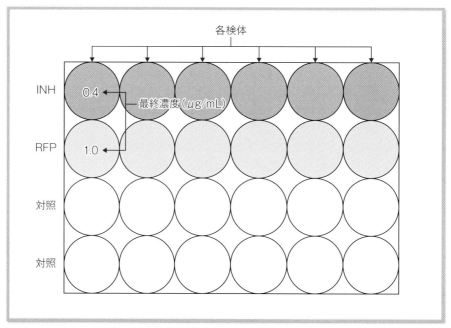

各検体

INH 0.4 ←最終濃度（μg/mL）

RFP 1.0 ←

対照

対照

図1　MODSにおける標準的薬剤濃度と配置

可能な限り分散させる必要があるため，陽性のチューブは1分程度ボルテックス混和し，20〜30分静置して大きな菌塊を沈殿させる．上清が均一な菌液を使用する．

固形培地から菌液を調製する場合は，前述の「固形培地に発育したコロニーを用いる方法」と同様に，ガラスビーズにより菌塊を分散させ，マクファーランドNo. 0.5の菌液を調製し，滅菌生理食塩水で5倍希釈して原液とする．

②菌液接種と培養

比率法の原則に従い，薬剤を含まない対照培地（growth control：GC）と薬剤含有培地を準備する．原液0.1mLを滅菌生理食塩水10mLで希釈（100倍）し，この0.5mLをGCに接種する．薬剤含有培地には原液を0.5mLずつ接種する．接種後キャップを締め，数回転倒混和する．専用のホルダーを用いてMGIT 960/320システムにセットする．GCが一定量発育した時点で，薬剤含有培地に同等の発育が得られたかどうかで装置が自動判定する．結果が得られるまでの日数は4〜13日とされている．

液体培地から直接実施する場合，菌液を調製する際の非結核性抗酸菌の混入を検出するための方法として，para-nitrobenzoic acid（PNB）500μg/mLを含有するチューブを準備し，同時に菌液を接種して発育があるかどうかを確認する方法（非結核性抗酸菌が存在すれば培養陽性となる）がある[20]．

（2）液体培地による直接法

NALC-NaOH処理した集菌・再懸濁検体を直接薬剤含有液体培地に接種する直接法の一形態として，顕微鏡下薬剤感受性試験（microscopic observation drug susceptibility testing：MODS）がある．端的にはINHおよびRFPを一定濃度含有したOADCとPANTA（日本ベクトン・ディッキンソン）を含むMiddlebrook 7H9培地0.9mLを24穴のマイクロプレートに分注し，図1のように薬剤を含まない培地とともに配置し，それぞれに0.1mLずつ菌液を接種して36±1℃で培養する．倒立型顕微鏡を用いて対物10倍で各ウエルを観察し，コントロール培地に十分な発育が観察された時点で薬剤含有培地での発育を観察する．この方法は世界保健機関の認証を受けており，方法的にも標準化されている[21]．培養結果と薬剤感受性試験結果が同時に得られるため，迅速性が高い．なお，純粋な結核菌であることを示すため，2つあるコントロール培地の一方にPNB 500μg/mLを加えて発育が認められないことを確認してもよい．

（3）液体培地によるMIC測定

被験結核菌に対する薬剤の最小発育阻止濃度（MIC）を微量液体希釈法により定量的に測定する方法である．MIC測定結果は7〜10日で得られるので，迅速性の点で利点がある．結核菌の臨床的な薬剤耐性化はMICの上昇を伴っていることが一般的であるので，ある一定のカットオフ値を決める（多くは標準法との比較）ことで「耐性」と「感受性」を判別することができる．薬剤によってはカットオフ値が明確でなく，「判定保留（indeterminate）」となる場合がある．このような場合は，実際には耐性であるにもかかわらず臨床医が感受性と信じて治療にあたることがないよう，偽感受性の結果を極力避ける方向で判断すべきである[22]．

液体培地にはADC加Middlebrook 7H9培地が用いられる場合が多い．2段階希釈した11〜12濃度の薬剤を96穴のマイクロプレートに分注し，それぞれのウエルに十分に分散した結核菌10^4CFU程度を接種する（最終薬剤濃度は薬液量と菌液量で決まる）．菌を接種したマイクロプレートは通常CO_2インキュベーター（CO_2濃度5〜10%）にて36±1℃で7〜10日間培養する．コントロール培地に十分な発育が認められた時点で薬剤含有ウエルを観察し，菌の発育がまったくあるいはほとんど認められないウエルのうち，

薬剤名	MIC（μg/mL）		
	S	I	R
イソニアジド（INH）	≦0.5	1	≧2
リファンピシン（RFP）	≦0.06	0.125〜2	≧4
エタンブトール（EB）	≦2	4	≧8
ストレプトマイシン（SM）	≦4	8〜16	≧32
カナマイシン（KM）	≦4	8〜16	≧32
レボフロキサシン（LVFX）	≦0.5	1	≧2
シプロフロキサシン（CPFX）	≦0.5	－	≧1
リファブチン（RBT）	≦0.015	0.03〜0.5	≧1

表4 ブロスミック MTB-I による感受性判定カテゴリー

最低濃度を MIC とする．ときにテイリング（tailing）と呼ばれる現象により，最小発育阻止がはっきりしない場合があり，判定には熟練が必要である．

市販品として，ブロスミック MTB-I（極東製薬工業）が利用可能であり，SM，EB，KM，INH，RFP，RBT，LVFX および CPFX の MIC が測定できる（表2）[23]．これは乾燥した薬剤を含むウエルに指示量の菌液を接種することで予定した薬剤濃度を実現するキットである．解釈を含む結果判定を自動で実施する PICTMIC（極東製薬工業）と呼ばれる機器が販売されている．

c）結果の解釈（基準値）

①MGIT 960/320 システムによる薬剤感受性試験の結果は，基本的に装置が自律的に判断する．MGIT システムはチューブ底の蛍光増加を1時間ごとにモニターし，あらかじめ規定したアルゴリズム（薬剤入りチューブにおける発育と，発育コントロールにおける発育との比較）を用い自動的に結果を判定し，感受性または耐性の報告を行う．

②MODS では，コントロール培地で2コロニー（コード形成）以上の発育を確認した場合に，培養陽性と判定する．同様に薬剤含有培地で2コロニー（コード形成）以上の発育を確認した場合には，当該薬剤は耐性と判定する．

③ブロスミック MTB-I による MIC から耐性（R），感受性（S）および判定保留（I）を判定する際の基準は表4に示すとおりであるが[23]，MIC 値は培地の組成や pH によって変化しうるので，この基準値は基本的にこのシステムにのみ適用される．

d）注意事項

①MGIT 960 SIRE キットを用いて得られた感受性試験結果は1%小川培地比率法と高度に相関することが知られているが，INH のみは MGIT 耐性で小川培地感受性となる株が約30%存在することが知られている[24]．これは MGIT システムにおける INH の基準濃度が0.1μg/mL であり，小川培地での濃度が0.2μg/mL であることに起因すると考えられる．現時点でどちらの結果を採用してもよいことになっているが，結果の乖離がみられる株のおよそ40%に inhA のプロモーター

領域での遺伝子変異（c-15t）が報告されている[25]．INH に対する MIC が相対的に高いことが示されており，治療効果が低い可能性は否定できない．

②培養検査の項で説明されているとおり，MGIT システムは培地中の酸素消費量を間接的に検出する．したがって，薬剤含有培地調製時に激しく振盪すると酸素分圧に影響を与える可能性がある．サプリメントあるいは薬液を添加する際は敢えて混合せず，菌液接種後に数回転倒混和する．

③比率法に用いる菌液は結核菌の純培養であることを確認する必要があるが，液体培養ではコロニーの外観が観察できないことから，液体培養陽性菌液は非結核性抗酸菌あるいは結核菌との混合物である場合が判別しづらい．菌液を混和した際に菌が凝塊を形成せず，均一に分散する場合は非結核性抗酸菌である場合が多いので，注意を要する．

④液体培地による最小発育阻止濃度（MIC）測定を行う場合，特に菌液の接種および発育状況の観察時に生物学的危険が伴う．エアロゾルの発生や菌液の漏出に十分注意する．

⑤表2にあるように，世界保健機関はすでに MGIT 960/320 のシステムを使用した一部の二次抗結核薬の薬剤感受性試験基準濃度を示している．原抹を入手すれば実施は可能である．

例：LVFX の感受性試験を MGIT で実施する場合

①LVFX の原抹を準備する．シグマ・アルドリッチで入手可能である．

②MGIT の最終ボリュームは，薬剤0.1mL を加えて8.4mL となる（MGIT 7mL ＋サプリメント0.8mL ＋菌液0.5mL ＋薬剤0.1mL）．LVFX の検査基準濃度は1.0μg/mL であるから，準備する LVFX の濃度は8.4μg/100μL（84μg/mL）でよい．

③通常の MGIT 培地（GC）と LVFX 1.0μg/mL を含んだ培地を準備する．

④MGIT 陽性になった培地（陽性翌日から5日目まで）0.5mL を LVFX 含有培地に加え，100倍希釈したものを GC に0.5mL 加える．

⑤ホルダー（SIRE 用で代用可能）にセットして，MGIT 960 にセットし，結果が出るのを待つ．

e）トラブルシューティング

①液体培地から菌液を調製する場合，純粋な結核菌培養であることが確認しづらい．予想外の耐性結果が得られた場合は，固形培地上で純培養かどうか確認する．

f）（方法上の）精度管理

①市販のキットを使用する際は，輸送状況，保管状態，使用期限などに注意する．

②液体培地から菌液を調製する場合，非結核性抗酸菌の混入がないか確認する．

③使用した薬剤感受性培地の精度が問題ないこと，および検査成績が正しいことを示すため，検査バッチごとに全感受性株（H37Rv など）を使用して，精度管理を実施する．

④日常の精度管理に使用する菌株の保存は以下のように行う．①液体培養菌から液体培地を用いて，OD 530 nm 0.1 の菌液を調製する．②凍結保存可能チューブに 1 mL ずつ分注する．③チューブをラックに収め，−20℃以下（可能な限り −70℃以下）に保存する．④1 菌株につき数十本保存し，必要時開封する．使用後は再度凍結しない．⑤使用時，被験菌と同様に希釈する．10,000 倍希釈菌液接種培地に 100〜300 個のコロニー，その 10 倍希釈培地に 10〜30 個のコロニーがみられる．

3．PZA の薬剤感受性試験

a）イントロダクション（検査の目的やタイミングなど）

PZA は酸性環境でしか有効でないため，感受性試験を実施するには培地の pH を酸性にする必要がある[26]．たとえば pH が 5.5 のとき PZA の結核菌に対する最小発育阻止濃度は 50.0 μg/mL であるが，pH が 5.95 では 400 μg/mL となる．さらにほぼ中性とすると活性はほとんどなくなるとされている[27]．酸性環境にある固形培地では結核菌の発育が 50〜60% も阻害されるため，発育を比較する方法である比率法では固形培地を用いた場合正確な判定が得られない．よって PZA の感受性試験には液体培地を用いるのが一般的である．また，PZA はプロドラッグであり，結核菌が保持するピラジナミダーゼ（PZAse）によってピラジン酸に変化することで効果を発揮する[28]．PZAse の活性が低下すると相対的に PZA 耐性となるため，PZAse の活性を調べる方法（PZAse 試験）も利用できる[29]．

b）方法の内容

（1）液体培地による方法

一定濃度の PZA を含有した液体培地（低 pH）に結核菌を接種し，発育の有無を評価する表現型試験である．市販品として，MGIT シリーズ ピラジナミド（日本ベクトン・ディッキンソン）[30] と極東 結核菌感受性 PZA 液体培地（極東製薬工業）[31] が使用可能である．

MGIT シリーズ ピラジナミドでは，菌液調製は MGIT SIRE キットの場合と同様である．2 本の PZA チューブ（薬剤含有および対照培地）を用いた 10% 比率法である．チューブやサプリメントは専用のものを使用する．MGIT

960/320 のシステムにセットする際も専用のホルダーを使用し，正しい順番でセットする．判定は装置が自動的に行う．判定までの期間は 4〜21 日である．

極東 結核菌感受性 PZA 液体培地（極東 PZA 培地）の場合は，専用の対照培地（PZA 0 培地）と PZA 100 μg/mL と 400 μg/mL を含む 2 本の培地（PZA 100 および PZA 400 培地）を使用する．固形培地から発育後 4 週以内の結核菌をかき取り，十分に分散させてマクファーランド No.1 に調製する．これを滅菌精製水で 10 倍希釈し，その 100 μL をそれぞれのチューブに接種し，36 ±1℃で培養する．判定に要する期間は 7〜14 日である．

（2）ピラジナミダーゼ（PZAse）試験

結核菌を培養し，培地中に溶出した PZAse を半定量的に検出する方法である．詳細は同定試験の同項を参照のこと．

c）結果の解釈（基準値）

①MGIT シリーズピラジナミドではチューブの蛍光増加を 1 時間ごとにモニターしあらかじめ規定したアルゴリズム（薬剤入りチューブにおける発育と，発育コントロールにおける発育との比較）から自動的に結核菌の薬剤（PZA）に対する感受性の結果判定，報告を行う．

②極東 PZA 培地の場合，基本的に培養 7 日目に管底の菌塊を目視して判定する．PZA 0 培地（対照培地）に十分な発育があることを前提に，PZA 100 培地に発育を認めない場合，PZA 100 培地に発育を認めるが，PZA 0 培地と比較し明らかに小さい場合，あるいは PZA 100 培地に発育を認めるが，PZA 0 培地に比べ小さく，PZA 400 培地の発育が PZA 0 培地と比較して明らかに小さい場合に感受性と判定する．一方，PZA 100 培地と PZA 400 培地の両方に PZA 0 培地と同等の発育がある場合を耐性と判定する．

③PZAse 試験にて，基質（PZA）含有培地表層に桃色〜褐色のバンドが認められれば陽性，みられなければ陰性である．PZAse 陽性であれば基本的に PZA 感受性，陰性であれば耐性と判定する．

d）注意事項

①MGIT シリーズピラジナミドの添付文書によると，PZAse 試験を標準とした場合の感度は 97.4%，特異度は 90.3% となっている[30]．近年特に MGIT 陽性培地から直接 MGIT シリーズピラジナミドを実施した場合，偽耐性が多くなる可能性が報告されている[32]．また，試験濃度 100 μg/mL が低過ぎる可能性が指摘されており[33]，MGIT シリーズピラジナミドで耐性と診断された場合は，確認検査を考慮する．

②極東 PZA 培地の場合，いずれの判定基準にもあてはまらない判定保留が発生しやすい可能性が報告されている[34]．

③PZAse 試験陽性であっても，PZA の MIC が高値である場合が報告されている[35]．

e）トラブルシューティング

　①PZA の耐性率に関する明確なデータはないが，特に初回治療患者ではまれな事象と考えられる．したがって，PZA 耐性が頻出するようであれば，検査精度を確認する．

　②誤って菌液を大量に接種すると培地の pH が上昇して偽耐性になりやすい．偽耐性が疑われる場合はチェックしてみる．

　③判定保留の結果となった場合は，再検査を行うか，別の方法で試験を行う．

f）（方法上の）精度管理

　①市販のキットを使用する際は，輸送状況，保管状態，使用期限などに注意する．

　②使用した薬剤感受性培地の精度に問題がないこと，および検査成績が正しいことを示すため，検査バッチごとに全感受性株（H37Rv など）を使用して，適正な結果が得られることを確認する．

　③PZAse 試験用の培地は市販されていないので，自作する必要がある．作製後冷暗所（4℃）保存で 6 ヵ月は使用可能である．

4．遺伝子による感受性試験

a）イントロダクション（検査の目的やタイミングなど）

　結核菌の表現型薬剤感受性試験の最大の問題点は，時間がかかり過ぎることである．この点を改善する目的で，薬剤の耐性機序に関連する遺伝子の変異を検出する方法が遺伝子型薬剤感受性試験として利用可能となっている．ただし薬剤によって検査精度に差があり，RFP 以外では感度が不十分な場合が多い[36]．しかし一方で，表現型よりも臨床効果を正確に反映する場合が RFP や PZA で報告されており[35,37]，バイオハザードに配慮する必要がないなどの利点も考えると，これらの薬剤についてはファースト・チョイスとしてもよいかも知れない．

b）方法の内容

　（1）RFP の耐性遺伝子変異を検出する方法

　RFP 耐性の約 95％は結核菌 RNA ポリメラーゼの β サブユニットをコードしている rpoB 遺伝子領域の一部（rifampicin resistance determining region：RRDR）に変異がみられる[38]．PCR により増幅した rpoB 遺伝子の当該領域をシークエンスすれば変異の出現が同定できる．変異の出現頻度が高いのはコドン 450 や 445 であるが，コドン 430 や 435 にも変異が認められる[39]．表現型試験で確認する必要はあるものの，前者の変異では RFP・RBT ともに耐性である場合が多く，後者では RFP 耐性・RBT 感受性が期待できる[40]．RFP 耐性を多剤耐性結核菌のサロゲート・マーカーとしている文献は多いものの，日本のように耐性率の低い地域では陽性適中率（RFP 耐性が耐性である場合の多剤耐性結核菌である確率）は必ずしも高くない．2002 年と 2007 年の療研調査の結果では，それぞれ 81.1％（60/74）と 60.7％（17/28）と報告されている．

　遺伝子のシークエンスを一般検査室で実施するのは困難であるが，RRDR 変異を検出するキットが市販されている．ジェノスカラー®・Rif TB Ⅱ（ニプロ）は，野生型と耐性変異に特異的な変異型 DNA プローブの両方を用いて変異を検出する．培養検体だけでなく，塗抹陽性患者における喀痰からの直接検出も可能である．プローブの位置から，変異の位置を推定することも可能である．ラインプローブアッセイキットであり，検体からの核酸抽出，PCR による標的遺伝子の増幅，DNA プローブのハイブリダイゼーションとラインの発色の 3 工程からなる．結果が得られるまでの時間はおよそ 6 時間である．

　（2）INH の耐性遺伝子変異を検出する方法

　INH に対する耐性機構は今でも完全に解明されているとはいえないが，主なものは furA-katG あるいは fabG1-inhA の遺伝子変異に由来している．INH は結核菌の持つ catalase-peroxidase 活性によってイソニコチン酸あるいはそのアミノ化物に変化して活性を獲得するが，当該遺伝子の変異による catalase-peroxidase 酵素活性の低下は INH の活性化を阻害し，耐性を誘導する．また INH の主要な作用機序は，細胞壁のミコール酸の生合成を阻害することによるが，InhA 蛋白（NADH dependent enoyl-ACP（acyl carrier protein）reductase）は脂肪酸の生合成に関与しており，InhA の発現が過剰となれば，INH の効果は相対的に低下し，耐性となりうる[41]．

　INH 耐性遺伝子の変異検出キットとして，ジェノスカラー®・INH TB（ニプロ）が利用できる．前述のジェノスカラー®・Rif TB と同じプラットフォームで実施可能であり，検査時間も同等である．培養検体だけでなく，塗抹陽性患者における喀痰からの直接検出も可能である．

　（3）PZA の耐性遺伝子変異を検出する方法

　前述のように PZA は結核菌の PZAse によってピラジン酸に変化して作用する．PZA 耐性結核菌の PZAse 活性が低下していることが示されており，この酵素をコードしている pncA 遺伝子に大規模な欠損を含む様々な遺伝的変異を起こしていることが報告されている[42]．

　pncA 遺伝子変異検出キットしてジェノスカラー®・PZA TB（ニプロ）が利用可能である．前述のジェノスカラー®・Rif TB と同じプラットフォームで実施可能であり，検査時間も同等である．培養検体だけでなく，塗抹陽性患者における喀痰からの直接検出も可能である．

　（4）全ゲノム解析により耐性遺伝子変異を網羅的に検索する方法

　いわゆる次世代シーケンサーの発達により，全ゲノム解析が比較的安価に実施できる状況となっている．ゲノムデータから遺伝子変異を検索して耐性を予測するソリューションも複数利用可能となっている．日本にも感染症研究所が開発した TGS-TB（Total Genome Solution for Mycobacterium tuberculosis）があり，インターネット上で利用できる（https://gph.niid.go.jp/tgs-tb/）[43]．2019 年 5 月時点で，INH，RFP，PZA，SM，EB，TH，AMK，KM，PAS，BDQ，LZD，カプレオマイシン，フルオロキノロンの耐性を推定可能である．特に PZA の耐性推定精度

が高く，感度97.2%，特異度98.8%と報告されている[44].

c) 結果の解釈（基準値）

①*rpoB*（RRDR）に変異が認められれば，基本的にはRFP耐性と判断される．ただしRRDR以外の領域に変異が認められる場合が数%あり，感度は95%程度である．ジェノスカラー®・RIF TBの場合，野生型プローブで発色がみられないか，変異型プローブが発色した場合，RFP耐性と判定する．

②*furA-katG*オペロンあるいは*fabG1-inhA*オペロンに変異が検出されればINH耐性である確率が高い．ジェノスカラー®・INH TBの場合，プローブの発色が認められない位置に対応した変異があると判定される．結核菌株から実施した場合の感度は90.6%，特異度は100%と報告されている[45].

③*pncA*に変異を認めた場合，PZA耐性であると考えられる．日本国内で分離された多剤耐性結核菌を用いてプロモーター領域を含む*pncA*をシークエンスした結果では，欠損を含む*pncA*変異とPZAse試験との一致率が98.8%と報告されている[35]．ジェノスカラー®・PZA TBではプローブの発色が認められない位置に対応した変異があると判定される．コントロール以外のラインが発色していない場合，*pncA*が増幅されていないか，非結核性抗酸菌であることが考えられる．臨床分離株を用いた場合の感度が89.7%，特異度は96.0%と報告されている[45].

d) 注意事項

①*rpoB*に遺伝子変異が検出されているにもかかわらず，表現型ではRFP感受性と判定される場合がある．通常の比率法では検出されにくい*rpoB*変異保有株のあることが報告されており[37]，最終的な判断は臨床経過などから総合的に行う必要がある．

②ラインプローブアッセイでは，プローブを素手で取り扱わない．必ずピンセットなどを用いる．

③ラインプローブアッセイはハイブリダイゼーションの温度管理が極めて重要であり，検査精度に対する影響が大きい．基本的にジェノスカラーではハイブリダイゼーション用の自動装置が利用できるので，可能な限り使用したほうがよい．

④INHの耐性遺伝子検査は前述のように特に*inhA*のプロモーター領域の変異で表現型との離隔を生じやすく，変異があっても表現型として感受性となる場合が多い．遺伝子検査に続いて表現型試験も実施する必要がある．

⑤*M. tuberculosis*と同じく結核菌群に属するほかの菌種の*pncA*遺伝子配列は，*M. bovis*では1塩基異なるのみであり，*M. africanum*，*M. microti*では完全に一致する．そのため，ジェノスカラー®・PZA TBではこれらの菌種を原理上区別することはできない[46]．結核菌群陽性でPZA単剤耐性の際は，*M. bovis*あるいは*M. bovis* BCGの可能性を疑ってみる．

⑥ジェノスカラー®・INH TBとPZA TBでは変異型の

シークエンスに対応するプローブが準備されていないので，検体中に野生型と変異型が混在している場合，野生型と判定される可能性がある．

⑦一般に遺伝子変異による耐性推定は，特異度は高いものの感度は薬剤により異なる．耐性変異を認める場合は耐性である確率が高いが，耐性に寄与する遺伝子変異がデータに登録されていなければ偽感受性となる．いわゆるrule-in testとしては使用しやすいが，KM，SM，TH，EB，INHなどrule-out testとしての信頼性は十分とはいえない薬剤も多い．

e) トラブルシューティング

①コントロールを含めたラインの発色が弱いあるいは発色していない場合，コンジュゲート試薬/基質試薬の量が不足していた可能性がある．再調製を試みる．

②コントロールはきちんと発色しているが，その他のラインの発色がとても弱い場合は，ハイブリダイゼーション温度が高い，変成液が長時間外気にさらされて変成能が低下した，あるいは増幅DNA量がアッセイ上十分でなかったことなどが考えられる．増幅DNAは2%アガロースゲル電気泳動を行えば約650bpの産物が確認できる．

③ラインプローブアッセイで非特異的な発色が認められる場合は，ハイブリダイゼーションの温度が低いことが考えられる．あるいは発色が強過ぎる場合もあり，その際は発色時間を短縮する．陰性対照に発色した場合は，ほかのDNAの汚染を考慮し，再検査を実施する．

f) （方法上の）精度管理

①市販のキットを使用する際は，輸送状況，保管状態，使用期限などに注意する．

②精度が問題ないこと，および検査成績が正しいことを示すため，検査バッチごとに全感受性株（H37Rvなど）を使用して，適正な結果が得られることを確認する．

文献

1) Tuberculosis Research Committee (RYOKEN). Nationwide survey of anti-tuberculosis drug resistance in Japan. Int J Tuber Lung Dis 2015;

2) World Health Organization. Anti-tuberculosis drug resistance in the world. Report No. 4. WHO/HTM/TB/2008.394, World Health Organization, Geneva

3) Kim SJ. Drug-susceptibility testing in tuberculosis: methods and reliability of results. Eur Respir J 2005; 25: 564-569

4) 厚生労働省. 結核医療の基準（平成二十一年一月二十三日改正・厚生労働省告示第十六号）

5) Schecter GF, et al. Linezolid in the treatment of multidrug-resistant tuberculosis. Clin Infect Dis 2010; 50: 49-55

6) Kam KM, et al. Determination of critical concentrations of second-line anti-tuberculosis drugs with clinical and microbiological relevance. Int J Tuberc Lung Dis 2010; 14: 282-288

7) 日本結核病学会抗酸菌検査法検討委員会（編）. 薬剤感受性試験. 新結核菌検査指針2000, 結核予防会, 東京, 2000: p95-106

8) 阿部千代治, ほか. 酸化還元インジケーターを用いた抗酸菌迅

速培養システム MB Redox の評価. 結核 1999; **74**: 707-714

9) Tortoli E, et al. Use of BACTEC MGIT 960 for recovery of mycobacteria from clinical specimens: multicenter study. J Clin Microbiol 1999; **37**: 3578-3582

10) Canetti G, et al. Advances in Techniques of Testing Mycobacterial Drug Sensitivity, and the Use of Sensitivity Tests inTuberculosisControlProgrammes. Bull Wld Hlth Org 1969; **41**: 21-43

11) 日本ビーシージー製造株式会社. "ニチビー"抗酸菌検査用ウエルパック培地 S, 東京, 2014 年 3 月改訂(第 6 版)

12) 極東製薬工業株式会社. 極東 結核菌感受性ビットスペクトル–SR, 東京, 平成 22 年 1 月(新様式第 1 版)

13) World Health Organization. Companion handbook toTechnical Report on critical concentrations for drug susceptibility testing of medicines used in the WHO guidelines for the programmatic managementtreatment of drug-resistant tuberculosis. WHO/HTMGeneva: World Health Organization; 2018 (WHO/CDS/TB/2014.112018.5). Licence: CC BY-NC-SA 3.0 IGO.

14) 日本結核病学会抗酸菌検査法検討委員会(編). 薬剤感受性検査. 結核菌検査指針 2007, 結核予防会, 東京, 2007: p99-100

15) Mello FC, et al. Clinical evaluation of the microscopic observation drug susceptibility assay for detection of *Mycobacterium tuberculosis* resistance to isoniazid or rifampin. J Clin Microbiol 2007; **45**: 3387-3389

16) 日本ビーシージー製造株式会社. 抗酸菌菌液調製用分散チューブ"ニチビー", 東京, 2013 年 9 月改訂(第 5 版)

17) World Health Organization. 2012. Tuberculosis laboratory biosafety manual. WHO/HTM/TB/2012.11

18) 結核療法研究協議会. 結核療法研究協議会 2002 年度入院時結核菌薬剤感受性に関する研究—検査精度の検討. 結核 2007; **82**: 155-164

19) 日本ベクトン・ディッキンソン株式会社. クラス I 細菌検査用シリーズ薬剤感受性(抗酸菌)キット ミジットシリーズ ストレプトマイシン, イソニアジド, リファンピシン, エタンブトール, 東京, 平成 22 年 7 月改訂(第 2 版)

20) Shakoor S, et al. Use of p-nitrobenzoic acid in 7H10 agar for identification of *Mycobacterium tuberculosis* complex: a field study. Int J Tuber Lung Dis 2010; **14**: 1644-1646

21) Caviedes L, et al. MODS A user guide. Lima-Peru. 2008 http://www.modsperu.org/MODS_user_guide.pdf

22) Clinical and Laboratory Standard Institute. Susceptibility testing of Mycobacteria, Nocardia, and other Aerobic Actinomycetes; Approved Standard – Second Edition. CLSI document M24-A2. CLSI, Wayne, Pensylbania 2011

23) 極東製薬工業株式会社. 薬剤感受性(抗酸菌)キット ブロスミック MTB-I, 東京, 平成 22 年 10 月改訂(第 2 版)

24) 御手洗 聡, ほか. バクテック MGIT 960 結核菌薬剤感受性検査用ミジットシリーズ(MGIT AST)および小川標準法によるイソニアジド低濃度薬剤感受性検査の判定不一致に関する検討. 結核 2007; **82**: 449-454

25) Abe C, et al. Biological and molecular characteristics of *Mycobacterium tuberculosis* clinical isolates with low-level resistance to isoniazid in Japan. J Clin Microbiol 2008; **46**: 2263-2268

26) McDermott W, Tompsett R. Activation of pyrazinamide and nicotinamide in acidic environment in vitro. Am Rev Tuberc 1954; **70**: 748-754

27) Salfinger M, Heifets LB. Determination of pyrazinamide MICs for *Mycobacterium tuberculosis* at different pHs by the radiometric method. Antimicrob Agents Chemother 1988; **32**: 1002-1004

28) Sheen P, et al. pncA gene expression and prediction factors on pyrazinamide resistance in *Mycobacterium tuberculosis*. Tuberculosis (Edinb) 2013; **93**: 515-522

29) Singh P, et al. Comparative evaluation of Löwenstein-Jensen proportion method, BacT/ALERT 3D system, and enzymatic pyrazinamidase assay for pyrazinamide susceptibility testing of *Mycobacterium tuberculosis*. J Clin Microbiol 2007; **45**: 76-80

30) 日本ベクトン・ディッキンソン株式会社. 薬剤感受性(抗酸菌)キット ミジットシリーズ ピラジナミド, 東京, 平成 22 年 7 月改訂(第 2 版)

31) 極東製薬工業株式会社. 薬剤感受性(抗酸菌)キット 極東 結核菌感受性 PZA 液体培地, 東京, 平成 22 年 2 月作成(新様式第 1 版)

32) Simons SO, et al. Validation of pncA gene sequencing in combination with the mycobacterial growth indicator tube method to test susceptibility of *Mycobacterium tuberculosis* to pyrazinamide. J Clin Microbiol 2012; **50**: 428-434

33) Werngren J, et al. Reevaluation of the critical concentration for drug susceptibility testing of *Mycobacterium tuberculosis* against pyrazinamide using wildtype MIC distributions and pncA gene sequencing. Antimicrob Agents Chemother 2012; **56**: 1253-1257

34) 青野昭男, ほか. Pyrazinamide 薬剤感受性試験法の評価. 日本臨床微生物学会雑誌 2015;

35) Aono A, et al. The association between pncA gene mutations, pyrazinamidase activity and pyrazinamide-susceptibility testing in *Mycobacterium tuberculosis*. Antimicrob Agents Chemother 2014; **58**: 4928-4930

36) Zhang Y, Yew WW. Mechanisms of drug resistance in *Mycobacterium tuberculosis*. Int J Tuberc Lung Dis 2009; **13**: 1320-1330

37) Van Deun A, et al. Rifampin drug resistance tests for tuberculosis: challenging the gold standard. J Clin Microbiol 2013; **51**: 2633-2640

38) Telenti A, et al. Detection of rifampicin-resistance mutations in *Mycobacterium tuberculosis*. Lancet 1993; **341**: 647-650

39) Musser JM. Antimicrobial agent resistance in mycobacteria: molecular genetic insights. Clin Microbiol Rev 1995; **8**: 496-514

40) Williams DL, et al. Contribution of rpoB mutations to development of rifamycin cross-resistance in *Mycobacterium tuberculosis*. Antimicrob Agents Chemother 1998; **42**: 1853-1857

41) Rouse DA, et al. Characterization of the katG and inhA genes of isoniazid-resistant clinical isolates of *Mycobacterium tuberculosis*. Antimicrob Agents Chemother 1995; **39**: 2472-2477

42) Hirano K, et al. Mutation in pncA is a major mechanism of pyrazinamide resistance in *Mycobacterium tuberculosis*. Tuber Lung Dis 1997; **78**: 117-122

43) Sekizuka T, et al. TGS-TB: Total Genotyping Solution for Mycobacterium tuberculosis Using Short-Read Whole-Genome Sequencing. PLoS One 2015; **10**: e0142951

44) Iwamoto T, et al. Overcoming the pitfalls of automatic interpretation of whole genome sequencing data by online tools for the prediction of pyrazinamide resistance in Mycobacterium tuberculosis. PLoS ONE 14(2): e0212798. https://doi.org/10.1371/journal.pone.0212798

45) Mitarai S, et al. Comprehensive multicenter evaluation of a new line probe assay kit for identification of Mycobacterium species and detection of drug-resistant *Mycobacterium tuberculosis*. J Clin Microbiol 2012; **50**: 884-890

46) 青野昭男, ほか. PZA 薬剤感受性試験法の評価. 日本臨床微生物学会雑誌 2012; **22**: 142

47) ニプロ株式会社. 結核菌群ピラジナミド耐性遺伝子同定キット ジェノスカラー®・PZA TB, 大阪, 2012 年 8 月作成(第 1 版)

1 目的

　抗酸菌の薬剤感受性試験を考える場合には，結核菌（*Mycobacterium tuberculosis*：MTB）と非結核性抗酸菌（non-tuberculosis *Mycobacterium*：NTM）に分けて検討する必要がある．MTB に対する薬剤感受性試験に関しては，2007 年の結核菌検査指針[1] にも記載されているように比率法などが標準法として確立されており，基本的にはすべての抗結核薬に実施可能で結果にも信頼性があるとされている．しかし，NTM に対する薬剤感受性試験については，いまだ検査結果と臨床効果の間に MAC（*Mycobacterium avium* と *Mycobacterium intracellulare*）とクラリスロマイシン（CAM），あるいはアミカシン（AMK），また *Mycobacterium kansasii* とリファンピシン（RFP）でのみ関連性が報告されている[2] 程度で，大半は相関に乏しいため治療効果を予測できず，治療に難渋する症例が多数認められている．

　本項では，NTM に対する薬剤感受性試験については，いまだエビデンスとなる報告がほとんどないため，参照する程度にとどめていただき，日常診療において遭遇することの多い MAC，*M. kansasii*，*M. abscessus* group をはじめとした迅速発育性抗酸菌群を中心に日本と欧米における薬剤感受性試験の現状について述べる．

2 コンテンツアウトライン

1. 日本における NTM に対する薬剤感受性試験
   a) ブロスミック NTM®
2. 米国における NTM に対する薬剤感受性試験（CLSI M24 3rd Ed[3]，M62 を参考に記載）
   a) MAC に対する薬剤感受性試験
   b) *M. kansasii* に対する薬剤感受性試験
   c) MAC，*M. kansasii* 以外の遅発育菌に対する薬剤感受性試験

3 方法の解説

1. 日本における NTM に対する薬剤感受性試験

a) ブロスミック NTM®

（1）イントロダクション

　ブロスミック NTM®は，2003 年に報告された CLSI の方法[4] に準拠しており，Middlebrook 7H9 培地を用いて液体微量希釈法[5] で判定している．日本では大半の施設がこの方法で NTM の薬剤感受性試験を実施している．

（2）方法

　NTM に対して，9 つの薬剤の最小発育阻止濃度（MIC）を 7 日間で測定できる．MIC を測定できる抗菌薬の種類と

表1 MAC に対する各種抗菌薬のブレイクポイント（ブロスミック NTM）

抗菌薬	MIC（µg/mL）		
	sensitive	intermediate	resistant
SM	≦2	4	8≦
EB	≦2	4	8≦
KM	≦2	4〜8	16≦
INH	≦0.125	0.25〜2	4≦
RFP	≦0.5	1〜4	8≦
LVFX	≦1	2〜4	8≦
CAM*	≦8	16	32≦
TH	≦1	2〜4	8≦
AMK	≦2	4〜8	16≦

＊：pH 7.4 で測定
SM：ストレプトマイシン，EB：エタンブトール，KM：カナマイシン，INH：イソニアジド，RFP：リファンピシン，LVFX：レボフロキサシン，CAM：クラリスロマイシン，TH：エチオナミド，AMK：アミカシン
（NTM 研究会，河原伸ほか，2002 年より引用）
（ブロスミック NTM 添付文書より引用）

表2 *M.kansasii* に対する各種抗菌薬のブレイクポイント（ブロスミック NTM）

抗菌薬	MIC（µg/mL）	
	sensitive	resistant
SM	≦4	≦8
EB	≦2	≦4
INH	≦2	≦4
RFP	≦0.5	≧1
CAM	≦8	≧16

SM：ストレプトマイシン，EB：エタンブトール，INH：イソニアジド，RFP：リファンピシン，CAM：クラリスロマイシン
（CLSI M24-A resistant breakpoint, 2003 より引用）
（ブロスミック NTM 添付文書より引用）

しては，ストレプトマイシン（SM），エタンブトール（EB），カナマイシン（KM），リファンピシン（RFP），リファブチン（RBT），レボフロキサシン（LVFX），クラリスロマイシン（CAM），エチオナミド（TH），アミカシン（AMK）があげられる．そして，培地と薬剤をマイクロプレートに固着することにより，pH などの測定条件が異なった MIC が同一プレートで測定可能である．

（3）結果の解釈

　河原らが 2002 年に非結核性抗酸菌研究会で報告した資料をもとに作成された MAC *in vitro* MIC カテゴリーを表1に示した．ここでは判定を sensitive（感受性），intermediate（判定保留），resistant（耐性）の3つに分類しており，なかでは CAM のみが pH が 7.4 と異なった条件で測定されていた．

　次に，ブロスミック NTM の添付文書から引用した *M. kansasii in vitro* MIC カテゴリーを参考のため表2に示した．

河田ら[6]はこうしたブロスミック NTM を用いて，MAC および M. kansasii の臨床分離株に対する薬剤感受性試験を実施した結果，in vitro での抗菌活性は RFP，CAM，LVFX，ガチフロキサシン（GFLX）がすぐれており，なかでも CAM はまったく耐性化を示さなかった．こうした結果を踏まえて有用な薬剤を組み合わせて使用し，臨床効果との相関についても検討し，薬剤に対する耐性化の監視を行う必要性があると報告している．

国際的な見地からは，1990 年代に NTM，特に MAC に対する薬剤感受性試験として液体微量釈放法が推奨され[7]，CAM の MIC が治療効果と関連すると報告された[8]．治療開始前で分離培養された MAC の MIC がすべて 4 μg/mL 以下であったのに対し，再発例もしくは治療失敗例の MIC は 32 μg/mL 以上であったことから，CLSI も 2003 年には MAC の CAM 感受性，耐性のブレイクポイントを同じ設定にしていた[3]．こうした点から，ブロスミック NTM を用いた CAM に対する薬剤感受性試験結果は治療開始前から経時的に MIC を測定していくことが重要になってくる．

（4）注意事項
①迅速発育性抗酸菌に対しては，35〜37℃ より 42〜45℃ でよく発育するといった培養条件が異なることもあって，薬剤感受性試験としてブロスミック NTM を実施しないほうが望ましいと商品のカタログにも記載されている．
②American Thoracic Society（ATS）のガイドライン[2]に提唱されているように CAM を除いては薬剤感受性試験と臨床効果との間には関連性がないことからほかの抗菌薬に関しては参照にとどめるのが望ましい．

（5）精度管理
精度管理（感度や正確性）に推奨される菌株として，M. avium，M. intracellulare，M. kansasii の菌種でそれぞれ以下の菌株があげられている．
・M. avium ATCC® 25291 株
・M. intracellulare ATCC® 13950 株
・M. kansasii ATCC® 12478 株

2. 米国における NTM に対する薬剤感受性試験（CLSI M24 3rd Ed[3] および M62 を参考に記載）

a）MAC に対する薬剤感受性試験

（1）イントロダクション

Mycobacterium avium-intracellulare complex（MAC）感染症は日本における非結核性抗酸菌症の 80〜90％ を占めており，世界的にも同様の傾向がある．最近のゲノムによる研究では，M. avium には地域特性がある一方，M. intracellulare は世界的に均一性が高い．日本国内では M. avium の分離がどの地域でもほぼ同じであるのに対して，西日本ほど M. intracellulare の分離頻度が高いため，MAC 症自体の罹患率が西高東低となる[9]．

MAC 症の治療には基本的に CAM をはじめとするマクロライド，RFP あるいは RBT といったリファマイシン，EB および SM あるいは AMK などのアミノグリコシド注射剤が使用される．実際に臨床的に薬剤感受性試験と臨床効果

の相関が証明されているのはマクロライドのみであったが[10]，最近では AMK の MIC と臨床効果の相関を示す報告がある[11]．したがって，第一選択薬は CAM と AMK となる．逆を言えば，マクロライドと AMK の耐性は MAC 症治療失敗と相関する．

最新の BTS ガイドラインによると，MAC に対する CAM と AMK の感受性試験（MIC 測定）は，治療開始前に実施することが勧められている．また，治療失敗時や再発時にも感受性試験の実施が勧められる[12]．

（2）方法

培地は市販の Mueller-Hinton 培地を pH 7.3〜7.4 に調整して使用する（Cation adjusted M-H broth：CAMHB）が，遅発育菌用の培地には OADC（Oleic Albumin Dextrose Catalase Growth Supplement）を最終濃度 5％ で添加する．いずれにしても執筆時点で日本国内に M24 の基準に沿った MIC 測定キットは存在しない．

手順としては，固形培地上で純培養であることを確認し，コロニー性状を確認しながらエーゼで回収する．MAC の場合は基本的に透明なコロニーを回収する．ガラスビーズ入り分散チューブなどで乳化し，滅菌水などでマクファーランド 0.5 に調製する．この菌液の 50 μL を 10 mL の CAMHB＋5％ OADC で希釈し，接種用の菌液を作製する．この菌液 100 μL を MIC プレートの各々のウエルに接種する．この時接種される菌数は 10^4 CFU 程度となる[3]．プレートを酸素透過性のフィルムでシールし，36±1℃ で培養する．7 日目にプレートを観察し，MIC を判定する．発育が不十分であれば培養を継続し，10〜14 日の間で判定する．

（3）結果の解釈

M62 に示されている測定対象薬剤と MIC 値（μg/mL）の解釈（耐性か感受性か）を表3に示した[13]．二次選択薬であるモキシフロキサシン（MFLX）とリネゾリド（LZD）のブレイクポイントは確定的ではない．

治療前の野生株は一般的に CAM 感受性である．しかし単剤治療などで耐性を獲得する場合があり，そのときは 23S rRNA（rrl）遺伝子に変異を有する場合が多い[14]．

（4）注意事項

純培養を確認するため，可能であれば個々のコロニーが識別できないほど密に発育した培地の使用は避ける．マクファーランド 0.5 の菌液を準備するためには，個々のコロニーを液体培地に接種し，培養して濁度調製してもよい．

（5）精度管理

M. marinum ATCC927 を精度管理株として使用する．培養温度は 30±2℃ である．AMK の MIC は 1〜4 μg/mL，CAM は 0.5〜2 μg/mL の範囲におさまる必要がある[13]．

b）M. kansasii に対する薬剤感受性試験

（1）イントロダクション

M. kansasii 感染症に対して，臨床的に有効とされる抗菌薬として INH，RFP，EB があげられる[15]．INH の代わりに CAM を利用する場合もある[16]．RFP がキードラッグとされており，耐性化の有無が治療上においても問題となる[17]．

遅発育菌のうち，M. kansasii のみは結核菌に用いる比率

表3 *Mycobacterium avium* complex の MIC 測定対象薬剤とその解釈

薬剤	MIC（μg/mL）		
	感受性	判定保留	耐性
一次選択薬剤			
クラリスロマイシン	≦8	16	32≦
アミカシン（静注）	≦16	32	64≦
アミカシン（リポソーム包埋・吸入）	≦64	−	128≦
二次選択薬剤 *			
モキシフロキサシン	≦1	2	4≦
リネゾリド	≦8	16	32≦

*：これらの薬剤の臨床効果は必ずしも証明されていない.
（文献3より引用）

表4 *Mycobacterium kansasii* に対する MIC 測定対象薬剤とその解釈

薬剤	MIC（μg/mL）		
	感受性	判定保留	耐性
一次選択薬剤			
クラリスロマイシン	≦8	16	32≦
リファンピシン	≦1	−	2≦
二次選択薬剤 *			
アミカシン	≦16	32	64≦
シプロフロキサシン	≦1	2	4≦
ドキシサイクリン	≦1	2〜4	8≦
リネゾリド	≦8	16	32≦
ミノサイクリン	≦1	2〜4	8≦
モキシフロキサシン	≦1	2	4≦
リファブチン	≦2	−	4≦
トリメトプリム・サルファメソキサゾール	≦2/38		4/76≦

（文献3より引用）

法で RFP 感受性試験を実施してもよいことになっている. INH は比率法の基準濃度 0.2μg/mL ではほぼ耐性であり 1.0μg/mL では不定となる[18]. 治療6ヵ月を経過しても培養が陽性など, 耐性化が疑われる場合は RFP と CAM の感受性試験を実施する.

（2）方法

培地は市販の Mueller-Hinton 培地を pH 7.3〜7.4 に調整して使用する（Cation adjusted M-H broth：CAMHB）が, 遅発育菌用の培地には OADC（Oleic Albumin Dextrose Catalase Growth Supplement）を最終濃度5%で添加する. いずれにしても現時点で日本国内に M24 の基準に沿った MIC 測定キットは存在しない.

手順としては, 固形培地上で純培養であることを確認し, コロニー性状を確認しながらエーゼで回収する. ガラスビーズ入り分散チューブなどで乳化し, 滅菌水などでマクファーランド 0.5 に調製する. この菌液の 50μL を 10mL の CAMHB + 5% OADC で希釈し, 接種用の菌液を作製する. この菌液 100μL を MIC プレートの各々のウエルに接種する. この時接種される菌数は 10^4 CFU 程度となる[3]. プレートを酸素透過性のフィルムでシールし, 36±1℃で培養する. 7日目にプレートを観察し, MIC を判定する. 発育が不十分であれば培養を継続し, 10〜14日の間で判定する.

（3）結果の解釈

M62 に示されている測定対象薬剤と MIC 値（μg/mL）の

解釈（耐性か感受性か）を表4に示した[13]. EB の MIC には再現性がないため, 基本的に微量液体希釈法での検査を実施する必要はない.

（4）注意事項

RFP あるいは CAM 耐性株については表4の二次薬の感受性試験を行うが, 結果はあくまで参考であり, 治療法を規定するものではない[3].

（5）精度管理

M. marinum ATCC927 を精度管理株として使用する. 培養温度は 30±2℃である. AMK の MIC は 1〜4μg/mL, CAM は 0.5〜2μg/mL の範囲におさまる必要がある[13].

c）MAC, M. kansasii 以外の遅発育菌に対する薬剤感受性試験

（1）イントロダクション

臨床的意義が明確な非結核性抗酸菌のみを対象とするが, 基本的に稀少菌種が多くなるため, 臨床的意義の判断には注意を要する. 培養自体が比較的容易に実施可能な菌種（non-fastidious species）については *M. kansasii* と同様に実施可能である. 一方, 特殊な栄養要求性のある *M. haemophilum* や, 培養に時間がかかる *M. genavense* および *M. ulcerans* については感受性試験を容易に実施できない. *M. haemophilum* は一般に RFP/RBT や CAM, フルオロキノロンには感受性であり, INH, EB, PZA には耐性とされ

表5 *Mycobacterium avium* complex, *Mycobacterium kansasii* 以外の遅発育菌の MIC 測定対象薬剤とその解釈

薬剤	MIC（μg/mL）		
	感受性	判定保留	耐性
アミカシン	16	32	64 ≦
シプロフロキサシン	≦ 1	2	4 ≦
クラリスロマイシン	≦ 8	16	32 ≦
ドキシサイクリン	≦ 1	2〜4	8 ≦
リネゾリド	≦ 8	16	32 ≦
ミノサイクリン	≦ 1	2〜4	8 ≦
モキシフロキサシン	≦ 1	2	4 ≦
リファブチン	≦ 2	－	4 ≦
リファンピシン	≦ 1	－	2 ≦
トリメトプリム・サルファメソキサゾール	≦ 2/38	－	4/76 ≦

（文献3より引用）

ている[19].

（2）方法

基本的には MAC あるいは *M. kansasii* に使用するのと同じ CAMHB ＋ 5% OADC で MIC を測定する. この場合の MIC は菌の発育を完全に阻止する最小濃度であるが, ST 合剤の場合のみ 80% 発育抑制を基準として判定する. *M. marinum* の MIC は 7 日目以降に判定する. *M. kansasii* その他の non-fastidious 種については 7〜14 日の間で判定を行う. *M. xenopi* や *M. malmoense* は 3〜4 週間培養する必要がある場合がある[3].

（3）結果の解釈

CLSI M62 に示されている MIC とその臨床的解釈について表5に示した[13]. 2007 年の ATS ガイドラインには *M. marinum* 関連の内容しか記載されていないが, CAM や ST 合剤, RFP, EB には感受性とされている[20]. BTS ガイドラインでは *M. simiae* の薬剤感受性試験の役割は不明としている[21].

（4）注意事項

非結核性抗酸菌の薬剤感受性試験で臨床との相関が得られているのは MAC における CAM あるいは AMK のみであり, 他の薬剤についての臨床的意義は限られる. 治療上の参考程度で考えておく必要がある.

（5）精度管理

M. marinum ATCC927 を精度管理株として使用する. 培養温度は 30 ± 2℃ である. AMK の MIC は 1〜4 μg/mL, CAM は 0.5〜2 μg/mL の範囲におさまる必要がある[13].

d）迅速発育性抗酸菌に対する薬剤感受性試験

（1）イントロダクション

非結核性抗酸菌の半数以上は迅速発育性抗酸菌である. 2014 年の南宮らの報告によると, *Mycobacterium abscessus* の罹患率は MAC, *M. kansasii* に次いで高く, 2001 年に比して約 5 倍になっている[22]. *M. chelonae* あるいは *M. fortuitum* も臨床的に分離される迅速発育菌の上位を占めており, 近年宿主要因の変化（compromised host の増加）もあり, 稀少菌種を含めて迅速発育性抗酸菌の感染症は増加しているものと思われる.

（2）方法

手順としては, 固形培地上で純培養であることを確認し, コロニー性状を確認しながらエーゼで回収する. ガラスビーズ入り分散チューブなどで乳化し, 滅菌水などでマクファーランド 0.5 に調製する. この菌液の 50 μL を 10 mL の CAMHB で希釈し, 接種用の菌液を作製する. この菌液 100 μL を MIC プレートの各々のウエルに接種する. この時接種される菌数は 10⁴ CFU 程度となる[3]. *M. marinum* および迅速発育性抗酸菌の培養は 30 ± 2℃ で行う. 判定は一般に培養開始後 48 時間以上経過してから, コントロール培地に十分な発育があることを確認して実施する.

（3）結果の解釈

M62 に示されている測定対象薬剤と MIC 値（μg/mL）の解釈（耐性か感受性か）を表6に示した[13]. 迅速発育性抗酸菌用の MIC プレートであるブロスミック RGM が極東製薬工業より発売されている. 3 日目から 5 日目までに判定できない（コントロール発育不良）の場合は, 再検する. ただし, *M. abscessus* subsp. *abscessus/bolletii* では *erm*（41）の発現が CAM によって誘導され, CAM の標的である 23S rRNA の結合部位がメチル化されて CAM 耐性となる[23]. そのため, 最終的な MIC の判定は 14 日目に行う.

（4）注意事項

erm 遺伝子を持っていない, あるいは持っていても機能していないとされている *M. abscessus sequevar* Ⅱ（28 位のチロシンがシトシンになっている：T28C）[24] や *M. abscessus* susbsp. *massiliense*, *M. chelonae*, *M. immunogenum*, *M. mucogenicum*, *M. phocaicum*, *M. augagnense*, *M. peregrinum* および *M. senegalence* は CAM 感受性と考えられる. 一方, *M. forutitum*, *M. neworleansense*, *M. houstonense*, *M. porcinum*, *M. goodii*, *M. smegmatis*, *M. mageritense* および *M. wolynski* は *erm* 遺伝子を保有しており, CAM 耐性と考えられている. しかしながら, データが不十分なため, CAM 感受性についてはすべての迅速発育性抗酸菌で 14 日目までの観察が勧められる.

M. abscessus susbsp. *massiliense* は基本的に CAM 感受性であるが, *rrl* 遺伝子変異により高度耐性化しうる[25]. 治療経過中に耐性化が疑われる場合は遺伝子変異解析も有用で

表6 迅速発育菌の MIC 測定対象薬剤とその解釈

薬剤	MIC（μg/mL）		
	感受性	判定保留	耐性
アミカシン [1]	≦ 16	32	64 ≦
セフォキシチン	≦ 16	32 ～ 64	128 ≦
シプロフロキサシン [2]	≦ 1	2	4 ≦
クラリスロマイシン [3]	≦ 2	4	8 ≦
ドキシサイクリン	≦ 1	2-4	8 ≦
イミペネム [4]	≦ 4	8 ～ 16	32 ≦
リネゾリド	≦ 8	16	32 ≦
メロペネム	≦ 4	8 ～ 16	32 ≦
モキシフロキサシン	≦ 1	2	4 ≦
トリメトプリム・サルファメソキサゾール [5]	≦ 2/38	－	4/76 ≦
チゲサイクリン [6]	－	－	－
トブラマイシン [7]	≦ 2	4	8 ≦

1：M. abscessus complex で MIC 値が≧ 64 μg/mL の場合は再検するか，rrs 遺伝子変異を検索する.
2：レボフロキサシンでも可
3：誘導耐性がありうるので，最終判定は培養 14 日後
4：もしも M. fortuitum group，M. smegmatis group あるいは M. mucogenicum group で MIC ＞ 8
　　μg/mL の場合は培養 3 日以内で再検する. 再検後も同様なら報告しない. これらの菌種はイミペネムに
　　感受性とされているため，薬剤の力価が低下していることが考えられる.
5：MIC は 80% の発育阻害をもって判断する.
6：チゲサイクリンの MIC と臨床効果との相関は確立されていない. そのため，MIC のみ報告する, とされ
　　ている.
7：トブラマイシンは M. chelonae 感染症の治療に使用される. もし MIC ＞ 4 μg/mL の場合は再検する.
　　再検時も同様であれば M. chelonae であるか再同定する.
（文献 3 より引用）

ある.

（5）精度管理

M. peregrinum ATCC700686 を使用する. 培養温度は 30±2℃である. AMK の MIC は≦1～ 4μg/mL，CAM は≦0.06～0.5μg/mL の範囲におさまる必要がある.

文献

1) 日本結核病学会 抗酸菌検査法検討委員会（編）. 結核菌検査指針 2007，結核予防会，2007

2) American Thoracic Society. An official ATS/IDSA statement. Diagnosis, treatment and prevention of nontuberculous mycobacterial diseases. Am J Respir Crit Care Med 2007; 177: 367-416

3) Clinical and Laboratory Standard Institute (CLSI). Susceptibility testing of Mycobacteria, Nocardia spp., and other aerobic Actinomyces. 3rd Ed, CLSI standard M24, 2018

4) National Committee for CLSI. Susceptibility testing of mycobacteria, nocardiae, and other aerobic actinomycetes. Approved Standard, M24-A, NCCLS, Wayne, PA, 2003

5) 山根誠久ほか. Middlebrook 合成培地での抗酸菌薬剤感受性試験（第 4 報）：Nontuberculous Mycobacteria を試験対象とする微量液体希釈法，BrothMIC NTM の開発評価. 臨床病理 2002; 50: 381-391

6) 河田典子ほか. BrothMIC NTM を用いた非結核性抗酸菌の薬剤感受性についての検討. 結核 2006; 82: 329-335

7) Heifets L. Susceptibility testing of Mycobacterium avium complex isolates. Antimicrob Agents Chemother 1996; 50: 1759-1767

8) Wallace RJ, et al. Initial clarithromycin monotherapy for Mycobacterium avium-intracellulare complex lung disease. Am J Respir Crit Care Med 1994; 149: 1125-1134

9) Namkoong H, et al. Nationwide survey on the epidemiology of pulmonary nontuberculous mycobacterial disease in Japan. Emerg Infect Dis 2016; 22: 1116-1117

10) Pierce M, et al. A randomized trial of clarithromycin as prophylaxis against disseminated Mycobacterium avium complex infection in patients with advanced acquired immunodeficiency syndrome. N Engl J Med 1996; 335: 384-391

11) Barbara A, et al. In Vitro Activity of Amikacin against Isolates of Mycobacterium avium Complex with Proposed MIC Breakpoints and Finding of a 16S rRNA Gene Mutation in Treated Isolates. J Clin Microbiol 2013; 51: 3389-3394

12) Haworth CS, et al. Thorax 2017; 72: ii1-ii64. doi:10.1136/thoraxjnl-2017-210927

13) Clinical and Laboratory Standard Institute (CLSI). Susceptibility testing of Mycobacteria, Nocardia spp., and other aerobic Actinomyces. 3rd Ed, CLSI supplement M62, 2018

14) Moon SM, et al. Clinical characteristics, treatment outcomes, and resistance mutations associated with macrolide-resistant Mycobacterium avium complex lung disease. Antimicrob Agents Chemother 2016; 60: 6758-6765

15) DeStefano MS, et al. Therapy for Mycobacterium kansasii Infection: Beyond 2018. Front Microbiol 2018; 9: 2271

16) Griffith DE, et al. Thrice-weekly clarithromycin-containing regimen for treatment of Mycobacterium kansasii lung disease: results of a preliminary study. Clin Infect Dis 2003; 37: 1178-1182

17) Harris GD, et al. Response to chemotherapy of pulmonary infection due to Mycobacterium kansasii. Am Rev Respir Dis 1975; 112: 31-36

18) Heifets LB. Drug susceptibility in the chemotherapy of mycobacterial infections, CRC Press, 1991

19) Kiehn TE, White M. Mycobacterium haemophilum: an emerging pathogen. Eur J Clin Microbiol Infect Dis 1994; 13: 925-931

20) Griffith DE, et al; ATS Mycobacterial Diseases Subcommittee, American Thoracic Society; Infectious Diseases Society of America. An official ATS/IDSA statement: diagnosis, treatment, and prevention of nontuberculous mycobacterial diseases. Am J Respir Crit Care Med 2007; 175: 367-416

21）Haworth CS, et al. British Thoracic Society guidelines for the management of non-tuberculous mycobacterial pulmonary disease (NTM-PD). Thorax 201; **72** (Suppl 2): ii1-ii64

22）Namkoong H, et al. Nationwide survey on the epidemiology of pulmonary nontuberculous mycobacterial disease in Japan. Emerg Infect Dis 2016; **22**: 1116-1117

23）Maurer FP, et al. Erm(41)-dependent inducible resistance to azithromycin and clarithromycin in clinical isolates of Mycobacterium abscessus. J Antimicrob Chemother 2014; **69**: 1559-1563

24）Nash KA, et al. A novel gene, erm(41), confers inducible macrolide resistance to clinical isolates of Mycobacterium abscessus but is absent from Mycobacterium chelonae. Antimicrob. Agents Chemother 2009; **53**: 1367-1376

25）Choi H, et al. Clinical characteristics and treatment outcomes of patients with macrolide-resistant Mycobacterium massiliense lung disease. Antimicrob Agents Chemother 2017; **61**: e02189-16

12 精度保証

1 精度保証の範囲と基礎概念

1. 精度保証の方法と意味

精度保証とは，検査の信頼性と効率を永続的に維持改善するために，精度や信頼性，適時性について監視評価することと定義される．精度保証の方法には，①検査の手順や試薬などについての管理活動である内部精度管理（internal quality control：IQC）と，②外部から検査の効率や質などを評価する外部精度評価（external quality assessment：EQA）および③トレーニング（training）の3つがある．さらに外部精度評価には3つの方法があり，①日常業務上一度検査した検体を別の施設で再検査する方法（クロスチェック・再検査），②判定既知の検体を各施設で検査し，その結果を標準判定と比較する方法（パネルテスト・技術試験）および③実際の検査手順の現場での調査および指導（インスペクション・立会調査）が含まれる．

外部精度評価のうち，クロスチェック・再検査による方法は日常業務での検査精度を評価するうえでは利点が大きいが，一度検査した検体の再検査を実施する施設の負担が大きいことが欠点である．また，培養検査などでは再検査そのものが実施できない．さらに日本のように検査陽性度が極めて低い場合，適度に陽性検体を含めて統計的に意味のある検体のサンプリング（意味のある無作為抽出）を行おうとすると，検体数が膨大になるため，あまり実践的でない．

パネルテスト・技術試験は実施施設の負担が比較的少なく，しかも短期間で結果が得られるため初期精度スクリーニングやトレーニング後の評価に適している．しかしながら，テストであることが明確であるため日常精度の評価には不向きであり，基本的に最大能力の評価であると考えられている．

2. ISO の考え方と適応範囲

ISO とは，International Organization for Standardization（国際標準化機構）の略であり，中央事務局をジュネーブに置く，各国の標準化機関による世界的な連盟のことである．ISO15189 とは，2003 年に ISO/IEC 17025「試験所及び校正機関の能力に関する一般要求事項」及び ISO9001「品質マネジメントシステム—要求事項」をベースとし，臨床検査室の品質と能力に関する要求事項を提供するものとして作成された国際規格のことである．

日本において国際共同治験や医師主導治験を積極的に実施する施設では，臨床検査データの信頼性を担保する目的で，平成 25 年 7 月 1 日，厚生労働省から「治験における臨床検査等の精度管理に関する基本的考え方」[1]が通知され，ISO15189 などの国際規格に準拠した外部評価による認定の取得が必要であるとの明確な指針が示された．さらに，平成 30 年 12 月 1 日，改正医療法が施行され，抗酸菌検査を含むすべての検体検査において精度の確保が義務化された．

ここでは，あくまで今後の抗酸菌検査のあり方を考えるうえで基本的な概念として ISO の考え方について記載する．これはすべての検査室において ISO15189 の認定取得を強要するものではない．しかしながら抗酸菌検査を取り巻くこれらの情勢を鑑みると，精度保証という観点からこれまで実施してきた抗酸菌検査全般を見直す時期にきていると考える．その際，以下に記載する ISO の考え方を参考にすることが望ましい．

a) ISO の考え方[2]

ISO15189 は，主に 2 つの柱から構成されている．

ひとつは，品質マネジメントシステムの要求事項であり，トップマネジメント（検査室管理主体）に対する要求事項が示されている．また検査室には法律上の要件や，適正な検査を行うことができる「組織とマネジメントの体制構築」が要求されている．検査室がこの国際規格の要求事項に基づいて活動を行うための「文書によるマネジメントシステムの構築」も要求されている．品質マネジメントシステムの根幹として文書化が要求されており，実際の検査業務に関する手順の文書化，システムの維持，および国際規格の要求事項を満たすための手順の文書化，検査室の活動の結果を証拠として残すための記録の作成など，多くの文書化が必要となる．また，外部機関への検査を委託する場合，その委託検査機関の信頼性が客観的に担保できているのかをあらかじめ評価しておくことも規定されている．さらに，検査室より臨床医などに提供された検査結果が不適切であった場合の処置に関する要求なども含まれている．

もうひとつは，技術的要求事項であり，検査室で検査業務に従事する検査担当者に対する要求が定められている．単に公的資格に関するものだけでなく，検査業務に従事させるための教育訓練に基づく検査室内での資格の認定などについても規定されている．また，「検査手順の品質保証」に関して，内部精度管理はもちろんのこと，検査室間比較プログラム（外部精度評価）への参加を要求している．

ISO15189 における品質マネジメントシステムは，品質方針および品質目標を達成すること，および継続的な改善を行うことを目的とした仕組みである．トップマネジメント（検査室管理主体）が，品質方針（検査の品質保証に対する考え方）を掲げ，この品質方針を展開した品質目標を設定する．次に品質目標を達成するための実施計画を作成し，この計画に基づき行動する．その際，定期的にその進捗状況を監視するとともに，実施計画への逸脱が認められる場合は，その原因の特定と必要な処置を行う．最終的には，品

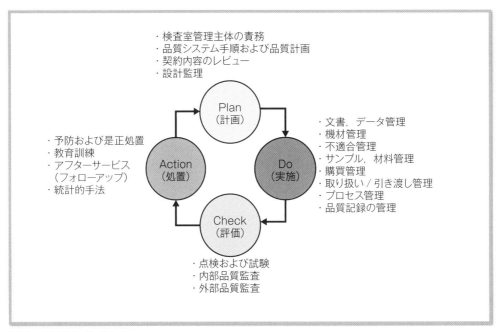

図1　PDCA サイクル

質目標の達成結果を評価し，この評価結果をもとに次の品質目標の立案を行う．このような一連の流れを ISO のマネジメントシステムでは，P（Plan），D（Do），C（Check），A（Action）サイクルと呼んでいる（図1）．この PDCA サイクルを継続的に回すことにより，検査室の品質の向上が期待できる．

b）適応範囲

　ISO15189 の序文には「臨床検査室のサービスは，患者診療にとって不可欠であり，すべての患者とその診療に責任を持つ臨床医のニーズを満たすために利用できなければならない．これらのサービスには，検査依頼のアレンジ，患者の準備，患者の識別，一次サンプルの採取，搬送，保存，一次サンプルの処理と検査，その後に続く妥当性の確認，結果の解釈，報告，およびアドバイスサービス，ならびに検査業務の安全性と倫理への配慮が含まれる．」と明記されている．これを抗酸菌検査に置き換えると，臨床医が結核または非結核性抗酸菌感染を疑った時点はいうまでもないが，臨床医が抗酸菌感染を疑わずに検体が提出された場合であっても検査室発信で抗酸菌感染が疑われた際には臨床医に検査依頼のアレンジおよびアドバイスなどができる技術的能力が要求されている．つまりは，個々の検査項目の結果に対する精度保証のみならず，当該患者の病態を反映した検査結果を臨床医に提供するためには，検査前プロセスから検査プロセス，そして検査後プロセスに至るまでの検査担当者の力量と試薬，機器といった一連の精度保証を実施することが要求されている．2013 年 10 月 1 日，第 3 版 ISO15189：2012 に改定され，要求事項がより具体的に提示された（表1）．

　①検査担当者の力量評価

　教育訓練評価に基づき，一定以上に評価された者のみが

表1　ISO15189:2012 要求事項一覧		
項番		要求事項
4章	4.1	組織および管理主体責務
	4.2	品質マネジメントシステム
	4.3	文書管理
	4.4	サービスの合意事項
	4.5	委託検査室による検査
	4.6	外部からのサービスおよび供給品
	4.7	アドバイスサービス
	4.8	苦情処理
	4.9	不適合の識別および管理
	4.10	是正処置
	4.11	予防処置
	4.12	継続的改善
	4.13	記録の管理
	4.14	評価および監査
	4.15	マネジメントレビュー
5章	5.1	要員
	5.2	施設および環境条件
	5.3	検査室の機材，試薬および消耗品
	5.4	検査前プロセス
	5.5	検査プロセス
	5.6	検査結果の品質の確保
	5.7	検査後プロセス
	5.8	結果の報告
	5.9	結果の報告（リリース）
	5.10	検査室情報マネジメント

その検査を実施することで，得られた結果の精度を保証する．すべての検査は，特定業務として位置づけ，検査担当者ごとに実施可能な検査項目を明確にし，第三者がみても理解できるように文書化しておく．

②施設および環境条件

検査担当者は，様々な感染リスクに曝露されており，自らの感染を防ぐことは周囲にとっても重要なことである．感染管理区域を設定し，関係者以外の立ち入りを制限する．検査室内に立ち入る来訪者に対しては，入退室訪問記録簿への記帳，予防衣，マスク，および手袋などの着用を義務づけ，来訪者の感染暴露に対しても配慮が必要である．

③危険物の保管および廃棄

毒劇物および劇物取締法等の関連する規則に基づき管理する．試薬や標準物質・管理物質なども対象であり，適切な表示，転倒転落・破損防止，保管庫の施錠や使用・残量などの記録管理を行う．

④機材管理

機材には装置，標準物質，消耗品，試薬，分析システムなどが含まれる．機材は要求される性能を達成する能力を有することを導入時および日常業務時に確認し，かつ検査の仕様に適合していることが要求されている．適切な校正と機能の監視を定期的に実施し，それを立証するプログラムを確立しなければならない．またメーカーが推奨する保守メンテナンス計画を文書化して記録に残さなければならない．個々の機材は，固有のラベルなどで識別されなければならない．特に同じ機種が複数ある場合は，個別に号機を識別して管理する必要がある．機材は，力量評価などで権限を付与された検査担当者のみが操作することができる．校正または，検証が必要な機材は，校正・検証の状態が確認できるラベルを付して，次回の校正・検証を実施する日付を明確にしておく必要がある．

⑤臨床検査情報システム（LIS）管理

システム導入時の妥当性確認やデータの完全性を常に保護する手順を確立し，それに基づき管理する．システムの設置環境，そしてアクセス制限などの対応も必要である．

⑥検査前プロセス

一次サンプルの適切な採取および取り扱いに関する指示については，事前にそれらの情報を臨床医が入手できるように冊子や電子カルテなどに公開しておく．また臨床医などからの問い合わせに関しては，すべて記録を残しておく．

⑦検査プロセス

妥当性が確認された（厚生労働省認可）手順のみを使用する．インハウス（in-house）法を用いる場合は，意図する用途について適切に妥当性確認を行い，完全に文書化する必要がある．メーカー指定と異なる仕様で行う検査はインハウス法と判断されるため，妥当性確認が必要である．検査手順の変更で結果報告や結果の解釈が変わりえる場合は，臨床側に事前に説明が必要となる．一部の臨床医のみではなく，広くすべての臨床医に対して事前に説明が必要である．

⑧検査プロセスの品質保証

技能試験（外部精度保証）に参加し，異なる機器を使用する場合など結果の互換性を適切な間隔で検証する必要がある．温度制御された装置（インキュベータ，ウォーターバス，冷蔵庫，冷凍庫など）には，温度の安定性および均一性の立証として導入時，2年ごとおよび修理または改善後に実施し，これらの温度の監視については，毎日または使用ごとに実施しなければならない．温度などの校正証明書が必要な場合は，ILAC MRA 対応で SI 単位へのトレーサビリティが確保されているものが必要である．

⑨検査後プロセス

検査の結果を系統的に見直し，臨床情報に一致しているかを評価したうえで，結果報告の発行を承認する必要がある．検査結果は，読みやすく転記ミスがなく，権限を与えられた検査担当者のみが報告できる．臨床的ニーズに対応するために，異常値と「警戒値/緊急異常値」の範囲をあらかじめ臨床医と合意を得たうえで決定しておく必要がある．緊急異常値範囲の結果に対しては，対処した記録を維持管理する必要がある．この記録は新人教育訓練などにも活用できる．個々の検査項目に対して検査所要時間を臨床医のニーズを反映して設定しておくことも重要である．これは検査室が患者診療へのサービスの指標として用いることが多い．検査が遅延した場合には，依頼者に通知することも要求されている．また，臨床上の意志決定に利用できる状態であり（結果が参照可能な状態），修正された結果は，修正されたことが明確になっている必要があり，すべての記録は決して改ざんしてはならない．システム的に表示可能または，ログを残すことが可能か，それらが不可能な場合には，別途記録を残す必要がある．

② 各検査法での精度保証

精度管理については各項で述べているので，ここでは外部精度評価について記述する．

1．塗抹検査

抗酸菌塗抹検査の外部精度評価の方法には一般的に二法があり，ひとつはクロスチェック・再検査，もうひとつはパネルテスト・技術試験である．クロスチェック・パネルテストともに実施方法はほぼ確立している．

a）塗抹検査クロスチェックの方法

①検査した全スライドを保存しておく．

②一定期間内の全塗抹陽性スライドと，陰性スライドから無作為抽出した10％のスライドを，最初の結果を知らせない状態で検査する．判定は簡易判定（−，±，1〜3＋）で行う．

③最初の検査結果とクロスチェックの結果が食い違ったときは，さらにもう1名の第三者（アンパイア）による最終判定を行う．

④最初の検査結果とクロスチェックの結果を比較し，離齬を確認する．一致率95％以上をひとつの目安とする．ただし，陰性検体を1＋以上と判定（高偽陽性）したり，逆に1＋以上の陽性検体を陰性と判定（高偽陰性）した例があった場合は，適切な改善活動を実施する．

⑤褪色の可能性がある（特に蛍光法）場合は，再染色してからクロスチェックを行う．

⑥塗抹検査の陽性率が2.5％を超える場合で，上記①の方

表2 感度を80%として，d＝0とした場合のクロスチェックサンプル数

N	塗抹陽性率					
	2.5%	5.0%	7.5%	10.0%	13.0%	15.0%
	必要なサンプル（スライド）数					
100	84	72	63	54	48	45
200	143	107	86	72	61	54
300	185	129	101	80	57	59
400	217	143	108	86	70	61
500	243	154	114	89	71	62
700	281	167	121	92	75	65
1000	318	180	128	96	76	66
2000	376	197	135	100	79	68
5000	423	208	141	103	80	69
10000	441	213	142	104	80	69

Lot：(N)：ある一定期間における陰性サンプルの数
Critical Value：すべての陰性検体における偽陰性の率の許容される上限率
Acceptance Number（d）：サンプルにおける偽陰性エラーの最大許容数．通常d＝0とする．
Slide Positivity Rate（SPR）：すべての検体中の陽性検体の率
Sensitivity：コントローラーに対して被験技師が抗酸菌を検出する率（能力）
Specificity：通常100%として，一切の偽陽性を許容しない

法ではサンプル数が多くなり過ぎる場合，Lot Quality Assurance System（LQAS）による無作為抽出を実施する（表2参照）[3]．

b）塗抹検査パネルテストの方法

①陽性度既知のスライドを5〜10枚用意する．構成としては，－，±，1＋，2＋，3＋の5つの陽性度がバランスよく含まれていることが望ましい（例；－5枚，±2枚，1＋，2＋，3＋各1枚）．

②上記のスライドをそれぞれの施設で通常使用している抗酸菌染色法にて染色し，鏡検する．結果はガイドラインに従って，簡易法（－，±，1＋，2＋，3＋）にて記録する．

③それぞれのスライドの判定結果について，標準予定結果と比較評価する．結果が一致している場合と，陽性度が1段階異なる場合を「一致」と判定する．陽性の判定であって，陽性度に2段階以上の差がある場合「定量エラー」とする．

④陰性検体を「±」と判定した場合は「低偽陽性」，「±」を陰性と判定した場合は「低偽陰性」とする．陰性検体を「1＋」以上と判定した場合は「高偽陽性」，「1＋」以上の陽性度の検体を陰性と判定した場合は「高偽陰性」とする．

⑤高偽陰性，高偽陽性および低偽陽性に0点，低偽陰性と定量エラーに5点，一致に10点を付与し，合計の点数を評価する．90点を合格の目安とする．

⑥明らかなエラーが認められた場合は適切な改善活動を実施する．

⑦パネルテストスライドは，結核予防会結核研究所抗酸菌部細菌科に依頼して作製することが可能である[4]．

2．培養検査

培養検査に関する適切な外部精度評価法は確立されてい

ない．

3．同定検査

同定検査の項を参照．

4．遺伝子検査

遺伝子検査は現時点で抗酸菌の検出および菌種同定，遺伝子型別，薬剤感受性試験に利用されている．いずれの項目についても外部精度評価を系統的・広範囲に実施している組織あるいは団体は国内に存在しない．

CAPサーベイ（2014年）では，Mycobacteriology Eに菌種同定（5 tests）が，Nucleic Acid Amplification，Organisms IDOに *Mycobacterium tuberculosis* が含まれている．ついでながら，*M. tuberculosis*-Stimulated Infection Detection QFとしてQuantiFERON TBのパネルも準備されている．

国内でも複数のメーカーが定期・不定期にコントロールサーベイとして外部精度評価を行っている（TaqMan MTB/ロシュ・ダイアグノスティックス，TRCRapid M.TB & MAC/東ソー）．

5．薬剤感受性試験

薬剤感受性試験の外部精度評価は基本的に表現型試験（比率法・MIC）のみ実施されている．方法としてはクロスチェック・再検査によるものも不可能ではないが，結核菌の分離・保存・継代による品質（菌の性質）の変化や，レファレンス施設への移送（運搬）時の危険性の問題が回避できないこと，結果を得るのに時間がかかり過ぎることなどから実践的とはいい難い．また，インスペクション・立会調査は実施プロセスの評価・検証は可能であるものの，現場での結果の評価ができない．したがって，薬剤感受性試験の外部精度評価としては，パネルテストによる技術試験の実施が現実的である．パネルテストにはトレーニングとしての意味も含まれる．

パネルテストの実施にあたっては，使用する結核菌（株数，耐性菌含有率，再現性），対象とする薬剤の選定，輸送手段，結果の解析法，評価基準，精度の改善方法などについて適切に準備する必要がある．以下，具体的な薬剤感受性試験パネルテストの方法を示す．

a) 結核菌の準備

①薬剤感受性既知の結核菌株を準備する．少なくとも複数の施設で感受性の判定が一致している再現性の高い株を使用する．標準化した臨床分離株を用いてもよいが，世界保健機関（WHO）および国際結核肺疾患予防連合（IUATLD）が指定する Supranational Reference Laboratory Network（SRLN）で毎年実施されている薬剤感受性試験精度管理に使用された菌株（結核研究所抗酸菌部が保管）を利用することも可能である[5,6]．

②被験菌数を設定する．統計的に有意な試験を実施しようと思えば，1回に試験する菌株数は60株以上必要となる．しかしながら，1回のパネルテストでこれだけの数を処理することは作業量的・コスト的に容易でない．一般的には対象施設の検査能力を考慮して10〜30株程度とする[7]．20株以上使用する場合は，その半数を複製してn組2n株として使用し，再現性を評価することも可能である．

③耐性含有率を決定する．パネルに含まれる菌株の耐性率（被験菌数中の耐性菌の割合）は，陽性あるいは陰性適中率を適正化するため，それぞれの薬剤についてほぼ50％となるようにする（たとえば耐性菌のみで構成すると，間違いの有無にかかわらず耐性適中率は必ず100％となってしまうため）．

④結核菌を輸送用固形培地に発育させる．あるいは液体培地に発育させた結核菌をラバーシールスクリューキャップ付きクライオチューブに 0.5 mL 程度ずつ分注する．輸送中の生菌の減数を考慮し，比較的高濃度（マクファーランド No. 1 以上）で準備する．

⑤複数施設に同時に同じセットを送付する場合は，それぞれの施設に配付される検体にはひとつずつ異なる番号を割り振り，施設間で相互に結果を照会できないようにする．

⑥被験菌をパッキングする．国連容器を用い，適切な輸送方法にて被験施設へ送付する（具体的梱包方法は「4章．抗酸菌検査のバイオセーフティ」参照）．

b) 被験薬剤

薬剤感受性試験に使用する薬剤は，結果の安定性を考慮して選択する．一般的に，INH，RFP，KM，AMK，ニューキノロン薬は安定した結果が得られるが，SM や EB の結果は不安定になりやすい[8]．EVM，PAS，CS，TH，PZA については偽耐性が発生しやすいことが示されている．

c) 被験菌の輸送

①バイオリスク（セーフティおよびセキュリティ）が確保できる方法で適切に輸送する（具体的には「4章．抗酸

菌検査のバイオセーフティ」参照）．

②輸送中の菌の劣化を防ぐため，迅速に輸送する．結核菌の場合冷蔵は必要ないが，高温には注意する．

d) 薬剤感受性試験方法

①各施設で日常実施している方法により感受性試験を実施する．

②使用する方法に基づき，実施期間（締切）を適切に設定する．あまり長期間を設定すると試験の反復や複数試験の実施が可能となり，精度評価法として問題である．

③菌株とともに感受性試験結果報告用紙を送付する．検査終了後，菌株受領日，検査実施日，方法，検査報告日，結果を記入して返送する．

e) 結果の評価

①薬剤感受性試験の結果は「耐性」あるいは「感受性」として報告する．

②「判定保留」という結果は解析できないので，MIC を用いて測定する場合は判定保留域を考慮し，各施設にて感受性・耐性の基準を定め，耐性あるいは感受性の判断をしたうえで結果を報告する．

f) 結果の解析

①結果から感度，特異度，耐性適中率，感受性適中率，一致率あるいは再現性を計算して評価する．

②「感度」とは真の耐性（標準結果として耐性）のうちどれだけを正しく耐性と判定しえたか，「特異度」とは真の感受性（標準結果として感受性）のうちどれだけを正しく感受性と判定しえたかを示す．「一致率」とは全体のうち真の耐性および感受性株を判定できた正解率を示す．「再現性」は，被験菌に含まれる同一株について，同一の判定を得る率を示す．

③κ指数（kappa coefficient）もひとつの指標となる．κ指数は判定の一致の程度を示す指標のひとつであり，偶然の一致以上に結果が一致しているかどうかを判定するために用いられる．Landis ら[9]によると $0 \leqq \kappa \leqq 0.2$ はごく軽度の一致，$0.2 \leqq \kappa \leqq 0.4$ は軽度の一致，$0.4 \leqq \kappa \leqq 0.6$ は中等度の一致，$0.6 \leqq \kappa \leqq 0.8$ は高度の一致，$\kappa > 0.8$ はほぼ完全な一致とされる．κ指数を用いることにより，判定不一致の原因は別として，感度・特異度の数値からは一見してわかりにくい全体の差異が明瞭になる場合がある．

$\kappa =$ （判断の一致率 − 偶然の一致率）/（1 − 偶然の一致率）として，κ指数は表3のように計算される．

g) 評価基準

INH および RFP の感度・特異度が95％以上であり，被験薬剤のすべてについて一致率がそれぞれ90％以上であることをひとつの評価基準とする[8]．

表3　結果解析	標準判定耐性	標準判定感受性	計
試験結果耐性	a	b	e
試験結果感受性	c	d	f
計	g	h	i

判断の一致率：$(a+d)/(a+b+c+d)=(a+d)/i$
　R での偶然の一致率：$(a+c)/(a+b+c+d)\times(a+b)/(a+b+c+d)$
　S での偶然の一致率：$(b+d)/(a+b+c+d)\times(c+d)/(a+b+c+d)$
　全体の偶然の一致率：$(a+c)/(a+b+c+d)\times(a+b)/(a+b+c+d)+(b+d)/$
　　　　　　　　　　　　$(a+b+c+d)\times(c+d)/(a+b+c+d)$
　　　　　　　　　　　$=g/i\times e/i+h/i\times f/i=(g\times e+h\times f)/i2$
　κ 指数：$((a+d)/i-(g\times e+h\times f)/i2)/(1-(g\times e+h\times f)/i2)$
　感度：$a/(a+c)$
　特異度：$d/(b+d)$
　耐性的中率：$a/(a+c)\times R/\{a/(a+c)\times R+(1-d/(b+d))\times(1-R)\}$
　　　　　　　　　　　　　　　　　　　　　　　　R：被験菌での耐性率
　感受性的中率：$d/(b+d)\times(1-R)/\{d/(b+d)\times(1-R)+(1-a/(a+c))\times R\}$
　一致率：$(a+d)/(a+b+c+d)$

3 外部精度評価の実施を依頼できる施設・組織

①結核予防会結核研究所抗酸菌部細菌科
　東京都清瀬市松山 3-1-24
　TEL：042-493-5711
　FAX：042-492-4600
　抗酸菌塗抹検査および薬剤感受性試験についてパネルテストによる外部精度評価を受けられる.
　ホームページ：http://www.jata.or.jp

②College of American Pathologists（CAP）- Surveys
　College of American Pathologists
　325 Waukegan Road
　Northfield, Illinois 60093-2750
　TEL：(847) 832-7000
　抗酸菌の塗抹検査・同定検査，核酸増幅法および薬剤感受性試験について外部精度評価を受けられる. ホームページ上から申込書をダウンロードすることが可能である.
　ホームページ：http://www.cap.org

③Oneworld Accuracy, Inc
　9-8980 Fraserwood Court, Burnaby, BC, CANADA V5J 5H7
　TEL：(800) 665-2575
　抗酸菌の塗抹検査・同定検査および薬剤感受性試験について外部精度評価を受けられる. ホームページ上から申込書をダウンロードすることが可能である.
　ホームページ：http://www.accutest.org/

④American Academy of Family Physicians （AAFP）
　11400 Tomahawk Creek Parkway
　Leawood, Kansas 66211-2672
　TEL：(800) 274-7911
　抗酸菌塗抹検査の外部精度評価を受けられる.
　ホームページ：http://www.aafp.org/online/en/home.html

⑤Wisconsin State Laboratory of Hygiene （WSLH）
　Proficiency Testing Program
　2601 Agriculture Drive, Room233, Madison, WI 53718
　TEL：(800) 462-5261
　FAX：(608) 265-1111
　結核菌の遺伝子検査（検出同定および RFP 感受性試験）の外部精度評価を受けられる.
　ホームページ：http://www.slh.wisc.edu/proficiency/

⑥New York Stare Department of Health
　State of New York
　Department of Health
　The Governor Nelson A. Rockefeller State Plaza
　P.O. Box 509
　Albany, New York 12201-0509
　TEL：(518) 474-4117 （Proficiency Testing Program, Dr Vincent E Escuyer）
　抗酸菌塗抹検査，培養・同定検査および薬剤感受性試験の外部精度評価を受けられる.
　ホームページ：http://www.wadsworth.org

　注意事項：米国の Colleague of American Pathologists（CAP）や New York State exempt program が実施している外部精度評価（有料）に日本から参加することは可能であるが，その際，培養・同定・薬剤感受性試験のパネルテストについては生きた結核菌を輸入することになるので，動物検疫所を通じて農林水産省から輸入許可を受ける必要が生じる（農林水産省のホームページ：禁止品輸入許可申請 http://www.maff.go.jp/aqs/tetuzuki/system/97.html）.

文献

1) 厚生労働省医薬食品局審査管理課. 治験における臨床検査等の精度管理に関する基本的考え方について.
http://wwwhourei.mhlw.go.jp/cgi-bin/t_docframe2.cgi?
MODE=tsuchi&DMODE=SEARCH&SMODE=NORMAL&KEY
WORD=iso15189&EFSNO=6428&FILE= FIRST&POS=0&HITSU
=3

2) 下田勝二. 国立病院臨床検査技師協会特集「ISO15189 シリーズ総集編」ISO15189 認定取得を目指して〜国立病院臨床検査技師協会の近未来へ向けて〜. 国立病院臨床検査技師協会会報・別冊, 国立病院臨床検査技師協会（編）, 国立病院臨床検査技師協会, 東京, 初版, 2013: p6-47

3) Aziz M, et al. External quality assessment for AFB smear microscopy. Association for Public Health Laboratories, 2002: p1-111

4) Yamada H, et al. Improved polyacrylamide-based artificial sputum with formalin-fixed tubercle bacilli for the training of tuberculosis microscopists. J Clin Microbiol 2011; **49**: 3604-3609

5) Laszlo A, et al. Quality assurance programme for drug suscepti-bility testing of *Mycobacterium tuberculosis* in the WHO/IUATLD Supranational Laboratory Network: first round of proficiency testing. Int J Tuberc Lung Dis 1997; **1**: 231-238

6) Laszlo A, et al. WHO/IUATLD Network of Supranational Ref-erence Laboratories: Quality assurance programme for drug susceptibility testing of *Mycobacterium tuberculosis* in the WHO/IUATLD Supranational Reference Laboratory Network: five rounds of proficiency testing, 1994-1998. Int J Tuberc Lung Dis 2002; **6**: 748-756

7) 御手洗 聡（日本結核病学会抗酸菌検査法検討委員会）. 検査センターを対象とした結核菌薬剤感受性試験外部精度評価. 結核 2005; **80**: 349-358

8) 日本結核病学会抗酸菌検査法検討委員会. 日本における結核菌薬剤感受性試験外部精度評価の評価基準に関する解析. 結核 2015; **90**: 480-490

9) Landis JR, Koch GG. The measurement of observer agreement for categorical data. Biometrics 1977; **33**: 159-177

索　引

和文

ア行

カ行

抗酸菌検査ガイド 2020

2020 年 1 月 25 日　発行	編集者　日本結核・非結核性抗酸菌症学会
	発行者　小立鉦彦
	発行所　株式会社 南 江 堂
	⊤113-8410　東京都文京区本郷三丁目42番6号
	☎(出版)03-3811-7236　(営業)03-3811-7239
	ホームページ http://www.nankodo.co.jp/
	印刷・製本 真興社
	装丁 花村 広

Technical Guidance for Mycobacterial Examinations 2020
© The Japanese Society for Tuberculosis and Nontuberculous Mycobacteriosis, 2020